# 呼吸科疾病注射疗法

## HUXIKE JIBING ZHUSHE LIAOFA

主编单位　浙江省江山市幸来特色医学研究所

主　编　周幸来

副主编　毛晓燕　周　举　周　绩　张　萍
　　　　王　苗

编　者　（以姓氏笔画为序）

王　超　　王新建　　毛晓燕　　刘笑蓝

许水莲　　孙加水　　孙向港　　孙岩岩

汪衍光　　汪澜骐　　张太平　　张汉彬

陈建明　　陈润成　　陈新华　　陈新宝

邵珍美　　周　举　　周　绩　　周仁杰

周幸来　　周幸冬　　周幸秋　　周幸娜

周幸图　　周幸强　　周林娟　　周闽娟

郑安庆　　施雄辉　　姜娟萍　　姜子成

姜衰芳　　姜水芳　　夏大顺　　熊　凡

河南科学技术出版社

· 郑州 ·

# 内容提要

本书为《注射疗法临床应用丛书》之一。全书共 5 章：第 1－3 章分别介绍了穴位、封闭、局部、全息、枝川 5 种注射疗法的概念、操作方法及注意事项，详细介绍了穴位注射疗法的临证取穴方法及配穴技巧；第 4 章介绍了中医临床最常见的肺胀、咳血、饮证 3 种病证的辨证及注射治疗；第 5 章具体介绍了呼吸系统常见疾病的注射治疗方法，包括急性上呼吸道感染，急、慢性支气管炎，支气管哮喘，肺炎，急性呼吸窘迫综合征，原发性支气管肺癌等疾病注射治疗的部位、所用药物、操作方法。书末附有头针反射区及人体经络图，可供读者应用注射疗法取穴时参考。本书内容丰富，治疗病种多，临床实用性强，适合各级医院内科医师及基层社区和乡村医生阅读参考。

## 图书在版编目（CIP）数据

呼吸科疾病注射疗法/周幸来主编. —郑州：河南科学技术出版社，2018.8
ISBN 978-7-5349-9282-7

Ⅰ.①呼⋯　Ⅱ.①周⋯　Ⅲ.①呼吸系统疾病—注射　Ⅳ.R560.5

中国版本图书馆 CIP 数据核字（2018）第 154399 号

出版发行：河南科学技术出版社
　　　　　北京名医世纪文化传媒有限公司
　　　　　地址：北京市丰台区丰台北路 18 号院 3 号楼 511 室　　邮编：100073
　　　　　电话：010-53556511　010-53556508
策划编辑：杨德胜　欣　逸
文字编辑：魏　新　陈　鹏
责任审读：周晓洲
责任校对：龚利霞
封面设计：中通世奥
版式设计：王新红
责任印制：陈震财
印　　刷：北京盛通印刷股份有限公司
经　　销：全国新华书店、医学书店、网店
开　　本：720 mm×1020 mm　1/16　　印张：16　字数：311 千字
版　　次：2018 年 8 月第 1 版　　2018 年 8 月第 1 次印刷
定　　价：68.00 元

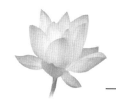

# 前　言

自从人们发明了针头,创造了注射技术,注射疗法就逐渐成为医学上的一种重要治疗手段。过去,人们一直将其作为全身性给药的常用途径。后来,人们将其延伸,用来治疗某些手术或其他疗法不甚理想的疾病,并收到了意想不到的疗效,使众多患者解除了痛苦,恢复了健康。百余年来,随着医学科学技术的不断发展,注射疗法的治疗范围、注射药物、具体操作方法、技巧也在不断地发展并完善。

早在 1869 年,英国的 Morgan 就用硫酸亚铁溶液局部注射治疗内痔,使内痔坏死并脱落。1871 年,美国的 Mitchii 用 50% 石炭酸橄榄油局部注射治疗内痔出血和早期内痔患者数千例,取得了颇佳的疗效。1915 年,英国的肛肠病学会主席Adward 报道,用局部注射的方式治疗痔患者数千例,疗效良好。1912 年,Harris率先成功地进行了非开颅手术的半月神经节侧位注射法。1914 年,Hartel 又成功地进行了前侧位注射治疗数千例患者,其治愈率和安全率都大大超过了同时期内所开展的各种开颅手术。

20 世纪 50 年代初,我国科学技术迎来了百花齐放的春天,学术交流活动空前活跃。我国医学工作者受苏联巴甫洛夫"神经反射学说"的影响,运用"巴氏学说"在针灸临床进行了诸多有益的探索,将神经封闭疗法进行了必要的改良,引申用于中医经络穴位注射,取得了可喜的收获。1957 年 11 月 4 日,浙江日报刊登了庞毅明的《神奇的金针——记蔡铖仿吸收苏联经验创造经穴封闭疗法》,详细介绍了我国临床医学工作者在这一领域所从事的开创性工作。从 1959 年至今的近 60 年中,我国编著或翻译出版了《神经注射疗法》《穴位注射疗法》《注射外科学》《枝川注射疗法——体壁内脏相关论的临床应用》《穴位药物注射疗法》等十余部著作。2001 年 11 月,由笔者编著的近 200 万字的《中西医临床注射疗法》在人民卫生出版社出版发行,该书全面收集和整理了注射疗法的有关资料,详细地介绍 5 种注射疗法的定义、理论依据、治疗原理、起源与发展、现状与未来、各种治疗穴位(部位)、注射药物及用具与方法、意外事故的防治,并按西医临床分科详细介绍了 470 多种病症的治疗方法、注射药物、具体操作、主治与疗效等内容,是介绍注射疗法资料全、病种广的一部大型专著。

注射疗法发端于西医学,经不断的改良、完善,已日益成熟,尤其是通过中医学吸收、融合,发展成为深受广大医生及患者接受并备受欢迎的治疗方法。因其具备

"简、便、廉、验"的鲜明特色,有很好的实用推广价值。这是中西医结合的成功典范,以其独特的治疗方式,在我国广大乡村、社区临床医疗实践工作中被广泛使用。

为了更好地推广应用注射疗法,我们从临床疗效出发,收集整理了自 2001 年以后发表的医学文献、临床治疗经验,重新规划编著这套《注射疗法临床应用丛书》,该丛书以现代疾病分类,分册出版发行,旨在与广大同道一起,共同学习、熟练掌握注射疗法技术,以造福于广大民众。

本书为《注射疗法临床应用丛书》之呼吸科分册,由注射疗法简介、呼吸科疾病的注射治疗等内容组成,分别按中医病证肺胀、咳血、饮证,以及西医病症急性上呼吸道感染、急性气管-支气管炎、慢性支气管炎、支气管哮喘、支气管扩张、肺炎、肺脓肿、化脓性胸膜炎、胸腔积液、呼吸衰竭、急性呼吸窘迫综合征、原发性支气管肺癌,较为详细地介绍了临床常见的 15 种呼吸科疾病的各种注射疗法的具体操作方法及注意事项等。为了让广大读者全面掌握每种病证(症)的辅助治疗、预防与调理等方面的知识,在每一病证(症)介绍各种注射疗法之后,增加了有关这方面的知识内容,以使本书更具实用性,更能体现实用价值。每种病末,设置【按评】,对每个病证(症)治疗,或对医理予以阐述,或对注射疗法做出客观评价,或对治疗机制进行探讨,或对疗效进行比较分析,或对疾病的预后判定以及如何进一步深入研究提出新的见解等。这是其他同类专著所没有的。

该书适于各级医院的特色专科医师,特别适于呼吸科的特色专科医师,社区、乡村医师,进修医师,实习生、在校生以及广大特色疗法爱好者浏览、学习、参考和应用。

"春风大雅能容物,秋水文章不染尘",在整个编撰过程中,我们参阅了大量的文献资料,并治疗观察了十几万例患者。因此,书中的研究成果,实为集体智慧的结晶。因涉及面较广,又因篇幅所限,书中未能将众多的原作(著)者和被访者姓名一一列出,在此既表示歉意,同时向各位致以衷心的感谢!

古人曰:"授人以鱼,只供一饭所需;教人以渔,则终生受用无穷。"我们编撰出版这套丛书,旨在与更多同仁共享、为广大患者服务。然"百步之内,必有芳草""三人行,必有我师焉",书中如有遗漏或不当之处,恳请同仁高贤和广大读者不吝赐教,以使该丛书渐臻完善,是为幸事!

浙江省江山市幸来特色医学研究所所长、理事长　周幸来

2017 年夏　于凤林杏春书斋

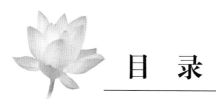

# 目　录

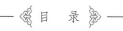

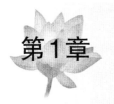

# 第1章

# 穴位注射疗法

将合适的药物注射于穴位内用以防治疾病的方法称穴位注射疗法。由于应用的药物剂量比常规肌内注射小,故又称为"小剂量药物穴位注射疗法",又因供注射的药物中绝大多数为水溶液,故亦称该疗法为"水针疗法"。如果采用或掺入麻醉类药物(如2%盐酸普鲁卡因注射液等)进行神经阻断注射治疗,则称为"穴位封闭疗法"。

## 第一节 取穴原则及配伍技巧

### 一、取穴原则及方法

**(一)基本原则**

穴位注射疗法的取穴原则与一般针灸疗法的取穴原则基本相同,但更应突出"精、验"二字。"精"是指穴位注射时,所取穴位要少而精,抓住主要矛盾,解决主要问题;每次穴位注射时,可取1~2个穴位,尽量做到取穴对症,疗效显著。"验"是指经穴位注射治疗后,效果灵验。穴位注射疗法取穴和用药一定要对该病症有确切的治疗效果。一经注射治疗,即可收到"立竿见影"的疗效,如采用盐酸消旋山莨菪碱(654-2)注射液注射足三里穴治疗腹痛,丹参或香丹(复方丹参)注射液注射内关穴治疗心绞痛,维生素 $B_1$ 注射液注射足三里穴治疗消化不良、胃肠神经官能症等。

**(二)取穴方法**

人体的穴位很多,分布又广。在做穴位注射治疗疾病时,穴位的定位是否正确,直接关系到疾病的治疗效果。《标幽赋》曰"取五穴用一穴而必端,取三经用一经而可正",充分说明正确取穴的重要性。所以,临床医生对各个穴位的位置和各种取穴方法必须熟记和掌握。为了便于开展临床工作,一般常用的取穴方法有如下两种。

1. 自然标志取穴法　这种取穴法是根据人体体表的自然标志来取穴的:背部以脊椎做标志,第 7 颈椎下取大椎穴,第 1 胸椎下取陶道穴;两乳头正中间取膻中穴;人直立、垂手,手中指端抵达大腿外侧处,取风市穴;两眉正中间取印堂穴;两手拇指交叉相握,示(食)指尖端凹陷处即列缺穴等。

2. 同身寸取穴法

(1)中指同身寸法:嘱患者将中指与拇指弯曲成一个圆圈,以中指中节侧面两横纹尖之间的距离作为 1 寸,叫作中指同身寸,多用于度量穴位的纵、横距离,常用于四肢纵向和背部横向度量尺寸的标准。

(2)一夫法:也称横指寸法。将患者的示指、中指、环指、小指共四指相并,其四横指之宽度,称为一夫,相当于 3 寸。常用于小腿、下腹部穴位度量的标准,如犊鼻穴下一夫(4 横指,3 寸)取足三里穴。

(3)拇指同身寸法:以患者的拇指指间关节的宽度作为 1 寸。

(4)骨度分寸折量法:这种方法简称骨度法,是根据人体各部位的不同长短定出一定的分寸,并以此作为取穴的标准。如肘横纹至腕横纹定为 12 寸,不论男女、老少、高矮、胖瘦,全都按这一标准分成 12 等份,以 1 份为 1 寸,再按寸数取穴。这种取穴方法正确、客观,是临床上最常用的方法。具体参见表 1-1。

表 1-1　人身分寸折量表

| 部位 | 起止点 | 折作尺寸 |
| --- | --- | --- |
| 头部 | 前发际正中至后发际正中 | 12 寸 |
| | 两眉间印堂穴至前发际正中 | 3 寸 |
| | 第 7 颈椎棘突(大椎穴)至后发际正中 | 3 寸 |
| | 两乳突最高点之间 | 9 寸 |
| 胸腹部 | 两乳头之间 | 8 寸 |
| | 侧胸部,由腋窝顶点至十一肋游离端 | 12 寸 |
| | 上腹部,由胸骨体下缘至脐中 | 8 寸 |
| | 下腹部,由脐中至耻骨联合上缘 | 5 寸 |
| 背部 | 两手抱肘,由脊柱正中线至肩胛骨内缘 | 3 寸 |
| 上肢 | 由腋窝横纹头至肘横纹 | 9 寸 |
| | 由肘横纹至腕横纹 | 12 寸 |
| 下肢 | 大腿内侧,与耻骨联合平齐处至股骨内上髁上缘 | 18 寸 |
| | 大腿外侧,股骨大转子至腘横纹平齐处 | 19 寸 |
| | 小腿内侧,胫骨内侧髁下方至内踝尖 | 13 寸 |
| | 小腿外侧,腘横纹平齐处至外踝尖 | 16 寸 |

## 二、临证取穴与配穴技巧

### (一)循经络取穴

人体内有一个完整的经络系统,通过它沟通表里内外,联系左右上下,网络周身前后,将五脏六腑、四肢百骸、五官九窍、肌肤筋脉组成一个统一的有机整体。

经络又是气血运行的通路。经指的是主干,络指的是分支。循经络取穴是依据经络循行的有关生理、病理理论而建立起来的。人体是靠经络系统将各个组织器官有机地联系起来,使其在生理上相互调节、相互制约、相互络属、相互依赖,在病理上又相互影响、相互累及。

当人体有病时,经络可成为传变疾病的途径。风湿性心脏病,邪毒首先侵犯扁桃体,引起发热、咽痛等症状,如未及时治疗,邪毒可循经络侵入心,引起风湿性心脏病。外感风寒,外邪首先侵袭人体皮毛肌表,引起发热、肌肉酸痛等症状,邪毒循经络进而侵入肺,引起高热、胸痛、咳嗽、咳铁锈色痰或黄脓痰等肺炎表现。同理,内脏的疾病也可以通过经络传导反映到体表上来,如肾病可见浮肿、腰痛,肝病可见黄疸、胁肋痛等。

循经络取穴是在经络理论的指导下建立起来的。所谓循经络取穴,就是沿着经络的循行线路,在经络所经过部位的气血流注点——穴位上取穴。

1. 就近取穴 就近取穴是在患病的局部、周围或其邻近部位进行取穴,以治疗疾病的方法,如腰痛取肾俞,牙痛取下关,胃脘痛取中脘,腓肠肌痉挛取承山,近视取球后,肩周炎取肩髃、肩髎等。就近取穴有"直捣病所",治疗及时、迅速奏效的特点。

一般来讲,就近取穴是在局部的经络所要经过的部位上,但也可以在相邻近的部位和相关的穴位上取穴。就近取穴应遵循循经取穴的基本原则,以本经穴位为主穴,以相邻近部位的经络上的穴位为配穴,配穴辅助主穴治疗疾病。

2. 远隔取穴 远隔取穴是取离患病部位较远的穴位来治疗疾病,也是循经络取穴的方法之一。有些脏腑的病变,因某些原因造成不便取局部和相邻部位的穴位来进行穴位注射,而要取四肢或相邻病变部位较远的本经穴位来进行穴位注射治疗。胃脘痛,病变部位责之于胃,取远离病变部位的下肢部胃经的足三里,做穴位注射治疗;咳嗽、吐痰、气喘责之于肺,取远离病变部位的上肢部肺经的尺泽穴,做穴位注射治疗;胸闷、胸痛、心悸、手足厥冷、脉微欲绝责之于心,取远离病变部位的心经神门穴,做穴位注射治疗。另外,某些局部疼痛也可以采取远端的穴位做穴位注射治疗。冠心病、心绞痛,可取内关穴做穴位注射治疗;牙痛可取合谷穴做穴位注射治疗;颈项强痛可取列缺穴做穴位注射治疗;腰背痛可取殷门、委中穴做穴位注射治疗;肺部病变可取鱼际、少商穴做穴位注射治疗。

3. 本经取穴 本经取穴就是所取的穴位均在病变本经循行的路线上,也是循经络取穴的方法之一。

手太阴肺经所主的气管、喉、肺、胸廓等部位的有关病症，可取中府、尺泽、列缺、经渠、太渊、鱼际、少商等手太阴肺经上的穴位来进行穴位注射治疗；手少阴心经所主的和所经过的部位心、胸、神经系统等部位上的有关病症，可取少海、灵道、通里、神门、少府、少冲等穴位来进行穴位注射治疗；手厥阴心包经所主和所经过的心、胸、胃、神经系统等部位的有关病症，可取郄门、间使、内关、大陵、劳宫、中冲等穴位来进行穴位注射治疗；手阳明大肠经所主和所经过的部位头、面、眼、鼻、口腔、咽、喉、上肢等部位的有关病症，可取二间、合谷、阳溪、偏历、温溜、手三里、曲池、臂臑、肩髃、迎香等穴位来进行穴位注射治疗；手太阳小肠经所主和所经过的部位的头、颈项、耳、眼、肩臂等有关病症，可取后溪、腕骨、阳谷、肩贞、曲垣、肩外俞、颧髎、听宫等穴位来进行穴位注射治疗；手少阳三焦经所主和所经过的部位的头颞、胁肋、眼、喉、耳、肩臂等部位的有关病症，可取中渚、阳池、外关、支沟、肩髎、翳风、耳门、丝竹空等穴位来进行穴位注射治疗。

足阳明胃经所主和所经过部位的胃、肠、头部、口腔、牙龈、咽喉、下肢、神经系统等部位的有关病症，可取四白、巨髎、地仓、人迎、颊车、下关、头维、梁门、天枢、归来、伏兔、犊鼻、足三里、上巨虚、条口、下巨虚、丰隆、解溪、陷谷、内庭等穴位来进行穴位注射治疗；足太阳膀胱经所主和所经过的部位的胃、肠、胸、腰背、头项、五官、下肢、肛门、泌尿系统等有关病症，可取睛明、攒竹、玉枕、天柱、大杼、风门、肺俞、厥阴俞、心俞、膈俞、肝俞、胆俞、脾俞、胃俞、三焦俞、肾俞、气海俞、大肠俞、关元俞、小肠俞、膀胱俞、白环俞、次髎、膏肓、胃仓、志室、秩边、承扶、殷门、委阳、委中、承筋、承山、昆仑、申脉等穴位来进行穴位注射治疗；足少阳胆经所主和所经过的部位的肝、胆、胁肋、腰腿、头颞、耳、眼等的有关病症，可取听会、上关、率谷、阳白、风池、肩井、京门、带脉、环跳、风市、膝阳关、阳陵泉、光明、悬钟、丘墟、足临泣等穴位来进行穴位注射治疗；足太阴脾经所主和所经过部位的消化、泌尿、生殖等系统的有关病症，可取大都、太白、公孙、商丘、三阴交、阴陵泉、血海、冲门、府舍等穴位来进行穴位注射治疗；足少阴肾经所主和所经过的部位的泌尿、生殖、消化系统、咽喉等的有关病症，可取涌泉、然谷、照海、太溪、复溜、筑宾、阴谷、横骨等穴位来进行穴位注射治疗；足厥阴肝经所主和所经过的部位的胃肠、胁肋、肝、眼、外阴、生殖系统等有关病症，可取行间、太冲、中封、蠡沟、中都、膝关、曲泉、急脉、章门、期门等穴位进行穴位注射治疗。

任脉所主和所经过的部位的前阴、少腹、胃肠、胸部、口腔、咽喉、泌尿、生殖系统等有关病症，可取承浆、廉泉、天突、膻中、上脘、中脘、下脘、水分、气海、关元、中极、曲骨等穴位进行穴位注射治疗；督脉所主和所经过的部位的头部、颈项、胸背、腰骶等有关病症，可取水沟、百会、风府、哑门、大椎、陶道、身柱、神道、至阳、中枢、命门、腰阳关、腰俞、长强等穴位进行穴位注射治疗。

4. 异经取穴 当采用本经的穴位治疗本经的疾病疗效不够满意时,可兼取与之互相表里的经络穴位或相邻的穴位以加强治疗效果,如胃病,当单纯采取足阳明胃经的穴位注射治疗效果不佳时,可同时配用足太阴脾经的穴位来增强其疗效,也可采用手阳明大肠经的穴位配合穴位注射治疗。

5. 偶经取穴 偶经取穴就是不采取本经的穴位来治疗本经的疾病,而是采取与之互相表里的经脉来治疗该疾病。外感风寒是属于足太阴肺经疾病,但不采取肺经的穴位来治疗,而采取与之相表里的手阳明大肠经的合谷穴来治疗该病;胃痛时,不采取足阳明胃经的穴位来治疗,而是采取与之相表里的足太阴脾经的公孙穴来治疗该病。

6. 多经取穴 有些疾病,由于病情错综复杂,累及多个脏腑、多条经脉的病症,单用一条经脉治疗效果往往不很理想,必须采取多经取穴的方法,才能加强治疗作用,满足临床治疗需要。脑血管意外后遗症——偏瘫,治宜调和气血、补中益气、疏经活络,可取手阳明大肠经和足阳明胃经的穴位为主穴,以手太阳小肠经、足太阳膀胱经、手少阳三焦经、足少阳胆经的穴位为辅穴,做穴位注射治疗。

7. 上病下取,下病上取 人体上部的疾病,在人体下部取穴做注射治疗;同理,在下部的疾病,则取上部穴位注射治疗。直肠脱垂,可取上部的百会穴注射;原发性高血压,病在头(上)部,可取下部的太冲穴注射治疗。

8. 左病取右,右病取左 人体左侧的疾病可取右边的穴位注射治疗;右侧的疾病可取左边的穴位注射治疗。这是根据经络的相互交叉、交会的基本原理确立的。左边牙痛,取右边的合谷穴注射治疗;右边牙痛,取左边的合谷穴注射治疗;左部耳鸣取右边的中冲穴注射治疗,右部耳鸣取左边的中冲穴注射治疗。

9. 相配取穴 根据经络学说结合临床实践经验,由医生根据患者的具体实际情况灵活掌握配方治病的方法,临床上最为常用。

(1)表里相配取穴法:治疗消化系统疾病,既取足阳明胃经的足三里穴,又取与其相互表里的足太阴脾经的三阴交配合做注射治疗。

(2)前后相配取穴法:治疗风寒感冒、鼻塞不通,既取面部(前面)的迎香穴,又取项部(后面)的风池穴。

(3)上下相配取穴法:治疗失眠症,既取上肢的内关穴,又取下肢的三阴交穴配合。

(4)左右相配取穴法:治疗癔症同时取两侧的内关穴,治疗神经衰弱取两侧的三阴交穴配合。

(5)远近相配取穴法:治疗胃溃疡,既取胃部附近的中脘穴,又取离胃部较远的下肢穴位足三里配合。

(6)俞募相配取穴法:胃痛,既取胃经俞穴胃俞穴,又取胃经募穴中脘穴;膀胱炎尿频、尿急、尿痛、血尿时,既取膀胱经俞穴膀胱俞,又取膀胱经募穴中极穴配合。

(7)阴阳相配取穴法:胃痛、呕吐,既取阴经的内关穴,又取阳经的足三里穴;心烦、盗汗,既取阴经的阴郄穴,又取阳经的后溪穴注射治疗。

(8)经络原络相配取穴法:咳嗽,既取手太阴肺经的原穴太渊穴,又取手阳明大肠经络穴偏历穴配合。

综上所述,穴位注射的取穴配方是根据"经络学说"的理论,在"经络学说"的指导下,依据经络的特点,经络的循行方向,经络的所主部位,气血流注的顺序,所患疾病的特性来决定的。

**(二)神经取穴**

神经系统是一个完整的反射调节系统。神经系统和经络系统虽然关系密切,但在某些方面却有所不同。

上海第一医科大学报道,经对 324 个经穴进行有关尸体解剖观察、分析,结果发现与神经系统有关的穴位达 323 个(占 99.6%),其中与浅层皮神经有关者 304 穴(占 93.8%),与深部神经有关者 170 穴(占 52.8%),并且还发现同一穴位与浅层皮神经和深部神经均有关的穴位 149 穴(占 45.9%)。这一解剖实验充分证明,神经和经络的解剖关系相当密切。

另外,针感的产生有赖于神经反射的调节产生。由于许多穴位的位置处于神经干的通路上,有些穴位的位置就在神经干附近,和神经干非常接近。所以当针刺穴位时,势必刺激到神经干,从而引起神经反射活动。因此,在临床上用通过刺激某些特殊神经刺激点的方法来治疗一些疾病,乃是提高临床疗效的方法之一。

穴位注射疗法,目前采用的主要是普通的针头,比起针刺的毫针来讲,明显要粗得多。因此,与毫针相比,对组织损伤要大得多。取穴时,要尽量避开大的血管和神经干,以免造成损伤。但是,当某些与脊髓、神经有关的病变,需要取循神经走向的穴位做穴位注射治疗时,可以根据有关神经的走向,直接取相应的穴位来进行治疗。坐骨神经痛、小儿脊髓灰质炎后遗症等疾病,可循神经的走向取环跳穴、委中穴,用维生素 $B_{12}$、维生素 $B_1$、野木瓜等注射液做穴位注射治疗。当腋神经麻痹时,可沿神经走行的方向,取肩贞、肩髎、臂臑、曲池、肩内陵、肩外陵穴,每次选用 2 穴,轮流交替进行,用维生素 $B_1$、维生素 $B_{12}$、氢溴酸加兰他敏等注射液混匀后做穴位注射。

**(三)经验取穴**

所谓经验取穴,就是根据大量的临床实践,发现许多有特定治疗作用的穴位。在这些特定治疗作用的穴位做穴位注射,可收到理想的治疗效果。少量 1%~2% 盐酸普鲁卡因注射液(过敏试验阴性者)合谷穴注射可治疗牙痛、头痛,足三里穴注射可治疗腹痛,委中穴注射可治疗腰背痛。曲池、大椎穴注射少量的柴胡注射液或复方安替比林(安痛定)注射液可用于退热的治疗。

**(四)辨证取穴**

辨证取穴与中医学中的辨证论治原理基本相同。所谓辨证,就是辨别证候的方法。证候就是"证"，它既不是指"疾病"，也不是指"症状"，而是对病变性质进行综合概括的特殊术语，也是确定治疗原则的主要依据。

辨证取穴必须"四诊合参"，也就是把望、闻、问、切四诊所收集到的有关疾病的各种症状和体征，做到"去粗取精、去伪存真、由此及彼、由表及里"的整理、概括，进行综合分析，判断其证候是属于哪种性质，并以脏腑为病位，结合病因、病机，明确各种疾病的临床证型，在上述基础上制订相应的腧穴处方。例如，风寒犯表，肺失宣降，宜取手太阴肺经的穴位为主穴，兼取具有宣肺解表的风池、风门、列缺、曲池、合谷等穴位进行治疗；又如肝郁气滞证，宜取肝俞、章门、行间、支沟、阳陵泉等穴位，以疏肝、解郁、理气等。

综上所述，辨证取穴是在辨明疾病证型的基础上，根据不同穴位的特性、主治范围取穴。

人体脏腑的生理功能各具特点、各不相同。因此，其病理表现也不尽相同。不同脏腑的各种疾病、证型及用药情况，将在各个分册分别介绍。

1. 心病的证治

（1）心气虚、心阳虚证：心气和心阳共同推动心脏的搏动，温运全身血脉使精神兴奋。疲劳过度或长期精神刺激，久病体虚，脏气耗伤等因素，易致心阳不足。临床表现为面色不华，虚浮，眩晕，心悸不宁，怔忡恐惧，气短动则更甚，心胸憋闷，咯血、吐血，喘咳，甚则咳喘气急不得平卧，易自汗出，甚则口唇、指甲发绀，舌质淡、微胖或夹瘀点、瘀斑，脉细微或结代等症。治以补益心气，温通心阳，安神养心。宜取心经、肺经穴为主穴。穴位注射药物可用生脉、黄芪、参芪、20％（人）胎盘、维生素 $B_1$、维生素 $B_{12}$ 等注射液。

（2）心血虚、心阴虚证：心阴与心血在生理上有濡养心脏、充盈血脉及宁心安神等作用。若邪热伤阴或思虑太过及某些出血病证，或受精神刺激等不利因素影响，耗伤心阴及心血，易致心阴及心血不足。血虚不能养心，则心神不藏；阴虚不能制阳，则心火偏亢，扰乱心神。临床表现为面色淡白无华、心悸而惕、情绪不宁、虚烦不安、爪甲不荣、健忘、失眠、掌心发热、盗汗、五心烦热、升火、舌尖淡红、舌质偏红或干红少苔、脉细数等症。治以滋阴补血、养心安神、清心降火。宜取心经、心包经、小肠经穴为主穴。穴位注射药物可用参麦、生脉、丹参、川芎、红花、5％当归注射液。

（3）心火上炎（心火亢盛）证：因精神刺激、气机不舒、郁而化火；或因喜食肥甘、嗜烟贪酒，久而化热生火；或因素体阴虚，内热火旺，以致火热内积，扰动心神，使神不安宁。临床表现为口舌糜烂、生疮，木舌，重舌，口苦、口渴，咽干、咽痛，胸中闷热，心烦，小便短赤、淋涩刺痛或尿血，急躁易怒，舌质红、苔黄，脉弦数等症。治以清心降火。宜取心经、心包经、小肠经穴位为主穴，兼取大肠经穴位和其他阿是穴及经外奇穴为辅穴。穴位注射药物可用参麦、金银花、香丹（复方丹参）、清开灵等注射液。

(4)痰火扰心证:因精神刺激或久郁不畅,气郁化火,炼津成痰;或因外感邪热,炼津成痰,痰火上扰于心。轻者,神志不宁;重者,心神躁动,神志错乱。因火为阳邪,阳性主动,故表现为烦热不宁及躁狂症状。轻者临床表现为心烦、心悸、失眠、多梦、易惊、口苦、神情不安等症;重者临床表现为胡言乱语、惊狂、不寐、壮热、面赤,或怒目而视、毁物、打人、骂人,舌苔黄腻、舌质红绛、脉滑数或洪数等症。治以清化痰火、宁心安神。宜取心经、心包经穴位为主穴,兼取大肠经、胃经、督脉及十二经穴位为辅穴。穴位注射药物可用 1%～2% 盐酸普鲁卡因(过敏试验阴性者)、氨酪酸、糜蛋白酶、参麦、丹参,清开灵Ⅰ号、清开灵Ⅱ号等注射液。

(5)心血瘀阻证:因精神刺激,气机郁滞,血行不畅;或因寒邪侵入,寒则凝滞,脉管挛缩;或因久病劳损,心气不足,血行无力等导致气滞或气衰或脉管狭窄,血流不畅,瘀阻于心,发为胸痹、心痛。临床表现为心胸憋闷、气短、心悸不安或心痛如绞如刺,阵阵发作,涉及肩臂、胸背,伴有面、唇、指甲发绀,舌质暗红或有紫斑,脉细涩或有结代等症。宜取心经、心包经穴位为主穴,兼取经外奇穴为辅穴。穴位注射药物可用香丹(复方丹参)、丹参、当归、复方当归等注射液。

(6)痰迷心窍(痰蒙神明)证:因阳虚之体,遭受精神刺激,气机不舒,影响津液的输布气化,停滞凝结而成痰浊。痰浊上蒙心窍,迷阻神明而致精神错乱,神志痴呆。因痰为阴邪,阳虚阴盛则静,故表现为抑郁沉静状态。亦有气虚痰盛之体,猝发中风,风痰上涌,闭阻神明而致突然昏迷不醒,不省人事。痰浊可以郁而化火,转为痰火,即由抑郁症状而转化为躁狂症状,由"阴闭"证转化为"阳闭"证者,则应以痰火论治。本证症见表现在精神失常者,可见精神抑郁,表情呆板,神思迷惘,言语错乱,目瞪不瞬或避人独住,舌苔白腻,脉细滑或弦滑等症。表现在卒中闭证者,可见意识蒙眬,甚则不省人事,喉中痰声辘辘,苔白腻,脉滑等症。宜取心经、心包经为主穴,兼取胃经、大肠经等为辅穴。穴位注射药物可用清开灵Ⅰ号、清开灵Ⅱ号,生脉、地西泮、醋谷胺、丹参等注射液。

2. 肺病的证治

(1)风寒犯肺证:由风寒袭肺,肺失宣降所致。临床表现为发热,恶寒,怕冷,头痛、身痛,鼻塞流清涕,咳嗽,痰液白色清稀,口不渴,舌苔薄白,脉浮紧等症。宜取肺经、大肠经为主穴。穴位注射宜用辛温解表、清热解毒之剂。穴位注射药物可用麻黄碱,金银花,鱼腥草,青、链霉素(过敏试验阴性者),柴胡等注射液。

(2)邪热蕴肺证:多由邪热犯肺,蕴遏不解,以致肺气失于宣通,清肃,呼吸不利所致。临床表现为咳嗽,咳吐黄稠痰或痰色如铁锈,胸痛,胸闷喘促,身热口渴,鼻燥流黄涕、流鼻血,唇焦,甚则鼻翼煽动,躁扰不宁,咽喉肿痛,舌干而红,苔黄腻,脉弦数或滑数等症。宜取手太阴肺经,手阳明大肠经为主穴。穴位注射药物可用鱼腥草,青、链霉素(过敏试验阴性者),金银花,银黄等注射液。

(3)痰浊阻肺证:由痰浊内阻,影响肺气清肃所致。临床表现为咳嗽气喘,喉中痰鸣,痰稠量多,胸胁闷满,倚息不得平卧,舌质淡、苔白腻,脉滑等症。宜取肺经、胃经为主穴,选用止咳、化痰、解痉的药物做穴位注射,如糜蛋白酶、麻黄碱、苯海拉明、盐酸消旋山莨菪碱(654-2)等注射液。

(4)肺寒咳喘证:多由素体阳虚,复感外寒,以致寒痰阻肺,肺气失于宣通,发为咳嗽喘息;或年老久咳,肺气大伤,阳气不足,寒饮内伏,遇冷则发咳喘。症见形寒肢冷,咳嗽痰多清稀,胸闷、气短,动则气急,易于感冒,每多见风寒表证,苔白而滑,脉沉而紧。宜取肺经、脾经为主穴。穴位注射药物可用核酪、卡介苗核糖核酸(卡提素)、丙酸睾酮等注射液。

3. 脾病的证治

(1)脾虚证:主要表现为气虚与阳虚。气虚主要是指脾的功能减退,气血化源不足,也称为脾虚弱;脾气虚,升举无力称为中气下陷;脾气虚,不能统血,称为脾不统血。气虚日久可致阳虚,阳虚则生寒,表现为脾虚寒证;阳气虚,不能布散津液,停聚而成水湿,可表现为脾虚生湿证。脾虚可致运化无力,使水谷精微难于输布全身。本证多由长期饮食失调或思虑劳伤太过,或因其他慢性疾病的消耗而致脾胃功能减退,脾气不足则运化无力。脾虚,气血生化之源不足则气虚血少。临床表现为面色萎黄,倦怠无力,中气不足,腹满便溏,嗳气吐酸,四肢欠温,下肢浮肿,舌质淡、苔白,脉多濡弱等症。宜取脾经募穴及脾经、胃经穴位。穴位注射药物可用维生素 $B_1$、维生素 $B_6$、1%~2%盐酸普鲁卡因(过敏试验阴性者)、黄芪等注射液。

(2)脾寒证:本证因脾阳不足,升运失司,水湿不化,致水湿停留,阴寒偏盛所致;也可因过食生冷,寒饮停滞,脾阳不振所致。临床表现为腹痛隐隐,精神不振,疲倦乏力,饮食减少,腹胀、泄泻,形寒肢冷,舌质淡、苔白,脉细沉迟等症。宜取脾经俞穴、募穴和其他穴与胃经穴位为主穴。穴位注射药物可用维生素 $B_1$、维生素 $B_6$、维生素 $B_{12}$、20%(人)胎盘、生姜、姜附等注射液。

(3)脾不统血证:本证因脾虚,运化失司,气血生化之源不足,气虚不能摄血以致血不循经而溢出脉外。本证具有脾气虚兼见出血证候,如临床表现为气短懒言,面色无华,肢倦乏力,食欲减少,腹胀等症,或见月经量多,或见大便下血,或见尿血,或见皮下出血,舌质淡,脉细软等症。宜取脾经穴为主穴。穴位注射药物可用三合激素、丙酸睾酮、酚磺乙胺、卡巴克络、珍珠母等注射液。

4. 胃病的证治

(1)胃实证:胃实证分为胃火内蕴型和饮食停滞型两种。胃火内蕴型多由平素多食辛辣肥腻食物,日久积累,化热生火,或因肝气不舒,郁结化火,侵犯胃府,以致胃火炽盛,耗伤津液,或胃火上熏,牙龈腐烂。临床表现为胃中灼热阵痛,口渴,喜冷饮,呕吐,嘈杂,吞酸,口臭,心烦,牙龈肿痛,腐烂出血,大便干燥,多食、易饥,舌质红、苔黄燥,脉滑数等症。饮食停滞型者多由饮食不节,暴饮、暴食,以致饮食停滞于胃,消化不能,甚则阻塞胃脘,致使胃气失于和降。临床表现为胃脘胀痛,甚则疼痛拒按,畏食,嗳腐吞酸,或呕吐食物,大便或溏或秘结,舌苔厚腻,脉滑等症。本证宜取胃经经穴及胃经募穴为主穴。穴位注射药物可用爱茂尔、硫酸庆大霉素、硫酸阿米卡星、硫酸小诺米星、维生素 $B_1$、维生素 $B_6$、维生素 $B_{12}$ 等注射液。

(2)胃虚证:本证是由胃病日久,胃气不足,虚弱和降失职所致。临床表现为胃脘隐痛、喜按、得食痛减,食后痞满,嗳气不止,体虚乏力,面色无华,唇舌淡红,脉缓濡弱等症。宜取胃经俞穴、募穴为主穴。穴位注射药物可用维生素 $B_1$、维生素 $B_6$、鹿茸精、20%(人)胎盘、5%当归等注射液。

(3)胃热证:本证主要是由胃阴不足,热邪偏盛所致。其临床表现较胃实证中的胃火内蕴型稍轻。临床表现为胃脘嘈杂易饥,口干喜饮,食入即吐。若虚火上逆,可呃逆不止。若胃火下移,消炼津液,可致大便秘结,舌质红,苔少或苔黄,脉细数或弦数等症。宜取胃经、大肠经穴位为主穴。穴位注射药物可用1%～2%盐酸普鲁卡因(过敏试验阴性者)、5%～10%葡萄糖、20%(人)胎盘、爱茂尔、参麦等注射液。

(4)胃寒证:本证多因感寒或过食生冷,胃阳受遏,寒邪偏盛,寒邪停滞胃中,胃气失于和降所致。临床表现为胃脘闷痛,受寒加重,得暖较舒,或胃脘绞痛,震之有辘辘水鸣音,时时泛吐清水痰涎、且量多,喜热饮,四肢不温、厥冷,或伴呕吐,呃逆,舌苔白滑,脉沉迟或弦紧等症。宜取胃经、大肠经经穴为主穴。穴位注射药物可用硫酸阿托品、盐酸消旋山莨菪碱(654-2)、生姜、1%～2%盐酸普鲁卡因(过敏试验阴性者)及维生素 $B_1$、维生素 $B_6$、维生素 C 等注射液。

5.大肠病的证治

(1)实证:多由食滞、虫积、瘀阻等因素,阻滞大肠气机,壅塞不通所致。临床表现为腹部胀满、攻撑疼痛、拒按,呕吐,大便秘结或下痢不爽,舌苔厚腻,脉沉实有力等症。宜取大肠经、胃经穴位为主穴,亦可取耳穴小肠点,穴位注射药物可用维生素 $B_1$、维生素 $B_6$、硫酸甲基新斯的明等注射液。

(2)热证:本证多由饮食不节,生活不拘,冷暖失调或急暴奔走,导致胃肠功能失调,湿热邪气蕴结于大肠,致成便泻黄糜,臭秽异常,腹痛拘急,甚则里急后重,下痢赤白,身热烦渴。如气血与湿热互结则气血瘀阻,化腐为脓,结成肠痈。临床表现为脘闷,腹胀,右小腹疼痛、拒按,右下肢不能屈曲伸展,抬腿则疼痛加重,苔黄或腻,脉弦滑数等症。宜取大肠募穴、下合穴和大肠、胃经穴为主穴。亦可选用经外奇穴如阑尾穴、耳穴阑尾点等穴位为主穴。穴位注射药物可用青霉素(过敏试验阴性者)、硫酸庆大霉素、硫酸阿米卡星、硫酸小诺米星、双黄连,5%～10%葡萄糖等注射液。

(3)虚证:本证多因久泄不止,或下痢久延之后,中气下陷不能升举,大肠无力所致。临床表现为大便失禁,或便后脱肛,或伴有全身虚弱症状,或伴有中、下焦虚

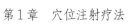

寒之证,舌质淡,苔白,脉细而弱。宜取脾经、胃经、任脉的经穴为主穴。穴位注射药物可用盐酸消旋山莨菪碱(654-2)、黄芪、鹿茸精等注射液。

(4)寒证:本证多因生活不拘、饮食不节、恣食生冷以致内伤,造成大肠传导失常。临床表现为腹中冷痛,肠鸣,泄泻,四肢不温,舌苔白滑,脉沉迟等症;宜取大肠募穴及下合穴为主穴。穴位注射药物宜用硫酸阿托品、盐酸消旋山莨菪碱(654-2)、生姜等注射液。

**6. 小肠病的证治**

(1)寒证:本证多由命门火衰、肾阳不足或饮食不节、恣食生冷以致损伤中阳,中焦虚寒,水谷不化,泌别失职而致。临床表现为少腹冷痛,腹痛喜按,肠鸣,泄泻,小便失禁,苔白,脉迟。宜取小肠经穴为主穴,胃经、肾经穴位为辅穴。穴位注射药物宜用 20%(人)胎盘、地塞米松磷酸钠、灭菌注射用水、盐酸肾上腺素、盐酸消旋山莨菪碱(654-2)等注射液。

(2)热证:心与小肠相表里,上炎心火可下移小肠。临床表现为小便淋赤刺痛,烦渴欲饮,尿中带血,舌红苔黄,脉沉数等症。若小肠热邪侵犯,临床表现为口舌生疮,溃疡,口苦,口臭等症。宜取心经、小肠经穴位为主穴。穴位注射药物宜用维生素 $B_2$、复合维生素 B、硫酸庆大霉素、青霉素(过敏试验阴性者)、硫酸链霉素(过敏试验阴性者)、银黄、双黄连、穿心莲、板蓝根等注射液。

**7. 肝病的证治**

(1)肝气郁结证:本证多由情志不舒,郁怒伤肝,肝气失于疏泄条达,经脉之气阻滞所致。临床表现为精神郁闷不悦,情绪易于激动,性情急躁,胸闷不舒,喜于叹息,气逆干呕或呕吐酸水,或泄泻,胸胁窜痛或胀痛,苔白,脉弦等症。穴取肝经俞穴为主穴。穴位注射药物宜用青皮、丹参、5%当归、红花等注射液。

(2)肝阳上亢证:本证可因肝气郁结,气郁化火,火随气窜,以致肝阳升动太过;或因肝肾阴虚,水不涵木阴不制阳,以致肝阳升动太过,亢而为害所致。临床表现为眩晕,头目胀痛或巅顶痛,精神高度兴奋,性情急躁易怒,面红,目赤肿痛,耳鸣,耳聋,心悸,失眠,多梦,五心烦热或腰酸腿软,舌质红、苔黄,脉多弦数或细弦数等症。宜取肝经穴为主穴,胆经、胃经俞穴为辅穴。穴位注射药物宜用金银花、0.9%氯化钠(生理盐水)、5%当归、地西泮等注射液。

(3)肝阴不足证:本证因久病耗伤阴液,肾精亏损,不能滋养肝体;或因湿热久蕴,或因气郁化火,以致肝阴不足。临床表现为头晕、目眩,心烦,耳鸣,少寐,多梦,口干、口苦,两目干涩或夜盲,肢体麻木或震颤,两颧微红,时有烘热,盗汗,舌红少津,脉弦细或弦数等症。宜取肝经、肾经为主穴。穴位注射药物宜用参麦、5%当归、20%(人)胎盘、红花等注射液。

(4)肝风内动证:本证系由肝的阳气升动太过所致。临床表现为头项抽引掣痛,头晕目眩,肢体麻木或震颤,舌体抖动,甚则猝然昏倒,舌强,语言不利,四肢抽搐,角弓反张,口眼㖞斜,半身不遂,舌红苔腻,脉弦等症。宜取肝经、督脉、十二经井穴为主穴。穴位注射药物宜用灯盏花素、参麦、香丹(复方丹参)、盐酸川芎嗪、红花、5％当归、夏天无、清开灵等注射液。

(5)肝血不足证:本证多因失血之后或气血生化之源不足或慢性疾病消耗营血,致肝血虚少,失于濡养而致。临床表现为头晕目眩,面色无华,皮肤苍白干燥无血色,妇女月经量少、色淡,或闭经,或两目干涩,视物模糊或夜盲;或筋脉拘挛,肢体麻木或指甲变形,舌质淡、无苔,脉细弱等症。宜取肝经、脾经穴为主穴。穴位注射药物宜用维生素 $B_1$、维生素 $B_{12}$、20％(人)胎盘、5％当归等注射液。

(6)寒滞肝脉证:本证多因外感寒邪,侵袭肝脉;足厥阴之肝经,绕阴器,抵少腹;寒邪入经,寒性收引,经脉挛缩,气血阻滞而致。临床表现为少腹冷痛,牵引睾丸坠胀剧痛,受寒则甚,得温较缓。舌苔白滑,脉沉弦或沉迟。宜取肝经、膀胱经为主穴。穴位注射药物宜用青霉素(过敏试验阴性者)、硫酸链霉素(过敏试验阴性者)、硫酸庆大霉素、硫酸阿米卡星、硫酸小诺米星、5％当归、红花等注射液。

8. 胆病的证治

(1)湿热困胆证:本证多因感受湿热之邪,郁于脾胃;或因情志不舒,肝气郁结;或因多食肥腻,湿郁化热,湿热之邪蕴结中焦,侵扰肝胆,而致肝气失于疏泄,胆汁排泄失常所致。临床表现为黄疸,巩膜、皮肤发黄,色泽鲜明,常伴有右胁胀痛,口干、口苦、恶心、呕吐,食欲缺乏等症,小便短赤等症;或妇女带下黄绿色、质黏、有臭味,舌苔黄腻,脉象弦数等症。宜取胆经、肝经穴位为主穴。穴位注射药物宜用穿心莲、板蓝根、田基黄、青霉素(过敏试验阴性者)、硫酸庆大霉素、阿米卡星、小诺米星、肝炎灵等注射液。

(2)胆火亢盛证:本证多由肝气郁结,郁而化热;或湿蕴脾胃,郁而化热,连及肝胆所致。临床表现为头痛剧烈,面红目赤,口干、口苦,耳鸣、耳聋,胸肋胀痛,呕吐苦水,急躁易怒,小便短赤或涩痛,大便干燥,或咯血、吐血、衄血或月经过多,舌质红、苔多黄糙、起芒刺,脉弦数等症。宜取胆经、肝经穴位为主穴。穴位注射药物宜用硫酸阿托品、5％～10％葡萄糖、盐酸川芎嗪、红花、5％当归、青皮等注射液。

9. 肾病的证治

(1)肾阳不足证:本证多因劳伤日久,或久病累及肾,或房事过度,或年老元气虚衰而致肾阳不足,命门火衰。肾阳虚衰,温煦无能则生内寒;肾亏、相火不足则致生殖功能减退。临床表现为面色㿠白或晦暗,精神委顿,疲惫,头晕、耳鸣,小便清长,尿失禁,形寒肢冷,腰膝酸软,阳痿、早泄,或滑精,或男子精冷无子,或女人闭经、不孕,舌质淡胖,脉沉细,尺脉尤弱等症。宜取任、督二脉及肾经穴位为主穴。穴位注射药宜用20％(人)胎盘、梅花鹿茸精、当归、5％～10％葡萄糖、维生素 $B_1$、维生素 $B_{12}$ 等注射液。

(2)肾虚水泛证:本证可因水湿久困,损伤阳气,或因劳倦伤肾,下元亏损,以致肾阳不振,命门火衰,水液气化功能障碍所致。临床表现为周身浮肿,下肢尤甚,按之凹陷不起,大便溏泄,尿量减少,腰酸痛,重则腹胀满,阴囊肿胀,或可见心悸,气促,喘咳痰鸣,舌体胖或边有齿痕、苔白滑润、脉沉细无力等症。宜取任脉、督脉、肾经、脾经俞穴为主穴。穴位注射药物宜用促肾上腺皮质激素、20%(人)胎盘等注射液。

(3)肾不纳气证:肾虚表现为气短喘息者称肾不纳气(肺肾气虚)。临床表现为气短,气喘,动则喘甚,自汗,懒言,畏寒,四肢厥冷,头晕,面色暗滞,舌淡无苔,脉弱或浮而无力等症。宜取任脉、督脉、肺经、肾经的穴位为主穴。穴位注射药物宜用止喘灵、喘定、20%(人)胎盘、盐酸苯海拉明、维生素 $B_1$ 等注射液。

(4)肾阴虚证:本证多因劳伤太过,或久病真阴耗损,精血不足,阴虚火旺所致。临床表现为形瘦体弱,头晕、耳鸣、不寐、健忘、多梦、阳痿、遗精;或颧红、唇赤、口干、手足心热、盗汗、咽燥,或时发潮热,腰腿酸痛,困软无力;或咳嗽、痰中带血;或多饮、多尿,尿腻而味甜;或小便浑浊状如油脂;或小便赤热,间有尿血,舌质红、苔少或无,脉细数或带弦等症。宜取肾经穴为主穴,肺经、肝经为辅穴。穴位注射药物宜用参麦、5%当归、20%(人)胎盘、青霉素(过敏试验阴性者)、硫酸链霉素(过敏试验阴性者)、维生素 $B_1$ 等注射液。

10. 膀胱病的证治

(1)虚寒证:膀胱与肾相表里,肾阳不足,肾的气化功能减退,肾气不化,进而影响膀胱气化,以致引起膀胱虚寒。临床表现为小便频数,淋漓不禁,或遗尿,舌质淡、苔白润、脉沉细等症。宜取肾经、督脉俞穴。穴位注射药物宜用 20%(人)胎盘、5%当归、维生素 $B_1$、维生素 $B_{12}$、5%~10%葡萄糖等注射液。

(2)实热证:本证可由本腑湿热蕴结而成,也可由他脏移热所致。临床表现为小便短赤不利,或黄赤浑浊不清,尿时茎中热痛,甚则淋沥不畅,少腹胀急,或见尿血、脓血,或兼夹砂石,舌质红、苔黄、脉数等症。宜取膀胱经俞穴及任脉穴为主穴,兼取肾经、肝经、脾经穴为辅穴。穴位注射药物宜用金银花、银黄、双黄连、硫酸庆大霉素、硫酸阿米卡星、硫酸小诺米星、亚硫酸氢钠甲萘醌(维生素 $K_3$)、盐酸消旋山莨菪碱(654-2)、黄体酮等注射液。

11. 心包病的证治　心包为心之外卫,故病邪内传首先侵犯心包,为心包所受。心主神明,心包又为神明出入之窍,故邪入心包主要集中表现为神志方面的改变。临床表现为心烦、心悸、易惊、神情不安,重者可见胡言乱语,哭笑无常,狂躁妄动,或怒目而视,打人骂人,毁物,伤人等症。宜取心经、督脉、任脉穴为主穴。穴位注射药物宜用金银花、地西泮、维生素 $B_{12}$、维生素 $B_1$ 等注射液。

12. 三焦病的证治

(1)实证:本证多因实热蕴结,三焦气化失常,水湿停滞所致。临床表现为身热,气逆,肌肤肿胀,小便不利,舌质红、苔黄、脉沉数等症。宜取三焦经俞穴为主

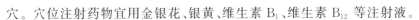

穴。穴位注射药物宜用金银花、银黄、维生素 $B_1$、维生素 $B_{12}$ 等注射液。

(2)虚证：本证多因肾气虚衰，脾失健运，肺失输布，三焦气化失常，水湿停聚所致。临床表现为腹中胀满，气逆身寒，肌肤肿胀，尿频，尿急，小便失禁，舌质白，苔滑，脉沉细或沉弱等症。宜取三焦经俞穴为主穴。穴位注射宜用维生素 $B_1$、20%（人）胎盘、5%当归、香丹（复方丹参）等注射液。

# 第二节　注射用具及操作方法

## 一、注射用具

穴位注射疗法的用具是使用供临床上注射药物的一次性注射器及其针头，可根据穴位注射剂量的大小及针刺部位的深浅选用大小不同的一次性注射器和长短不同的针头。较为常用的一次性注射器分别有 1ml、2ml、5ml、10ml、20ml 等不同规格。头部、面部、耳部、眼区的穴位常选用 1ml 或 2ml 的一次性注射器；胸部、背部、四肢的一般部位穴位常选用 2ml 或 5ml 的一次性注射器；四肢肌肉较丰厚部位的穴位常选用 5ml 的一次性注射器；全身肌肉最为丰厚部位的穴位，如环跳、秩边、承扶等深度长的穴位，常选用 10ml 的一次性注射器做穴位注射。穴位注射一般药物时，常用针头为 5～7 号普通针头；治疗牙科疾病时，用 5 号长针头；穴位封闭注射时，则用特长针头；穴位注射血液时，则用 6～7 号普通针头。同时必须根据每次穴位注射所取穴位的多少及注射药液的剂量及机体的不同部位，以确定所用注射器及针头的不同大小规格。

## 二、操作方法

### (一)操作程序

1. 认真核查所取的药品与处方是否有误，仔细察看药品是否有变质、混浊、沉淀、超期现象。一切正常后，方可供临床使用。

2. 根据所选穴位的多少及药物剂量的多少，选择相应的一次性使用注射器与针头，抽取药液，排出注射器内空气后备用。

3. 嘱患者选择好舒适体位，并且该体位有利于穴位注射的施行。

4. 将所选穴位的部位充分显露，取穴时，应避开瘢痕、大血管、重要神经干，找准穴位后，做好标记，以利于正确注射，防止意外。

5. 注射前，保持表面皮肤清洁、干净。特别是足底，要用肥皂彻底清洗干净。

6. 注射时，局部皮肤严格常规消毒，用无痛快速注射法将针头迅速刺入皮下，然后将针头缓慢推进或进行上下提插，以寻找针感，待出现酸、麻、胀、沉或触电样感觉，并且针头像被"吸"住样感觉时，是"得气"的表现；此时，针管回抽一下，如无回血,即可将药液推入。一般疾病可用均匀、中等速度推入药液;少年儿童、慢性病、体弱者用轻刺激手法,缓慢地将药液推入;身体壮实、急性病患者可用强刺激手法,快速将药液推入。如因治疗需要,一次注入较多药液时,可将针头由穴位深处,边注药,边退针,逐渐退至浅层。也可将针头更换几个不同方向注入药液,直至药液注完。

7. 注射结束后,将针头逐渐退至皮下,用无痛快速注射法迅速将针头拔出。尔后,用消毒干棉球压迫针孔片刻(最好采用消毒止血贴贴敷),以防出血或溢液及术后感染的发生。

8. 一切处理结束后,让患者稍事休息,以观察有无不良反应发生。正常后,方可离开。

**(二)药物剂量及浓度**

穴位注射疗法的用药总量一般应少于常规用药的剂量。具体使用时,应根据疾病的性质,病情的轻、重、缓、急,患者的年龄、体质,注射的部位,药液的理化特性、剂量、浓度、治疗效果等各方面具体情况,决定用药剂量及浓度。

一般情况下,头部、面部、耳部等处的用药量较少。头、面部每穴一次用药量为0.3～0.5ml,耳穴每穴一次用药量为0.1～0.2ml,手及足部每穴一次用药量为0.3～1.0ml。四肢及腰背部肌肉丰厚处用药量则较大,每穴一次用药量为2～15ml。对组织刺激相对较小的药物,如0.9%氯化钠(生理盐水)、5%葡萄糖注射液等,用药量可较大。如治疗软组织损伤时,局部注射5%葡萄糖注射液可用至20ml或20ml以上。而对组织刺激相对较大的药物,如乙醇、高渗尿素溶液、高渗葡萄糖注射液等,以及特异性药物如盐酸消旋山莨菪碱(654-2)注射液、硫酸阿托品注射液、抗生素等用量则要小,每次用量为常规剂量的1/6～1/2。用中药制成的注射液一般常用量为1～5ml。具体来讲,对急重病患者、青年人、体强力壮者用药量一般要大些,而对久病、慢性病、老年人、体弱力衰者,其用药量则一般要小些。另外,由于穴位注射的部位有其特殊性,不同于常规注射部位。所以,所用药物的浓度必须小于常规浓度,注射前,可用0.9%氯化钠(生理盐水)或灭菌注射用水或其他溶剂稀释。

**(三)注射时的深度和角度**

由于注射穴位的部位、疾病的性质、病情的需要、病变的组织有所不同,因此,其注射的深度和角度也就有所不同。臀部、大腿部因其肌肉丰厚,为寻求针感,就必须深刺、直刺;耳穴、头面部因肌肉浅薄,就必须斜刺或平刺,在皮下或皮内注射药液;三叉神经痛患者,因其病变的组织不同,必须在其耳、面部"扳机点"处皮内注射药液,使其成为一"皮丘"。

**(四)疗程**

一般情况下,每日或隔日注射治疗1次,如注射后患者反应强烈,也可间隔2～

3 日注射治疗 1 次。急重症患者可每日注射治疗 1～2 次,而慢性病、年老体弱患者可隔日注射 1 次。也可将穴位分成几组,轮流进行注射治疗。左右穴位也可交替使用。一般每 7～10 日为 1 个疗程,中间休息 3～5 日,再进行下一个疗程的注射治疗。

# 第三节　注意事项及事故预防

## 一、注意事项

穴位注射疗法大都较为安全,但在临床应用时也应注意以下几个方面的问题。

**(一)一般事项**

1. 穴位注射疗法和针刺疗法一样,患者在过于疲劳、饥饿、饱食、精神过于紧张等情况时,不宜立即做穴位注射。对气血亏虚、体质衰弱或年老病弱的患者,在初次穴位注射治疗时,最好取卧位姿势,注射穴位不宜过多,刺激不宜过于强烈,注射药液不宜过浓或过多,宜尽量稀释或酌减,以免发生严重反应或晕针。

2. 严格执行无菌操作规程,防止感染发生。万一如因消毒不严,局部出现红、肿、热、痛现象,应及时做抗感染处理,防止炎症扩散。

3. 正确区分正常反应和不良反应的界限。在做穴位注射治疗时,应对患者耐心说明本疗法的治疗特点和注射后的正常反应。穴位注射后,局部可有轻度不适、酸麻胀感,但正常反应一般不会超过 24 小时。如做穴位注射后,不适感随时间延长而加剧,则应视为不良反应,即应根据具体病情,采取适当的治疗、补救措施。

4. 尽量避免直接将药物注射于主要神经干及其周围组织。如上肢内关穴置于前臂正中神经的上面,下肢环跳穴则位于坐骨神经经过处,阳陵泉穴附近则有腓总神经通过等。在这些穴位注射时,千万要小心谨慎,不要使用刺激强烈的药物,也不要刺中神经干(刺中神经干时,患者会有触电样感觉,非常难受),更不可在刺中神经干时,就直接注射药物(万一刺中神经干时,可向后稍退针后再注射药物),并且用药量不宜过大,以免造成神经干损伤,而导致肢体无力、麻木、麻痹等后遗症。

5. 穴位注射治疗尽可能选择对组织无刺激性或较小刺激性的药物。万一需要用对组织刺激性较大的药物,如氯霉素、氯丙嗪、异丙嗪、氨茶碱、磺胺类药物注射时,可用 0.9%氯化钠(生理盐水)或注射用水稀释或加 0.5%～1%盐酸普鲁卡因混合后使用。使用过程中,要注意间隔时间,以免造成因药物刺激而致组织发生无菌性坏死现象发生。

6. 尽量避免在手部进行穴位注射。因手部肌腱、神经构造复杂,功能多而重要。局部注入刺激性较强的药物,极易导致肌腱、神经、肌肉挛缩。特别是手部合谷穴的注射,可致局部肌肉无菌性坏死,继而发生瘢痕挛缩,酿成手畸形与致残,严重影响患者的工作、学习与生活。

7. 婴、幼儿做穴位注射,宜采取谨慎态度。因婴、幼儿组织娇嫩,神经系统尚未发育完善,适应能力弱,对药物敏感;而且药物在婴、幼儿体内代谢、排泄均较慢。因此,在做穴位注射时,要权衡利弊得失,采取谨慎态度。

8. 必须注意做胸部穴位注射不宜直刺过深,以免引起气胸。躯干部穴位注射不宜刺入过深,防止刺伤内脏。背部和脊柱两侧穴位注射时,针尖可向脊柱方向斜刺,避免直刺过深,伤及肺脏,造成气胸。

9. 孕妇的下腹部、腰骶部及孕妇禁忌的穴位,如合谷、三阴交、至阴等穴位,一般不做穴位注射治疗,以免导致流产的发生。

10. 熟悉药物的性能、特点、药理作用、用量(包括常规用量及穴位注射用量)、不良反应、配伍禁忌、过敏反应及药物的有效期,并注意检查所用药物有无沉淀、变质现象。凡过期变质的药品一律弃之不用。凡不良反应较严重的药品,根据疾病的需要,慎用或不用。凡能引起过敏反应的药品(如青霉素、链霉素、盐酸普鲁卡因等),在做穴位注射前,必须先做皮试,皮试阴性者,方可使用。皮试阳性者,禁止使用。

11. 做穴位注射时,药液不能注入血管内。开始注药时,必须回抽针管,确认无回血,才可注入药液。如回抽针管有回血,必须采取针尖稍往后退一点或针尖稍往后退一点后,再向旁侧刺入一点的方法,避开血管,再注入药液。另外,一般的药液不宜注入关节腔和脊髓腔内。如不小心误注入关节腔内,则可引起关节腔内红、肿、热、痛等反应;如误注入脊髓腔内,则有可能会损伤脊髓神经,造成截瘫等严重反应,切须引起高度注意。

12. 罹患严重心脏病、严重出血性疾病及过分敏感的患者,恶性肿瘤的局部、皮肤有瘢痕、溃烂的局部都禁止做穴位注射。

**(二)特别注意**

1. 对胃溃疡、肠粘连、肠梗阻患者的腹部和尿潴留患者的耻骨联合区,必须注意刺入的深度和角度,如刺入不当,很可能刺伤胃肠和膀胱等内脏器官,引起不良后果。

2. 两胁及肾区的腧穴,做穴位注射时,禁止直刺、深刺,以免刺伤肝、脾、肾,尤其是肝脾大的患者,更应注意这一点。

3. 背部第11胸椎两侧、侧胸(腋中线)第8肋间、前胸(锁骨中线)第6肋间以上的腧穴,做穴位注射时,禁止直刺、深刺,以免刺伤心、肺;尤其对肺气肿患者,更需谨慎小心,防止发生气胸。

4. 穴位注射眼区的腧穴,要掌握一定的角度和深度,也不宜大幅度提插捻转以寻找针感,以防止刺伤眼球或引起出血。

5. 穴位注射项部和背部正中线第 1 腰椎以上的腧穴时,如刺入的角度、深度不适当,可误伤延脑和脊髓,引起严重的后果。注射这些穴位时,到一定深度,如患者出现触电样感觉向四肢或全身放射,即应立即退针,也不可做运针手法。

## 二、意外事故的防治

从总体来说,穴位注射疗法是较为安全的。但如业务生疏,思想上麻痹大意或操作不慎、施术不当,在临床实际工作中,也可发生一些意想不到的情况。现将几种常见的异常情况介绍如下,以"防患于未然"。

### (一)晕针

1. 原因　由于患者年老体弱或身体过于衰弱,或过于劳累,或精神过于紧张,或在饥饿之时,或患者体位不当,或施术时刺激量过大、注药时速度过快、药液浓度过高、药量过大,或在饱食、酒后,或过于敏感的患者,以及对本疗法有恐惧心理的患者等。

2. 症状　晕针是指在穴位注射过程中,突然发生的晕厥现象。晕针的具体表现为:当穴位注射进针后或推药时,患者出现头晕、心慌、胸部发紧、面色苍白、全身出冷汗、恶心欲吐、血压下降、脉沉细,甚至突然晕倒、唇甲发绀、大小便失禁、大汗不止;严重时可致虚脱、抽搐、脉微细欲绝。

3. 处理　当患者有晕针表现时,应立即停止注射,迅速拔出注射器和针头,让患者躺下,头部放低,安慰患者精神不要过分紧张,注意保暖。病情轻者,可饮些温茶水或温糖水,休息片刻后,即可恢复正常;病情较重者,可配合掐按人中、足三里、内关穴或针灸百会、关元、气海等穴;病情严重者,可在采取上述措施的基础上,配合肌内注射尼可刹米、安钠咖等中枢兴奋药及其他急救方法处理。

4. 预防　患者一般在精神紧张、体质虚弱、饥饿、劳累、体位不当等情况下,容易发生晕针。因此,对初次接受穴位注射治疗或过分敏感的患者及对穴位注射疗法有恐惧紧张的患者,应在做好解释、消除其顾虑后,选择舒适的体位,再进行治疗。对初次接受治疗或体质虚弱者,一般应取卧位,取穴不宜过多,注射药量宜少,对组织刺激不大的药物。寻找针感时,动作要轻、要柔和。对过饥、过劳、大汗、饱食、酒后者,应在进食、饮水后或待休息到正常情况时方可进行。另外,在治疗过程中,医生要随时注意患者的神态变化,一经发现有先兆征象,当及时处理。

### (二)折针

折针又称断针,是指针体断留在人的体内而言。临床上较为少见。

1. 原因　是由于针头的质量不好或使用过久,有裂痕锈损;但更主要的原因是操作时刺激过强或过于剧痛,造成肌肉猛烈收缩或体位突然改变所致。

2. 处理　临床上遇到折针,切不可紧张慌乱,应镇静、沉着、果断处理,立即用左手将针刺穴位周围的皮肤肌肉捏紧,不使针体游移、滑动。同时嘱患者保持原来体位,以防止断针陷入肌内。若针体残端显露体外的,可设法用手指或镊子取出;若针体外露不明显或与皮肤相持平的,可用手指轻压断针周围皮肤,使断针外露,再用镊子夹取;若断针完全陷入皮下或肌肉深层组织的,则应在 X 线定位下,用手术方法取出。

3. 预防　首先,操作前,仔细检查针头,若有裂痕锈损、根部松动、质量不好的针头,应弃之不用;操作时,采用快速无痛注射法,不用可引起疼痛剧烈的药物,尽量减轻患者的痛苦,以避免患者肌肉强烈收缩;注射时,嘱患者精神不要过于紧张或突然改变体位,推注药液时不可过快或突然加速。其次,为了防止折针后难于取出,进针时不要把针体全部刺入体内。

**(三)弯针**

弯针是指在做穴位注射过程中,针身在人体内发生弯曲现象而言。

1. 原因　是由于医生操作鲁莽,引起患者剧痛;或由于患者体位变动,或针感过于强烈,造成患者肌肉猛烈收缩所致。

2. 处理　临床上遇到弯针,应立即停止穴位注射,但切勿用力起针和捻转。如弯曲轻微,可稍用力,缓慢将针头拔出;若弯曲过大,应让患者慢慢恢复原来体位,使局部肌肉尽量放松,然后顺着针弯的方向,慢慢将针拔出。

3. 预防　注射时,不要过快,不要加速推药,避免使用可引起剧烈疼痛的药物,并嘱患者精神不要过于紧张或改变体位。为防止患者肌肉发生收缩现象,要采用快速无痛注射法,动作要熟练、轻巧。

**(四)滞针**

滞针是指针刺入后,无法捻转或拔不出来。这种情形在穴位注射时遇到极少。

1. 原因　大多是由于患者精神过于紧张,针感过于强烈,体位突然改变等原因,致使穴位附近肌肉痉挛、收缩所致。

2. 处理　发现滞针后,应立即停止捻转或注射药液,不可硬拔,可稍等片刻后,或做小幅度捻转,或轻轻揉按穴位周围皮肤,或在滞针的周围扎一根毫针,然后将针头拔出。

**(五)出血**

针刺入后,因损伤较大血管可致注射部位出血或血液流至皮下而引起血肿。这种现象临床较为多见。

1. 原因　大多是由于业务生疏,解剖部位不熟悉,针头有毛钩,使皮肉损伤严重或刺伤血管所致。

2. 处理　小量皮下出血,局部呈小块青紫现象,一般不必处理,可自行消退。小量体表的出血,用消毒干棉球局部压迫,出血即可停止。若出血较多,血肿较大,局部肿胀疼痛较剧,青紫面积较大而影响功能活动时,可先冷敷止血,出血停止24小时后,再做热敷或局部轻轻按摩,以促进瘀血消散、吸收。若是内脏出血,应视病情轻重,做紧急处置,必要时送有条件医院抢救。

3. 预防　注射前,需仔细检查针头,有毛钩者,要弃之不用。详细了解穴位的解剖部位,避开血管进针,操作不要粗猛,出针不要过快,出针后,应立即用消毒干棉球按压针孔片刻。

**(六)继发感染**

1. 原因　继发感染是指穴位注射部位因消毒不严格,细菌侵入注射部位,引起细菌继发性感染所致。继发感染后,注射部位出现红、肿、热、痛或化脓现象。

2. 处理　如仅表现为轻度的发红、发肿,可在患部做热敷及抗菌、消炎处理,一般在短期内即可消失。如症状未得到有效控制或炎症本身范围较大,红、肿、热、痛较重,则在上述处理的同时,可口服或注射敏感抗生素配合治疗。若细菌随针头侵入后,化脓部位较深,则应做外科手术,切开排脓。

**(七)神经损伤**

神经损伤是指在进针或注射过程中,损伤了神经干,而出现了临床症状的一种较为严重的医源性疾病。若业务熟悉,操作正确、小心,是完全可以避免的。

1. 原因　主要是业务生疏,对局部解剖不熟悉,进针时鲁莽、草率,过快、过猛,进针或注药时未避开神经干;在神经干周围注入浓度过高、刺激性过大、剂量过大的药物或推注药液时速度过快。

2. 症状　出现神经损伤后,患者疼痛剧烈,并有触电样、火灼样疼痛。若处理不及时或损伤较严重,日后可在神经所支配的部位出现肌肉萎缩、麻木、活动无力的现象。

3. 处理　患者一旦发现神经受到损伤,应立即停止进针或注药,将针拔出。并采取相应的治疗措施,如针灸、按摩、理疗及中西药物治疗。轻度损伤或损伤了较小的神经分支,一般经治疗处理后,在短期内可得以恢复;若损伤了较大的神经干或损伤程度较为严重,则应采取积极的综合方法,及时治疗,否则后患无穷。

4. 预防　熟悉局部解剖知识,精通本职业务,正确操作。治疗时避开神经干,若神经干位置较深,则可采用稍微浅刺的方法,以避开神经干,注入药液;若神经干位置较浅,则可采用超越神经干深度的方法,以避开神经干,注入药液。进针时,不可一次刺入过深,以免直接损伤神经干。应先浅刺透过皮肤,然后缓慢进针,进针过程中,如出现触电样感觉,则表示针尖已刺及神经干,这时,应将针头稍往后退一点,再改变角度刺入。进针时,针尖的斜切面应与神经干的走行方向保持一致。另外,在神经干及神经干附近做穴位注射时,注射剂量不宜过大,注射的药物刺激性宜小,推注时的速度也不宜过快。

**(八)创伤性气胸**

创伤性气胸是指由于操作不当、进针过深损伤了胸膜及肺部使空气进入胸膜腔内,压迫了肺部而言。在内脏器官的损伤中,以创伤性气胸最为常见,严重时可引起血气胸或脓胸,甚至造成患者死亡。因此,应高度引起注意。

1. 原因 主要是在胸部、背部、锁骨附近及肩井穴等处做穴位注射时,进针过深,伤及肺,使气体进入胸膜腔所致。

2. 症状 气胸发生后,较轻者,可无症状;中等程度者,可突然发生或在短期内出现逐渐加重的胸闷、胸痛、心慌、呼吸不畅、面色苍白或发绀;严重者可出现呼吸困难、心跳加快、血压下降、脉搏增快、出冷汗、虚脱、休克等症状。症状的轻重与漏入胸膜腔的气体多少和气胸的性质有关。进入的气体越多,症状就越严重。若为张力性气胸,气体可随呼吸进入胸膜腔,症状很快越来越严重,有时可很快造成患者死亡。也有的患者,在治疗当时没有任何症状,经数小时后才逐渐出现胸痛、呼吸困难等症状,应加以注意。

查体时,患侧胸部叩诊呈过度反响,听诊肺泡呼吸音明显降低或消失,严重时气管向健侧移位。做X线透视检查,可观察到漏出气体的多少和肺组织被压缩的情况。

3. 处理 若进入胸膜腔的气体不多,症状又较轻,且创口已闭合者,一般气体可待其自行吸收。患者应取半卧位安静休息,避免深呼吸和咳嗽,并给予止咳、镇静、消炎等对症处理。若进入胸膜腔的气体较多,症状也较为严重时,可做胸腔穿刺抽气减压,作为临时紧急抢救措施。一般可在第2~3肋间隙处(或在腋中线、腋后线处亦可),用18号穿刺针做胸穿抽气。若病情相当严重,除进行抽气减压外,还必须给予吸氧及抗休克治疗等一系列抢救措施。如病情许可,最好送有条件医院抢救。

4. 预防 古人云:"人命至重,贵于千金",本着对患者健康高度负责的精神,在做穴位注射时,应集中精力,根据患者的体形胖瘦的不同,灵活掌握刺入的深度,尤其是胸肋部、上背部、锁骨附近的穴位及肩井穴等穴位,应严格按照各个穴位的刺入深度、角度和方向等要求进行操作。切不可粗心大意。

**(九)脑脊髓损伤**

1. 症状 在颈项部做穴位注射,若刺入过深,损伤脑脊髓,可造成严重的后果,甚至死亡。据有关报道,由于刺入过深或刺入的方向、角度不当均有误伤延髓引起出血或肢体瘫痪等严重事故者。另外,在背中线第1腰椎以上棘突间刺入过深,可刺中脊髓神经,出现触电样感觉并向肢端方向放射,刺激过重,会发生后遗症,引起短暂的肢体瘫痪。延髓受到损伤后,轻者出现倦怠、嗜睡;严重者出现剧烈头痛、恶心呕吐、脑膜刺激征、昏迷等一系列临床症状。

2. 处理 损伤较轻者,经安静休息后,常可逐渐恢复。但应密切观察,因有些出血性损伤的病情是逐渐加重的,临床要提高警惕,一旦有出血的症状,就应积极治疗。若症状逐渐加重时,应及时采取抢救措施,病情严重时,需及时送条件较好的医院救治。

3. 预防　穴位注射颈项部穴位时,应严格掌握针头的方向、角度和深度。如注射风府、哑门等穴位时,针尖应向下颌骨方向,也不可刺入太深,一般情况下,不应超过1寸,以免刺入枕骨大孔而伤及延髓。注射背部正中线穴位时,如出现触电样感觉向肢端方向放射时,应立即将针头退出,更不可再做提插、捻转的手法,以免刺激量太重,造成损伤。

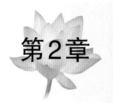

# 第2章

# 封闭注射疗法

将局部麻醉类药物(临床上最常用的是 1％～2％盐酸普鲁卡因注射液),注射于人体的一定部位,以阻断病变部位的不正常刺激向大脑皮质的传导;同时也产生微弱的良性刺激,以兴奋、营养神经组织,从而促进病变部位的新陈代谢,以加速疾病的痊愈,这种治疗方法,称为"封闭注射疗法"。

## 第一节　各种封闭注射疗法简介

为便于临床正确使用和记述时表达确切,现将临床常用的各种封闭注射疗法做简要介绍。

### 一、局部封闭注射疗法

局部封闭注射疗法,又称为"病灶周围封闭",简称为"局封"。

1.适应证　各种早期炎症性疾病、创伤和溃疡等。

2.注射方法

(1)先用 2％碘酊严格消毒注射部位周围皮肤,后用 75％乙醇脱碘。

(2)做盐酸普鲁卡因过敏试验,阴性者,用 0.25％～0.5％盐酸普鲁卡因注射液,在病变四周做皮内及皮下浸润注射,每 1～2 日注射 1 次,每次注射 20～100ml(具体用量应根据病变范围的大小而定)。当急性感染时,可加入青霉素 10 万～20万 U(应先做皮试,待皮试结果显示阴性后,方可使用)或其他敏感抗生素。一般每日或隔日注射 1 次,5～10 次为 1 个疗程。

(3)当炎症发生的早期,除做皮内、皮下浸润注射外,并可在炎性肿块的基底深部进行注射。

3.注意事项　操作时,必须注意该法与局部注射疗法不同,局部注射疗法是将药物注入局部病灶内,而局部封闭注射疗法是将药物注射在病灶的周围,绝不是在病灶内。故不可刺入炎性肿块中心,以免造成炎症扩散。

## 二、套式封闭注射疗法

套式封闭注射疗法,又称为"骨膜周围封闭"或"近端肌膜腔封闭",简称为"套封"。

1. 适应证 四肢远端的炎症、冻伤、烧伤、骨折、挫伤后肿胀和疼痛、溃疡、坏疽、骨膜炎、血栓性静脉炎、肌炎、神经炎、风湿性关节炎等。

2. 注射方法

(1)注射部位:上肢位于上臂中 1/3 处,下肢位于大腿中 1/3 处。

(2)注射前,先用 2％碘酊严格消毒注射局部皮肤,后用 75％乙醇脱碘。

(3)上臂封闭时在前侧和后侧各穿刺一点,大腿则可加一外侧穿刺点。

(4)做盐酸普鲁卡因过敏试验,阴性者,在上述穿刺点上,先做皮内注射麻醉。

(5)用长针头由各穿刺点垂直刺直达骨干。当针头向深层前进时,即可逐步注射 0.25％盐酸普鲁卡因注射液,但在整个注射过程中,应经常回抽针管,以免药液注入血管之中。当针头触及骨干层时,可将针头退后 1mm 左右,此时,经抽吸证实针头未刺在血管内后,即可大量地将药液注入。

(6)上臂一次共注入 0.5％盐酸普鲁卡因注射液 60ml 左右;大腿一次共注入上述药液 120～160ml。每 1～2 日注射 1 次,3～6 次为 1 个疗程。如需行多疗程注射治疗时,每疗程之间应相隔 3～5 日。

## 三、肾周围脂肪囊封闭注射疗法

肾周围脂肪囊封闭注射疗法,简称为"肾囊封"或"腰封"。

1. 适应证

(1)外科疾病:下肢创伤,毒蛇咬伤,早期炎症,溃疡,冻伤,烧、烫伤,术后肠胀气,输尿管结石、绞痛,急性尿潴留;阑尾和疝手术的辅助麻醉。

(2)内科疾病:各种胃炎,胃痉挛,胃无力症,胃、十二指肠溃疡,麻痹性肠梗阻,支气管哮喘,风湿症等。

(3)皮肤科疾病:神经性皮炎、银屑病、各种癣症等。

2. 注射方法

(1)患者取侧卧位,注射侧在上,腰部垫一软小枕,将下面的腿伸直,上面的腿屈曲,两手置于头颈部。

(2)穿刺点定在肋脊角处,即第 12 肋下缘与骶棘肌外缘的交界处,或在第 1 腰椎棘突外侧 5cm 处。具体操作时,用手指扪此处时可感到上有肋骨,内侧有粗大的肌肉,外方比较空虚。

(3)穿刺点及周围皮肤先用 2％碘酊常规严格消毒,后用 75％乙醇脱碘。注射者洗刷双手,戴手套,铺洞巾。并做盐酸普鲁卡因过敏试验,阴性后,用 0.25％普

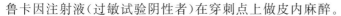 

鲁卡因注射液(过敏试验阴性者)在穿刺点上做皮内麻醉。

(4)用腰椎穿刺长针头或 8～12cm 长的普通针头,接上装有 0.25％～0.5％的盐酸普鲁卡因注射液(过敏试验阴性者)20～30ml 的一次性使用注射器,针头和皮肤表面呈垂直方向自穿刺点缓慢刺入,当针尖穿破腰背筋膜进入肾周围脂肪囊时,即有抵抗力突然消失的感觉,有如进入空腔的感觉,这时可注入 0.25％～0.5％盐酸普鲁卡因注射液 10ml,而不感觉有任何阻力。取下注射器,此时应见针头能随呼吸上下摆动,也未见有药液从针尖处回流出来,即表示针尖已刺入肾脂肪囊内,位置正确无误。皮肤至肾脂肪囊的距离,随患者的胖瘦不同而异,一般距离是 5～8cm。

(5)当确认针头是在肾脂肪囊时,切勿随便改变位置,接上装有 0.25％盐酸普鲁卡因注射液的一次性使用注射器,经抽吸无回血后,即可将药液注入。如果经抽吸后,见有回血或注药时有阻力感时,则说明进针太深或者太浅,应做适当调整后,再注入上述药液。注射完毕,患者宜卧床休息 15～30 分钟。

(6)注射药量,单侧腰封为 60～100ml,如为单侧病灶,应选同侧肾脂肪囊;否则,也可两侧肾脂肪囊轮换进行。必要时,也可一次注射双侧,每侧注射上述药液50～60ml。

(7)一般患者,隔日或 5～7 日封闭注射 1 次,3～5 次为 1 个疗程。如为解除急性症状,只需封闭注射 1 次即可。

3. 注意事项

(1)注射时,患者切不可咳嗽,最好暂时屏住呼吸或者不做深呼吸运动,以免针尖划破肾脏,造成出血或继发感染。

(2)万一因操作不慎,而刺伤肾发生出血现象时,最好不要再在该侧做封闭注射治疗。

(3)严格执行无菌操作规程,以免继发肾周围感染。另外,如若穿刺点过高,可误穿入胸膜腔中,必须予以充分注意。

(4)经封闭注射后,患者如有腰痛或血尿发生,很有可能是由于刺伤了肾所致。要嘱患者立即卧床休息,并给予碱性利尿药和抗菌消炎类药。经 3～6 日的休息和治疗后,一般即可恢复。

# 四、颈交感神经节封闭注射疗法

颈交感神经节封闭注射疗法,又称为"星状神经节封闭",简称为"颈封"。

1. 适应证

(1)内科疾病:支气管哮喘、呃逆及胃、十二指肠溃疡等。

(2)外科疾病:烧伤、烫伤、上肢各种神经痛、各种炎症、预防和治疗胸部创伤或手术时引起的休克等。

2. 注射方法

(1)患者取仰卧位,肩后垫一软小枕,头稍后仰并转向对侧,手置于体侧旁。

(2)先用2％碘酊常规消毒颈部注射部位皮肤,后用75％乙醇脱碘,戴无菌手套,铺洞巾。

(3)穿刺点:一处穿刺点为胸锁乳突肌内缘与胸锁关节上3.0～3.5cm交界处,大约相当于第6颈椎横突的水平处。做皮内、皮下组织局部浸润麻醉后,注射者左手示、中两指在穿刺点上触及颈动脉,将此动脉连同胸锁乳突肌向外轻轻拉开,两手指同时压在穿刺点的上下方位置,右手持穿刺针做穿刺,垂直并斜向内刺入。另一处穿刺点定于胸锁乳突肌外缘与颈外静脉交叉处。待局部麻醉后,用左手示指将注射侧颈部器官拉向内侧,右手持注射器使针头向内后慢慢穿入。

(4)当针尖刺及椎体后,稍退回0.5cm,经回抽无血、无脑脊液或空气时,即可注入0.25％盐酸普鲁卡因注射液(过敏试验阴性者)25～30ml。

(5)如果注射部位正确,经5～15分钟,同侧可出现瞳孔缩小、眼睑略下垂、球结膜充血、同侧面部皮温增高、发热等霍纳综合征表现。

3. 注意事项

(1)当操作不正确时,可能发生血肿现象。

(2)严格执行无菌操作,以免造成颈部深层炎症和脓肿发生。

(3)并发症:喉返神经麻痹,气胸;操作失误,可将药液误注入蛛网膜下隙,引起严重的并发症而危及生命。

# 五、骶前封闭注射疗法

骶前封闭注射疗法,又称为"骶骨前封闭"。

1. 适应证　非特异性膀胱炎、前列腺炎、尿道炎、睾丸炎、附睾炎、亚急性或慢性盆腔炎、夜尿、膀胱括约肌痉挛、坐骨神经痛、嵌顿性痔、肛裂及便秘等。

2. 注射方法

(1)患者取膀胱截石位或膝肘位,或侧卧位。

(2)注射点位于肛门及尾骨之间。用肥皂水和清水洗净肛门周围皮肤后,再用2％碘酊常规消毒注射部位皮肤,后用75％乙醇脱碘。

(3)在肛门与尾骨之间做皮内麻醉后,用腰椎穿刺针或普通长针头经皮肤,呈20°角向后上方,沿着骶骨的深面刺入,深达6～9cm,即可触及骶骨,经抽吸无回血后,就可注入0.5％盐酸普鲁卡因注射液。

(4)在整个操作过程中,应以戴橡皮手套的左手手指伸入肛门做探查,以指引针尖刺入的方向,以免使针尖穿入直肠,如误刺入直肠,应迅速将针头拔出,停止操作,并给予足量抗生素类药物,以防止感染。1周后,如无炎症表现,则可继续进行封闭注射。

（5）每次用药剂量为0.5％盐酸普鲁卡因注射液50～100ml（过敏试验阴性者），或0.25％盐酸普鲁卡因注射液100～150ml，每周封闭注射1次，3～5次为1个疗程。

## 六、腰椎旁封闭注射疗法

腰椎旁封闭注射疗法，简称"椎旁封闭"。

1. 适应证　腰椎间盘突出症、腰骶神经根炎等。

2. 注射方法

（1）患者一般取俯卧位，也可取侧卧位，使被封闭的一侧向上。

（2）注射点选在病变相应的腰椎棘突旁8cm处。局部皮肤先用2％碘酊常规消毒，后用75％乙醇脱碘，注射者戴无菌手套，铺洞巾。

（3）用腰椎穿刺长针头呈60°～70°斜向内刺入。待触及横突后，再稍向上或向下滑行前进1～2cm，致患者有酸麻胀或触电样感觉，并向下肢方向放射时，经抽吸无回血和脑脊液时，即可将药液推入。

（4）用药剂量为0.5％～1.0％盐酸普鲁卡因注射液（过敏试验阴性者）10ml，隔日封闭注射1次，一般不超过6次。

3. 注意事项　穿刺时掌握好深度，切勿刺入过深，以免损伤腹膜进入腹腔引起感染，或损伤胸膜造成创伤性气胸。

## 七、腰交感神经节封闭注射疗法

腰交感神经节封闭注射疗法，简称为"腰封"。

1. 适应证　下肢血栓闭塞性脉管炎、血栓性静脉炎、灼性神经痛、下肢冻伤、下肢溃疡、烧伤、创伤、盆腔、骨科及泌尿系统癌性疼痛等。

2. 注射方法

（1）患者取俯卧位，腹部垫一小枕。或取侧卧位，封闭侧在上。局部常规消毒，戴无菌手套，铺洞巾。

（2）注射点选在第2～4腰椎棘突旁5～7cm处。用10cm长腰椎穿刺针头垂直刺入，当触及横突时，再将针尖稍向后退，向上或向下避开横突，并以45°角向正中方向前进，到达椎体外侧后，再向前进入1cm左右，经抽吸无回血及脑脊液时，即可推注药液。

（3）用药剂量为0.25％盐酸普鲁卡因注射液（过敏试验阴性者）100～150ml，每周注射1次，共注射3～5次。

3. 注意事项

（1）注射后下肢有温热、无汗、自觉发热等不良反应。

（2）不可刺入过深，否则可伤及血管，如误刺入或药液注入蛛网膜下隙，则有可能造成严重的并发症。临床上必须予以充分注意。

## 八、胸交感神经节封闭注射疗法

胸交感神经节封闭注射疗法,简称为"胸封"。

1. 适应证　上肢疼痛及创伤等。

2. 注射方法

(1)患者取侧卧位,局部先用2%碘酊常规消毒,后用75%乙醇脱碘,戴无菌手套,铺洞巾。

(2)注射点选在第1或第2胸椎棘突旁4cm处。用腰椎穿刺长针头垂直刺入,当触及横突时,再使针尖稍微退后向上刺入,以25°向正中方向前进约3cm,经抽吸无回血、脑脊液或空气时,即可注入药液。

(3)每次用0.25%盐酸普鲁卡因注射液(过敏试验阴性者)50～100ml,每周注射1次,共注射3～5次。

## 九、腱鞘管内封闭注射疗法

腱鞘管内封闭注射疗法,简称为"腱鞘管封"。

1. 适应证　各种腱鞘炎。

2. 注射方法

(1)桡骨茎突狭窄性腱鞘炎,在桡骨茎突远端约0.5cm,拇长展肌腱与拇短伸肌腱之间刺入,针尖与皮肤成30°,斜向近端达腱鞘内,即可注入药液。

(2)指(拇)屈肌狭窄性腱鞘炎,在手掌各相应掌指关节的近侧,斜向远端刺入腱鞘内,注入药液。

(3)肱二头肌腱鞘炎,在肱骨结节间压痛最明显的下方斜向上刺入,通过三角肌直达结节间、骨纤维管内,当确认针尖位于腱鞘内时,即可注入药液。

(4)每次用1%盐酸普鲁卡因注射液(过敏试验阴性者)2ml,加入醋酸氢化可的松混悬液20mg或醋酸泼尼松龙混悬液5～10mg(0.5～1.0ml),每4～7日注射1次,一般不超过5次。

3. 注意事项

(1)注射部位注意严格消毒,防止发生继发感染。

(2)注射时,偶见药液沿腱鞘扩散时,有一种不适的感觉。注射后,局部有疼痛加剧感,一般在24小时内即可消失。

## 十、压痛点封闭注射疗法

压痛点封闭注射疗法,简称为"痛点封"。

1. 适应证　单纯性软组织急、慢性损伤,肌肉附着点痛及筋膜痛。

2. 注射方法

(1)根据痛点部位采取相应的适当体位。

(2)用拇指尖或棉签柄或其他硬棒按压,仔细寻找最痛点,做好标记。局部常规严格消毒。

(3)根据疼痛部位的深浅,选用长度合适的针头,将配好的药液抽到注射器内直接刺至痛点深层或骨膜上,局部可有酸胀沉重感,有时并有放射感,经回抽无血后,即可注入药液。如压痛范围较大,单用点上注射无法达到治疗目的时,则应做多点或扇形注射。如若需改变注射的方向,则应将针尖退至皮下后,再行刺入。

(4)每次用药剂量为 0.25%～0.5%盐酸普鲁卡因注射液(过敏试验阴性者)5～10ml,也可加入醋酸氢化可的松混悬液或醋酸泼尼松龙混悬液 0.5～1.0ml(5～10mg),每 3 日注射 1 次,必要时,也可每日注射 1 次,若加入肾上腺糖皮质类激素的,则应每周注射 1 次,一般不超过 5 次。

## 十一、乳腺下封闭注射疗法

1. 适应证　急性乳腺炎。

2. 注射方法

(1)在乳腺周围选择 2～4 个穿刺点,将药液注射到乳腺与胸肌之间,经回抽无血时,即可将药液注入。

(2)每次用药剂量 0.25%～0.5%盐酸普鲁卡因注射液(过敏试验阴性者)10～100ml,加入青霉素 10 万～20 万 U(过敏试验阴性者)或其他敏感抗生素。每日或隔日注射 1 次,3～5 次为 1 个疗程。

3. 注意事项

(1)注意针尖切勿刺入胸腔内,以免引起气胸和造成炎症扩散。

(2)本法与局部注射疗法不同,药液只可注射在病灶周围(乳腺与胸肌之间),故切不可将针尖直接刺入病灶内注射药液,以免造成炎症扩散。

## 十二、坐骨神经封闭注射疗法

坐骨神经封闭注射疗法,简称为"坐骨封"。

1. 适应证　坐骨神经痛。

2. 注射方法

(1)患者取侧卧位,患肢在上,屈髋 45°,屈膝 90°,健肢位于下方并伸直。局部皮肤先用 2%碘酊常规消毒,后用 75%乙醇脱碘。

(2)注射点选在股骨大粗隆与坐骨结节连线的中心偏内 0.5～1.0cm 处。用腰椎穿刺长针头垂直缓慢刺入,深达 5～8cm,直至下肢出现酸、麻、胀或触电样感觉时,经抽吸无回血后,即可注入 0.5%～1%盐酸普鲁卡因注射液(过敏试验阴性者)20～40ml。

3. 具体操作及有关注意事项　请参阅正文中的相关内容。

## 十三、肋间神经封闭注射疗法

肋间神经封闭注射疗法,简称为"肋间封"。

1. 适应证　肋间神经痛(可由癌性细胞浸润引起,也可发生于肋骨骨折或外科手术后,或带状疱疹后遗神经痛等)。

2. 注射方法

(1)患者取舒适体位,局部皮肤先用2％碘酊常规消毒,后用75％乙醇脱碘。

(2)注射部位选在椎骨旁3～5cm处的肋间进行,并须同时包括上、下各一根肋间神经。

(3)进针后,当针尖抵达肋骨下缘时,稍将针尖后退少许,再将针头转向下方,呈30°角刺入,如刺及神经时,即有触电样感觉,稍作退针后,经回抽无血,即可注入1％～2％盐酸普鲁卡因注射液(过敏试验阴性者)4～6ml或19％酚甘油1ml左右。

3. 注意事项　肋间神经位于肋骨下缘与内、外肋间肌之间。针刺时,切不可刺入过深,以免发生气胸,造成危险。

## 十四、臂丛神经封闭注射疗法

臂丛神经封闭注射疗法,简称为"臂丛封"。

1. 适应证　各种原因引起的上肢剧烈疼痛。

2. 注射方法　臂丛神经封闭注射,其方法有3种,即腋路臂丛封闭注射疗法、锁骨上封闭注射疗法、肌间沟封闭注射疗法。目前临床上,最为常用的是腋路臂丛封闭注射疗法。

(1)腋路臂丛封闭注射疗法,简称"腋路封闭法"。具体操作如下:①患者取仰卧位,头偏向对侧,被封闭的上肢外展90°,肘屈曲,前臂外旋,手背贴床且靠近头部,呈行军礼姿势。②局部皮肤先用2％碘酊常规消毒,后用75％乙醇脱碘。医者戴无菌手套,铺洞巾。③在腋窝处触摸及肱动脉搏动最高点后。取4～5cm长的短斜面针头连接注射器,在其动脉搏动最高点处做穿刺。④针头应与动脉呈10°～20°夹角刺进皮肤,然后缓慢进针,直至出现刺破鞘膜后的落空样感觉时,即可松开持针手指,若见针头随动脉搏动而出现摆动时,便可认为针尖已进入腋鞘内。接上注射器经回抽无血后,即可注入局麻药液(过敏试验阴性者)30～35ml。⑤注射末,注射器内应保持局麻药液2～3ml,待针尖退至皮下时,将剩留在注射器内的2～3ml局部麻醉药液注入。以此达到封闭肋间臂神经的目的。

腋路封闭法简单、易行,合并症较少,不致产生气胸及麻痹膈神经而影响呼吸功能。但由于上臂外展90°时,腋鞘被肱骨头压迫,局麻药液不易上行扩散,以致肌皮神经常因此而得不到阻滞。上肢不能外展或腋窝部位有感染或肿瘤的患者,不宜应用本法治疗。

(2)锁骨上封闭注射疗法,简称"锁骨上封闭"。具体操作如下:①患者取仰卧位,肩胛之间垫一小垫,使颈部过度后仰,肩部呈向下向后方向,头则转向对侧方向。②局部皮肤先用2%碘酊常规消毒,后用75%乙醇脱碘,医者戴无菌手套,铺洞巾。③再在锁骨中点上方1cm,颈外浅静脉外侧处做一皮丘,用6号4cm长的针头向后、向内、略向尾部刺入,直至第1肋骨之上,寻找异感,异感如发生在前臂或手上的,则封闭注射其效果大多较为满意。④除肥胖者外,大多数患者当刺至2~3cm深时,即可触及第1肋骨,若3cm以上仍未触及骨质的,则应调整进针方向,以免损伤胸膜和肺部组织。⑤当明确出现异感后,即可注入药液。如反复探找均不见异感时,也可将局麻药分成三点呈扇形分布,注射在第1肋骨上,亦可收到良好的疗效。注药时,应反复回抽针管,以免将药液误注入血管内。⑥其药物种类及浓度与腋路法相同,其用量可比腋路法减少1/4左右。

锁骨上法成功率和优良率均比腋路法为高。其缺点是并发症较多,如气胸、喉返神经、膈神经麻痹等并发症。

(3)肌间沟封闭注射疗法,又称"斜角肌间沟封闭注射疗法"。具体操作如下:①患者取仰卧位,双肩胛下置一横枕,头向后伸,并转向对侧方向。②局部皮肤先用2%碘酊常规消毒,后用75%乙醇脱碘,医者戴无菌手套,铺洞巾。③先找出胸锁乳突肌锁骨头的外侧缘,再通过环状软骨划一横直线,两者相交点即为进针点,用4cm长的6号封闭用针头与皮肤呈垂直方向刺入,稍微向背侧、向足的方向缓慢进针,直至引出异感后,即可将药液注入。④若触及骨质仍无异感时,可将针头部分退出,稍多地朝向背侧方向重新进针,太靠前侧常是不能引出异感的原因之一。⑤其用药种类、浓度与腋路法相同。但注射剂量,则一般用20~25ml即可。

本法操作简便,封闭麻醉范围较大,亦无引起气胸之顾虑。但因封闭麻醉范围较大,极易发生膈神经阻滞、星状神经节阻滞等不良反应,亦有可能引起全脊髓麻醉反应。另外,手腕和手的尺侧阻滞不全反应也较为常见。

## 十五、腹腔神经丛封闭注射疗法

腹腔神经丛封闭注射疗法,简称为"腹腔封"。

1. 适应证　急、慢性胰腺炎,急性胆囊炎所致的腹痛,输尿管绞痛,腹部各种癌性疼痛。

2. 注射方法

(1)患者取俯卧位,颈、胸前置一小枕,上肢趴在小枕上。局部皮肤先用2%碘酊常规消毒,后用75%乙醇脱碘,医者戴无菌手套,铺洞巾。

（2）腹腔神经丛位于腰椎旁间隙的组织之中。在第 1 腰椎棘突外侧四横指处，局麻后，用 15～20cm 长的 20 号针头与背部平面成 60°，略向头部方向进针，直至第 1 腰椎的侧面。若进针位置正确，则注入药液时，全无抵抗样感觉。

（3）一次注射剂量为 0.25%～0.5% 盐酸普鲁卡因注射液（过敏试验阴性者）10～30ml。

3. **注意事项**　穿刺过深可损伤血管及误注入腹腔内。

# 十六、硬膜外腔封闭注射疗法

硬膜外腔封闭注射疗法，又称为"硬膜外给药镇痛疗法"或"硬脊膜外腔给药镇痛注射疗法"。

1. **适应证**

（1）用常规镇痛方法，仍不能有效控制疼痛的晚期癌症患者。

（2）血栓闭塞性脉管炎晚期，疼痛剧烈，无法忍受的患者。

（3）具有明确诊断的各种类型腹痛，如急性胰腺炎，肝、胆、肾结石，主动脉瘤等病引起的剧痛患者。

（4）坐骨神经痛及各种下腰背痛、腰腿痛，经卧床休息及服药治疗 3～4 个月，仍未见效者，可考虑采用本法治疗。

2. **注射方法**

（1）患者取侧卧位或坐位，但临床常多采用侧卧位。具体操作：患者取侧卧位，双腿屈曲，膝关节也尽量屈曲接近上腹部，两手抱膝，尽量屈颈，下颏尽力贴近胸壁；整个脊柱弯成弓形，两肩对齐，在同一垂直线上。护理人员应协助扶持好患者，以保持好姿势，且不得随便改变。

（2）进针点应选在椎间隙的正中央，充分浸润局部椎间隙。这点对于临床经验不足者来说甚为重要。

（3）当穿刺针进入棘间韧带后，取出针芯，在针尾孔挂一滴水珠或接上带水的玻璃接头，徐缓进针，待出现突破感并将针尾水滴吸入时，说明针尖可能已进入硬膜外腔，再用空针注入 2～5ml 空气，以观察有无阻力感，并做气泡搏动试验。上述情况若均说明针尖确在硬膜外腔位置时，即可将试验性的剂量注入。注入后，若表明药液确在硬膜外腔位置时，再将全部药液徐缓注入。

（4）还有另外一种方法，是待针尖进入棘间韧带后，针尾接 5ml 一次性使用注射器，内含 2～3ml 的空气，边进针边试推注射器，若出现突破感，且同时感阻力消失时，则说明针尖已进入硬膜外腔内。

（5）若采用短时性封闭镇痛的，则可不必保留导管，用后即可拔出。若须保留镇痛时间较久的，则一次置入后可保留 1 周左右时间，在 1 周内可反复向导管内注入药液。在注药的同时，必须保持导管无菌状态，以免引起硬脊膜外腔感染。

3. 注入的药液

(1)神经破坏药:用以解除晚期癌症的顽固性疼痛,以达到永久性镇痛的目的。主要用于高胸段或颈段脊神经支配的恶性肿瘤,如喉癌、甲状腺癌、肺癌、乳癌及食管癌等。常用的药物有:无水乙醇,每次注入5ml;7%～10%石炭酸甘油,每节段神经节注入2ml,每次封闭注射不应超过3个神经节段。注药后,应让患者保持穿刺体位至少半小时,以防药液扩散,造成封闭范围过于广泛。

(2)局部麻醉药:多用于手术或创伤后镇痛,也可用于治疗神经炎,神经痛及上下肢血液循环障碍等疾病,多采用连续硬膜外封闭法。常用的注射液,主要有:0.5%～1%利多卡因注射液,一般单次极量为0.4g;亦可用0.1%～0.15%丁卡因注射液;或0.2%～0.25%丁哌卡因注射液,每次5～10ml。

(3)吗啡类药物:多用于晚期癌性疼痛。吗啡注射液1～2mg,或哌替啶注射液10～50mg,用0.9%氯化钠(生理盐水)5～10ml稀释后注入。

(4)糖皮质类激素:用于治疗脊神经根粘连后引起的腰腿痛或坐骨神经痛。常用醋酸氢化可的松注射液50～100mg,加适量1%利多卡因注射液混合均匀后注入。

4. 不良反应的预防和治疗　行硬膜外封闭注射疗法,约有1/3的患者出现不良反应,尤以吗啡注入为甚。大多在注药后30分钟左右出现呼吸抑制,还可在4～12小时出现迟发性呼吸抑制。吗啡的使用剂量越大,所出现的迟发性呼吸抑制的危险性就越大,还可出现排尿困难、恶心、呕吐、头晕等不良反应。对于发生呼吸抑制者,立即予以给氧及人工通气,并予以肌内注射或静脉注射盐酸纳洛酮注射液,成人量1次注射0.4～0.8mg(1～2支),儿童酌减。以后根据病情可重复给药。该药疗效迅速而可靠,但心功能障碍和高血压症的患者应慎用本品治疗。乙醇或石炭酸等药物,做硬膜外封闭注射后,可出现暂时性下肢轻瘫表现,一般的患者可于4～5日后,自行恢复正常。

## 十七、鞘内封闭注射疗法

鞘内封闭注射疗法,简称为"鞘内封"。

1. 适应证

(1)不宜用手术治疗的癌症患者,而引起的持续性疼痛,且应用其他镇痛方法仍无效者。

(2)非恶性肿瘤引起,但伴有节段性持续性疼痛的患者,如脊椎骨骨折而引起的神经根性疼痛。

(3)肌肉痉挛性疾病,如屈肌痉挛而引起的疼痛。

2. 注射方法

(1)患者卧向患侧,注药前,先将患者的体位改变成向其背后倾斜45°,即倒向

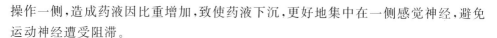

操作一侧,造成药液因比重增加,致使药液下沉,更好地集中在一侧感觉神经,避免运动神经遭受阻滞。

(2)腰椎穿刺部位选择准备注射给药的范围的上下两个节段中间处。局部皮肤常规消毒,医者戴无菌手套,铺洞巾。

(3)常用的注射药物为5%～7%石炭酸甘油。常用量一般为0.2～0.3ml。颈、胸部位注入药液一般不超过1ml,腰部一般为0.5～0.75ml。注药后,患者体位保持不变20分钟左右。

(4)也可注射纯乙醇,但因纯乙醇比重较轻。因此,患者所采取的体位与注射石炭酸甘油不同。应采取前倾45°的角度。注入纯乙醇0.5ml。

(5)在注射上述两种药物以前,应向患者说明,以取得患者的合作,特别是乙醇注入时,常可出现局部短暂剧痛,此时切勿让患者随便改变体位,无论如何也要保持原来的体位30分钟。

(6)注射后,应注意观察疼痛的缓解程度,感觉和运动功能是否有一定的改变。

(7)另外,还可注入氯甲酚及高渗氯化钠溶液等。

3. 疗效　有60%～65%的患者可获得最佳疗效,10%左右的患者可暂时改善症状。无效者可在2周后,再做重复注射。

4. 并发症　除注射部位疼痛外,还可出现尿潴留、头痛、感觉异常、麻木等不良反应,少数患者可引起肌肉软弱无力,大小便失禁。严重者可引起脊髓损伤、脊髓动脉闭塞等并发症。

# 第二节　药物的应用及注意事项

## 一、常用的注射药物

封闭注射疗法最常被采用的药物是局部麻醉药(临床应用最多的是1%～2%盐酸普鲁卡因注射液,若盐酸普鲁卡因过敏者,可采用1%～2%利多卡因注射液)。临床具体应用时,亦可根据所患疾病的需要,加入某些药物,以增强疗效。例如,当急性感染时,可加入青霉素(无过敏史及过敏试验阴性者)或其他抗生素。又如,当毒蛇咬伤时,在局部麻醉药中加入胰蛋白酶等药物,可加速分解蛇毒的毒性;再如,治疗骨膜炎时,为了加强消炎作用,常在局部麻醉药中加入糖皮质类激素(如醋酸泼尼松龙、醋酸曲安奈德等混悬液)等。

封闭注射疗法的疗程,应根据具体病情而定。一般待疼痛消失,症状缓解后,即可停药。亦可根据上述各种不同封闭注射疗法而定,具体内容请参见前文,在此不再赘述。

## 二、注意事项

1. 术前向患者说明治疗的目的,消除患者的疑虑与恐惧心理,以取得患者的积极配合。并在使用前,做好盐酸普鲁卡因的过敏试验,待试验结果显示阴性后,方可进行注射治疗。

2. 有盐酸普鲁卡因不良反应史者,或在使用磺胺类药物治疗期间,其封闭液就不宜用盐酸普鲁卡因注射液,而宜改用利多卡因注射液。

3. 有严重肝脏疾病、严重败血症及脓毒血症、大血管坏死或晚期炎症(如四肢深部、盆腔、纵隔等处静脉炎)及肺坏疽等疾病的患者,忌采用封闭注射疗法治疗;肿瘤及结核病的患者,禁止在病灶局部做封闭注射;年老体弱的患者慎用封闭注射疗法。

4. 严格执行无菌操作,以防引起继发感染。注射点先做皮丘麻醉,注射后,如遇针眼出血,可用无菌干棉球或无菌纱布压迫止血。

5. 注入药液前,一定要回抽针管,如遇回血,应立即改变注射部位或方向,防止将药液注入血管内。注入药液时,应缓慢进行,万一遇有反应情况,即应停止注射。

6. 做封闭注射疗法时,有时一次注入的局部麻醉类药液较多。此时,应严格掌握好一次注入局麻类药物的总量,以防中毒反应的发生。

7. 注射完毕,局部针眼处可用止血贴贴敷或用无菌敷料覆盖,并让患者稍事休息片刻,无任何不适后,方可离去。

## 三、不良反应的处理

1. 轻微不良反应　主要表现为头晕、心悸等轻度不适。一经发现上述情况,应立即停止注射,让患者躺下平卧,饮些温茶水或糖水,经稍事休息数分钟后,一般即可自行缓解,无须特殊处理。

2. 严重不良反应　主要表现为恶心、呕吐、胸闷、痉挛、呼吸困难、昏迷、惊厥等。临床若遇见此类严重不良反应,应立即投入抢救,患者取平卧位,皮下注射0.1%肾上腺素注射液0.3～1.0ml,必要时可重复注射。有呼吸衰竭表现时,做人工呼吸和氧气吸入,有惊厥表现时,用硫喷妥钠0.5g,以注射用水稀释成2.5%的溶液,缓慢静脉注射,儿童酌减;亦可用10%苯巴比妥钠溶液0.1～0.2g(儿童酌减),肌内注射。如若必要,4～6小时后,可重复注射1次。一日极量为0.5g(成人剂量)。

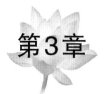

# 第3章

# 其他注射疗法简介

## 第一节　局部注射疗法

用一定的药物注射于机体的病灶(亦即局部组织)内,以治疗疾病的方法,称为局部注射疗法。局部注射疗法与穴位注射疗法有所不同,穴位注射疗法是将药物注射于穴位,局部注射疗法是将药物注射于某些特定的局部组织(病灶)内,以治疗疾病。

### 一、选用药物与剂量

1. 局部注射疗法所用的药物种类与穴位注射疗法所用的药物种类,就范围来说,要较为广泛得多。临床上较为常用的是各类抗生素、维生素,各种中草药针剂、硬化剂,各种肾上腺糖皮质激素、局部麻醉药,0.9%氯化钠(生理盐水),5%~10%葡萄糖注射液等。

2. 根据所患疾病的性质、部位不同,病灶大小,结合药物的理化特性、最佳效能,选择最合适的药物进行注射。有时为了提高疗效,缩短疗程,将2~3种(或更多种)药物,同时混合在一起使用,以达到治愈疾病的目的。但必须严格注意其配伍禁忌,以保证用药绝对安全。

3. 局部注射的用药剂量,应根据所患疾病的性质和病灶的大小而定。如治疗腕管综合征,为避免增加腕管内的压力,应尽量减少用药剂量,故采用醋酸泼尼松龙注射时,可不加盐酸普鲁卡因混合注射。又如治疗毛细血管瘤,则应视其病灶的大小而决定用药剂量,小的毛细血管瘤,每次只能注入0.2~0.3ml,若注射太多,反而更加不好,可造成正常组织硬化、坏死等并发症。再如胸腔内注射治疗,剂量可用至50~100ml,甚至更多,以此达到治疗的目的,从而将疾病治愈。

### 二、疗程与注意事项

1. 治疗时间　局部注射疗法的疗程,应视各种疾病的不同和所用药物的种类而定。具体内容详见本书各有关章节。

2. 注意事项 局部注射疗法的各项注意事项与穴位注射疗法基本相同,为节省篇幅,在此不再赘述。

# 第二节 全息注射疗法

根据疾病或病情的需要,选取一定的全息穴位,并将适宜的药物注入,以治疗疾病的方法,称为全息注射疗法。

## 一、取穴特点

全息注射疗法治疗疾病,是在生物全息理论(即机体的某一个完整局部,都包涵着整个机体的全部信息)的指导下,根据机体所患病症在其完整的局部都存在着相应脏器的对应点(亦即全息穴位点),在其对应点上准确取穴,并将事先选定的药物注入。以此进行全息穴位注射治疗。故全息注射疗法治疗疾病,在其穴位的选取上与穴位注射疗法有着明显的区别,穴位注射疗法所选的穴位,是中医针灸疗法中的腧穴,而全息注射疗法选取的是全息穴位。全息穴位的选取,是建立在全息医学理论的基础之上的,亦即机体的完整局部都存在着疾病的相应脏器的对应点。此对应点,亦即全息注射疗法中的全息穴位点。目前,已被发现的全息部位有头部、面部、鼻部、眼部、人中部、口唇部、舌部、耳部、颈部、胸部、腹部、背部、脊柱部、手部、第2掌骨侧、臂部、腕踝部、足部等。这些完整的局部就像人体的一个缩影,都存在着相应的对应点。一旦脏器有病,就可从对应点上反映出来。如三叉神经痛,就可在第2掌骨侧的头穴有压痛现象;又如,急性阑尾炎,就可在耳部的阑尾上有压痛、发红等征象。

一个人存在着的完整局部很多,故全息部位亦必然很多,其全息穴位亦就更多。但每个完整部位的全息穴位是相同的。如耳部有胃区、第2掌骨侧有胃穴,鼻部有胃穴,但它们的功能、主治却都是相同的、一致的。故选取全息穴位做注射治疗时,只需选取其中的一穴就可。这就是全息注射疗法的取穴特点。真正达到了取穴"少而精"的原则。

## 二、适用药物及注射剂量

全息注射疗法适用的药物较为广泛,几乎所有可供穴位注射疗法的药物都可供全息注射疗法使用。但由于全息注射疗法取穴极少,部位表浅、特殊,故一般宜采用刺激性小、不良反应少或无、对因性强的药物来进行使用。

由于全息注射疗法其大部分穴位的部位都较为表浅,故所用剂量一般要比穴位注射疗法小些,一般每穴只需注入 0.2～0.3ml 即可。

## 三、不良反应与注意事项

1. 不良反应　全息注射疗法临床只要应用恰当,一般不良反应极少。万一发生,可参照穴位注射疗法的不良反应处理,为节省篇幅,在此不再赘述。

2. 注意事项

(1)由于解剖上的原因,做全息注射疗法治疗疾病时,一般都不宜做提插、捻转手法;或因疾病或病情的特别需要,要求做提插、捻转手法时,亦只宜做轻度的提插、捻转手法。

(2)严格执行操作常规,严防继发性感染的发生。

(3)刺激性强,浓度高的药物,禁止用于全息穴位注射。

(4)其他有关注意事项,可参阅本书各有关章节,在此不再重复赘述。

# 第三节　枝川注射疗法

## 一、概念及特点

1. 概念　枝川注射疗法是用地塞米松稀释液(在 0.9％氯化钠注射液 100ml 中,加入地塞米松磷酸钠注射液 3mg 混匀),在其体壁的前支或后支支配肌的一处或几处上注射,以治疗疾病的一种方法。因为它是由日本的医学博士枝川直义首先创造发明的,故称为枝川注射疗法。

2. 特点　枝川注射疗法的最明显特点,就是所有病症都是采用一种稀释药液在其相关的体壁支配肌内做注射治疗。组成这种稀释药液的两种药物(地塞米松磷酸钠注射液和 0.9％氯化钠注射液)其来源非常广泛,价格也十分低廉。且由于注入的地塞米松剂量较小(0.6～0.8mg),低于或接近其生理分泌量,故对人体不致产生任何影响。曾先后在日本、中国及世界各国推广应用,取得了较好的疗效,普遍受到医生和患者的欢迎。

枝川注射疗法的另一显著特点,就是对目前常规疗法尚难以治疗的病症,经用枝川注射疗法治疗后,竟能在较短的时间内(某些患者只经注射 1～2 次)被治愈或能使其症状很快消失。

## 二、所用药物、配制方法及剂量

枝川注射疗法所用的药物,并不像其他注射疗法一样,多而繁杂,其所采用的基本上就是一种较为固定的药液,即地塞米松磷酸钠稀释液。这种现象,在用药史上也是较为罕见的。

枝川注射疗法所用药物浓度的配制方法:一般是在 0.9％氯化钠注射液中,加入地塞米松磷酸钠注射液 0.3mg。如果大量配制时,也可在 500ml 的 0.9％氯化钠注射液的瓶内,注入地塞米松磷酸钠注射液 15mg。临床具体应用时,如其地塞米松磷酸钠注射液的用量超过其日用量(成人日用量为 0.6～0.8mg)时,则应使用低浓度的溶液(0.1mg/10ml),原则上是每周注射 1 次。但刚开始注射时,亦可根据病情需要,每周注射 2 次。

### 三、不良反应及注意事项

枝川注射疗法的不良反应极少,其不良反应及注意事项等有关内容,请参阅本书各有关章节,在此不再赘述。

必须说明:为了让读者能全面、正确、迅速地应用本书所介绍的各种治疗方法,在介绍每种治疗方法的时候,我们都尽量简明、扼要地将每个操作步骤写出。这样做虽然显得有些繁复、累赘,但对读者来说,却能为每种治疗方法提供一个比较完整的操作过程,以免具体操作时失误,而造成不良后果,或达不到理想疗效,或收效甚微。

# 第4章

# 中医病证

## 第一节 肺 胀

肺胀是由于慢性肺系疾病长年反复发作、迁延不愈,继而引起肺叶胀满、气机不利、心悸怔忡的一种病证。临床上以喘咳多痰、胸闷气短、心悸怔忡、倚息不得平卧,甚则胸腹胀满、全身浮肿、目脱、唇甲发绀等病症为主要特征。

早在《内经》中就有关于"肺胀"病名的记载,并指出了病因病机及证候表现,如《灵枢·胀论篇》曰:"肺胀者,虚满而喘咳。"《灵枢·经脉篇》又曰:"肺手太阴之脉……是动则病肺胀满膨膨而喘咳"。汉·张仲景《金匮要略·肺痿肺痈咳嗽上气病脉证治篇》指出本病的主症为"咳而上气,此为肺胀,其人喘,目如脱状",书中所载治疗肺胀之越婢加半夏汤、小青龙加石膏汤等方剂至今仍被临床所沿用。此外在《痰饮咳嗽病脉证并治篇》中所述之"支饮",症见"咳逆倚息,短气不得卧,其形如肿",当亦属于"肺胀"的病证范畴。隋·巢元方《诸病源候论·咳逆短气候》认为,肺胀的发病机制是由于"肺虚为微寒所伤则咳嗽,嗽则气还于肺间则肺胀,肺胀则气逆,而肺本虚,气为不足,复为邪所乘,壅痞不能宣畅,故咳逆,短乏气也"。后世医籍多将本病附载于肺痿、肺痈之后,有时亦散见于痰饮、喘促、咳嗽等门类,在认识上不断有所充实发展。如元·朱丹溪《丹溪心法·咳嗽篇》云:"肺胀而咳,或左或右不得眠,此痰夹瘀血碍气而病",提示肺胀的发生与痰瘀互结,阻碍肺气有关。清·张璐之《张氏医通》则认为,肺胀以"实证居多",而清·李用梓之《证治汇补·咳嗽》认为,对肺胀的辨证施治当分虚实两端,"又有气散而胀者,宜补肺,逆而胀者,宜降气,当参虚实而施治"。上述叙述对肺胀的临床辨治有一定的参考价值。

根据肺胀的临床证候特点,与西医学中慢性支气管炎合并肺气肿、肺源性心脏病相类似,肺性脑病则常见于肺胀的危重变证。但由于本病是临床常见的慢性疾病,病理演变复杂多端,还当与咳嗽、痰饮(支饮、溢饮)等互参,注意与心悸、水肿(喘肿)、喘厥等病证的联系。

【病因病机】

(一)病因

肺胀是由于长期慢性咳喘气逆,反复发作,即久病肺虚,兼及五脏,气血津液运行敷布失调,痰浊潴留,每因复感外邪诱使病情发作加剧。

1. 久病肺虚 如内伤久咳、支饮、喘哮、肺痨等肺系慢性疾病,迁延失治,痰浊潴留,气还肺间,肺气郁阻,日久气阴耗伤导致肺虚,成为发病的基础。

2. 感受外邪 肺虚卫外不固,外邪六淫每易反复乘袭,诱使本病发作,病情日益加重。

(二)病机

1. 病变主要在肺,继则累及脾、肾,后期病及心

(1)病变在肺:因肺主气,开窍于鼻,外合皮毛,主表,卫外,故外邪从口鼻、皮毛入侵,首先犯肺,导致肺气宣降不利,上逆而为咳。升降失常则为喘,或津液失于输布而成痰,久则肺,气阴耗伤,导致肺的主气功能失常,遂使六淫乘袭,或他脏之邪干肺而成肺胀。故《诸病源候论·咳逆短气候》曰:"嗽则气还于肺间,则肺胀,肺胀则气逆"。

(2)日久累及脾肾:脾为肺母,若肺病及脾,子耗母气,脾失健运,则可导致肺脾两虚。脾能散精上归于肺,肺病不能输布水精,则聚为痰浊。"肺为气之主,肾为气之根"。脾虚及肾,肺不主气,肾不纳气可致气喘日益加重,吸入困难,呼吸浅短难续,动则更甚。

(3)后期病及于心:肺与心相通,同居上焦,肺朝百脉,肺气辅助心运行血脉,肺虚治节失职,心营不畅,而致喘悸不宁。心气、心阳虚衰,心脉瘀阻,则肺病及心。心阳根于命门真火,如肾阳不振,进一步导致心肾阳衰,可以出现喘脱等危候。

2. 病理因素 主要为痰浊水饮与瘀血互为影响,兼见同病。现分述如下。

(1)水停痰凝:肺胀的病理因素是痰,痰的产生,病初由肺气郁滞,脾失健运,津液不归化而成,日久肺虚不能化津,脾虚不能转输,水津停滞,积而为饮,饮聚成痰,痰随气上逆,则咳喘不已,久则阻塞于肺而为肺胀。若肾中元阳衰微,下焦阴寒之气,挟水饮上逆于肺,可令人喘咳气逆而为肺胀。若水停痰凝,复感外邪则使症状更加严重,出现痰蒙清窍、面浮目、喘逆上气等。

(2)气虚气滞:气根于肾,主于肺,咳喘日久,积年不愈,必伤肺气,当升不升,当降不降,肺肾之气不能交相贯通,以致吐故纳新受碍,而出现膨膨胀满。由于阳气虚,阴津盛,气不化津,痰从阴化为饮为水,饮留上焦,迫肺则咳逆上气,凌心则心悸气短;痰湿困于中焦,则纳差泛呕,脘腹胀满,大便溏薄;饮溢肌肤则为水肿、尿少;饮停胸胁、腹部而为悬饮、水臌之类。

(3)痰瘀相结:久病脾虚,脾为生痰之源,脾虚则痰生,痰浊蕴肺,病久势深,肺

气郁滞,不能治理调节心血的运行,心气、心阳虚衰,无力推动心脉,可见心悸、脉象结代、唇暗舌紫、甲床发绀、颈脉动甚。同时肺胀日久,肺肾之气日损,势必导致瘀滞,盖气不煦则血不濡,而成气血瘀滞之证。这样痰瘀水饮交错为患,正如《丹溪心法·咳嗽》所云:"肺胀而嗽,或左或右不得眠,此痰夹瘀血碍气而病"。

痰浊、水饮、血瘀三者之间又互相影响与转化。如痰从寒化则成饮;饮溢肌表则为水;痰浊久留,肺气郁滞,心脉失畅则血郁为瘀;瘀阻血脉,"血不利则为水"。但一般早期以痰浊为主,渐而痰瘀并见,终至痰浊、血瘀、水饮错杂为患。

病程中由于肺虚卫外不固,尤易感受外邪而使病情诱发或加重。若复感风寒,则可成为外寒内敏之证。感受风热或痰郁化热,可表现为痰热证。如痰浊壅盛,或痰热内扰,闭阻气道,蒙蔽神窍,则可发生烦躁、嗜睡、昏迷等变证。若痰热内郁,热动肝风,可见肉瞤、震颤,甚则抽搐,或因动血而致出血。

以上各种病理因素均是在正虚的基础上产生的,或为肺肾气虚,或为肺肾阴虚,或为脾肾阳虚,因正虚邪实互为因果,而致病情缠绵,不易治愈。

3. 病理性质　多属本虚标实,但有偏实、偏虚不同,且多以标实为急。如湿邪发作偏于标实;外邪为风寒、风热,内邪有痰浊、痰热、痰饮、瘀血等;缓解期偏于本虚,以正虚为主,早期多属气虚,气阴两虚,但其中纯属阴虚者则较为罕见。正虚与邪实每多互为因果,如阳气不足,卫外不周,易感外邪,痰饮难蠲;证属阴虚者则外邪、痰浊易于化热,故虚实诸候常夹杂出现,每致愈发愈频,甚则持续不已。

一般来说,因本病多属积渐而成,病程缠绵,经常反复发作,难期根治。尤其是老年患者,发病后若未能及时控制,极易发生变端。故《证治汇补·咳嗽》曰:"若肺胀壅遏,不得卧眠,喘息鼻煽者难治"。《金匮要略·肺痿肺痈咳嗽上气病脉证治》又曰:"上气,面浮肿,肩息,其脉浮大,不治,又加利,尤甚"。如气不摄血,则见咳吐泡沫血痰,或吐血、便血;若痰迷心窍,肝风内动,则谵妄昏迷,震颤,抽搐;如见喘脱、神昧、汗出、肢冷、脉微欲绝者,乃阴阳消亡危重之候。

【诊断要点】

1. 发病特点　有长期慢性咳喘病史,并有明显的外感诱发的发病特点。

2. 临床特点　以咳、喘、痰、肿为主症,即长期反复发作,日久不愈的慢性咳嗽;咳时呼吸急促,气短不续,呼多吸少,胸中憋闷,伴有喘鸣的喘证;痰为咳喘时痰涎壅盛,喉中痰鸣,咳吐不爽;肿为胸腹胀满,四肢、颜面,甚则全身浮肿。

3. 伴随症状　畏寒、发热,杵状指,唇舌紫暗,心悸怔忡,甚至可见危重的脱证、闭证。

4. 除外诊断　一般咳喘患者无杵状指、心悸、面身浮肿等表现,经一般治疗后,在短期内可很快好转,以作鉴别。

5. 辅助检查　外周血常规白细胞总数可增高;胸部 X 线检查,呈肺气肿、肺源性心脏病征象;心电图、多普勒、心电向量图、超声心动图检查可见心脏病变。

【中医证型】

1. **痰浊阻肺** 气喘咳嗽或喘促气急,胸脘胀闷,倚息不得平卧,吐痰清稀色白,或痰稠量多,咳吐不爽,泛恶,口黏腻,食无味,或心悸浮肿,面唇发绀,或恶寒发热,头痛身楚,舌苔薄白而腻,脉弦滑或浮。

2. **痰热郁喘** 咳痰喘满气促,甚则张口抬肩,不得平卧,咳痰黏稠,重则色黄,咳吐不爽,或不易咳出,伴有身热,汗出,心悸,口渴烦闷,便干溲黄,苔黄或黄腻,脉弦滑或滑数。

3. **痰蒙心窍** 咳喘痰鸣,胸中憋闷或胸满气促,头痛,烦躁不安或表情淡漠,时而神志模糊或嗜睡不起,时或谵语不止,唇舌青紫暗红,脉细滑或弦滑。

4. **肺肾气虚** 喘咳声低气弱,气短不续,动则气喘更甚,面色晦暗,四肢不温,腰膝酸软,神疲乏力,舌胖质淡或紫暗、苔白滑或白润,脉沉细或弦滑。

5. **脾肾阳虚** 喘咳痰多,胸闷气促,动则更甚,心悸怔忡,气喘不得平卧,面色晦暗,肢凉不温,下肢或全身浮肿,食欲缺乏,脘腹胀闷,小便短赤,舌质淡胖,苔水滑或白腻,脉细滑。

【治疗方法】

**穴位注射疗法**

1. 笔者经验

**方法1**

[临证取穴] 膻中、定喘、肺俞。

[选用药物] 核酪(酪蛋白水解物)注射液2~3ml。

[具体操作] 膻中穴隔日注射1次;定喘、肺俞穴,每次取一侧,左右两侧穴位轮换交替使用。按穴位注射操作常规进行,穴位皮肤常规消毒,采用2ml或5ml一次性使用无菌注射器连接5.5号或6号注射针头,抽取上述药液,快速进针刺入皮下,稍做提插,待有酸、麻、胀、痛等针感得气时,经回抽无血后,将上述药液缓慢注入。每次每穴注射0.5ml。每日注射1次,10次为1个疗程。在定喘穴注射时,进针后针尖要斜向脊柱方向刺入,当针尖触及横突时,稍作后退少许后,再将上述药液缓缓推入。每次每穴注射1ml,每日或隔日注射1次,5~10次为1个疗程。

[主治与疗效] 主用于支气管哮喘缓解期的治疗。

**方法2**

[临证取穴] 定喘、外定喘[位于颈后,第7颈椎棘突与第1胸椎棘突之间点,左右各旁开1.5寸(同身寸);即督脉大椎穴各旁开1.5寸(同身寸)处]、中喘[位于背部,第5、6胸椎棘突之间点,各旁开0.3寸(同身寸);即督脉神道穴各旁开0.3寸(同身寸)处]、肺俞。

[选用药物] 维$D_2$果糖酸钙(维丁胶性钙)注射液1ml。

[具体操作] 每次取2穴一侧,各穴两侧穴位轮换交替使用。按穴位注射操

作常规进行,穴位皮肤常规消毒,采用 1ml 一次性使用无菌注射器连接 6 号或 6.5 号注射针头,抽取上述药液,快速进针刺入皮下,稍做提插,待有酸、麻、胀等针感得气时,经回抽无血后,将上述药液缓慢注入。每次每穴注射 0.5ml。每日注射 1 次,10 次为 1 个疗程。

[主治与疗效] 主用于支气管哮喘缓解期的治疗。

**方法 3**

[临证取穴] 天突、天窗[位于曲颊下,扶突穴后 0.5 寸(同身寸)处,平甲状软骨(喉结各旁开 3.5 寸)(同身寸),于胸锁乳突肌后缘处取穴]。

[选用药物] 0.5%盐酸普鲁卡因注射液(过敏试验阴性者,阳性者改用利多卡因注射液)10～20ml。

[具体操作] 按穴位注射操作常规进行,穴位皮肤常规消毒,采用 10ml 或 20ml 一次性使用无菌注射器连接 6 号或 6.5 号注射针头,抽取上述药液,天突快速进针后向下斜刺,稍做提插,待有酸、麻、胀或憋等针感得气时,经回抽无血后,将上述药液缓慢注入。每次每穴注射 5～10ml。每日注射 1 次,于每晚睡前进行。

[主治与疗效] 主用于支气管哮喘发作期的治疗。

[注意事项] 注射前应询问患者有否过敏史,并做盐酸普鲁卡因过敏试验。注射治疗后,患者有疲乏、思睡的感觉,故最好在睡前进行。个别患者还有头晕、胸闷等不适感,应注意观察,一般 5～10 分钟可自行消失。

上述 3 种方法,笔者临床应用多年,有一定的治疗作用,可供临床应用时参考。

**方法 4**

[临证取穴] 定喘、肺俞、肾俞(均双)。

[选用药物] 止喘灵注射液(江苏省泰县制药厂生产)2ml。

[具体操作] 每次取 2 穴双侧穴位。按穴位注射操作常规进行,穴位皮肤常规消毒,采用 2ml 一次性使用无菌注射器连接 6 号或 6.5 号注射针头,抽取上述药液,快速进针刺入皮下,稍做提插,待有酸、麻、胀等针感得气时,经回抽无血后,将上述药液缓慢注入。每次每穴注射 0.3～0.5ml,每次总量不超过 2ml,每日注射 1 次(病情较重者,可每日注射 2 次),10 次为 1 个疗程。疗程间相隔 3～5 日。

[主治与疗效] 主治喘息型支气管炎、慢性阻塞性肺气肿。笔者临床应用该方法共治疗喘息型支气管炎、慢性阻塞性肺气肿患者 88 例,显效 84 例,有效 4 例,总有效率达 100%。

2. 临床采菁

**方法 1**

[临证取穴] 主穴取天突。配穴,肺肾气虚型者,配加双侧肺俞、心俞、定喘、脾俞、肾俞、足三里、血海;脾肾阳虚型者,配加命门、大椎、脾俞、肾俞、心俞、定喘、三阴交、内关。

［选用药物］　5％～10％当归注射液、盐酸消旋山莨菪碱(654-2)注射液(10mg/1ml)各等量混合均匀。

［具体操作］　主穴每次必取，配穴则根据不同的临床证型选取。按穴位注射操作常规进行，穴位皮肤常规消毒，采用2ml或5ml一次性使用无菌注射器连接6号或6.5号注射针头，抽取上述混合药液，快速进针刺入皮下，稍做提插，待有酸、麻、胀、憋或触电样等明显针感得气时，经回抽无血后，将上述药液徐缓注入。急性发作期时，每次每穴注射1ml，每日注射1次，10次为1个疗程；缓解期每年三伏天及冬至前后各注射2个疗程。

［主治与疗效］　主治慢性支气管炎、肺气肿。据邱云报道，临床应用该方法共治疗慢性支气管炎、肺气肿患者176例，临床治愈91例，显效81例，无效4例，总有效率达97.7％。

**方法2**

［临证取穴］　主穴：取定喘、肺俞；配穴：取膻中、天突、尺泽、孔最、足三里、丰隆。

［选用药物］　①10％～20％黄芪注射液2～12ml；②5％～10％当归注射液2～12ml；③蛤青注射液2～12ml；④鱼腥草注射液2～12ml；⑤醋酸泼尼松龙混悬液0.5～5.0ml。

［具体操作］　15岁以下，每次选4穴；16岁以上每次选6穴，根据病情需要选择上述5种药液中的1种。按穴位注射操作常规进行，穴位皮肤常规消毒，采用2～20ml一次性使用无菌注射器连接6号或6.5号注射针头，抽取上述1种药液，快速进针刺入皮下，稍做提插，待有酸、麻、胀痛或放射样等针感得气时，经回抽无血后，将上述药液徐缓注入，每次每穴注射0.2～2.0ml。第1个月注射2次，第2个月每周注射1次，第3个月每月注射2次，第4个月每月注射1次，4个月时间共注射15次为1个疗程。

［主治与疗效］　主治慢性阻塞性肺部疾病(临床主要表现为咳嗽、喘息、咳痰及呼吸性呼吸困难等症状)。据罗和古等介绍，临床应用该方法治疗慢性阻塞性肺病患者，总有效率达94.4％。停止注射后，开始不间断服用复方蛤蚧止喘胶囊21日，每次3粒，每日3次。

3. 验方荟萃

**方法1**

［临证取穴］　定喘(双)、中府(双)、膻中。

［选用药物］　盐酸肾上腺素注射液1mg(1ml)，加灭菌注射用水稀释至3ml。

［具体操作］　膻中穴每次必取，定喘、中府穴均取双侧。按穴位注射操作常规进行，穴位皮肤常规消毒，采用5ml一次性使用无菌注射器连接5～6号注射针头，抽取上述药液，膻中穴成45°斜刺进针，其余穴位呈90°垂直进针，快速进针刺入皮下，并稍做提插，待有酸、麻、胀或痛等针感得气时，经回抽无血后，将上述药液徐徐

注入。每次每穴注射 0.2～0.3ml,每日注射 1 次,5 次为 1 个疗程。

[主治与疗效] 该方法主用于急性发作期各种类型肺胀的治疗。

**方法 2**

[临证取穴] 肺俞、膈俞、肾俞。

[选用药物] 维生素 B$_1$ 注射液 150mg(3ml)。

[具体操作] 每次取 3 穴一侧,左右两侧穴位轮换交替使用。按穴位注射操作常规进行,穴位皮肤常规消毒,采用 5ml 一次性使用无菌注射器连接 6 号或 6.5 号注射针头,抽取上述药液,快速进针刺入皮下 0.5 寸(同身寸),稍做提插,待有酸、麻、胀等针感得气时,经回抽无血后,将上述药液缓缓注入。每次每穴注射 50mg(1ml),每日注射 1 次,10 次为 1 个疗程。疗程间相隔 7 日后,再进行下一个疗程的治疗。

[主治与疗效] 主治各种类型的肺胀。

**方法 3**

[临证取穴] 定喘、大杼、风门、肺俞(均双)。

[选用药物] ①维生素 B$_1$ 注射液(100mg/2ml);②20％(人)胎盘组织液 2ml。

[具体操作] 自上而下,依次轮换取 1 对穴位。按穴位注射操作常规进行,穴位皮肤常规消毒,采用 2ml 一次性使用无菌注射器连接 6 号或 6.5 号注射针头,抽取其中 1 种药液,快速进针刺入皮下,稍做提插,待有酸、麻、胀等针感得气时,经回抽无血后,将上述药液缓缓注入。每次每穴注射 0.5ml,隔日注射 1 次,10 次为 1 个疗程。

[主治与疗效] 主治各型肺胀。

**方法 4**

[临证取穴] 中府、定喘、膻中、大椎。

[选用药物] ①0.1％肾上腺素注射液 0.1ml;②20％(人)胎盘组织液 0.2～0.4ml;③复合维生素 B 注射液 0.2ml。

[具体操作] 每次取 1 穴。按穴位注射操作常规进行,穴位皮肤常规消毒,采用 1ml 一次性使用无菌注射器连接 5～6 号注射针头,抽取其中 1 种药液,快速进针刺入皮下,稍做提插,待有酸、麻、胀、痛等针感得气时,经回抽无血后,将上述药液徐缓注入,每日注射 1 次,10 次为 1 个疗程。

[主治与疗效] 主治肺胀。

[注意事项] ①药适用于喘息发作期时使用;②药和③药适用于喘息缓解期时使用。

**方法 5**

[临证取穴] 天突、水突[位于颈前外部大筋前,直对人迎穴下、气舍穴上;即

位于胸锁乳突肌前缘,人迎穴与气舍穴连线之中点处](双)。

[选用药物] 0.1%盐酸肾上腺素注射液0.5~1.0ml。

[具体操作] 天突穴每次必取,水突穴取双侧。按穴位注射操作常规进行,穴位皮肤常规消毒,采用1ml或2ml一次性使用无菌注射器连接6号或6.5号注射针头,抽取上述药液,快速进针刺入皮下,稍做提插,待有酸、麻、胀、憋等针感得气时,经回抽无血后,将上述药液徐徐注入。每次每穴注射0.1~0.3ml,每日注射1次,10次为1个疗程。

[主治与疗效] 主治肺胀。

**方法6**

[临证取穴] 定喘[位于颈后部,第7颈椎与第1胸椎棘突之间点,左右各旁开0.5寸(同身寸)处;即督脉大椎穴各旁开0.5寸(同身寸)处](双)。

[选用药物] ①生地黄注射液2ml;②附子注射液2ml。

[具体操作] 每次均取双侧穴位。按穴位注射操作常规进行,穴位皮肤常规消毒,采用2ml一次性使用无菌注射器连接6号注射针头,抽取其中1种药液,快速进针刺入皮下,稍做提插,待有酸、麻、胀等针感得气时,经回抽无血后,将上述药液轮换交替缓缓注入。每次每穴注射1ml,隔日注射1次,10次为1个疗程。

[主治与疗效] 主治哮证。

**方法7**

[临证取穴] 胸$_{1\sim6}$夹脊穴(均双)。

[选用药物] 20%(人)胎盘组织液2ml。

[具体操作] 自上而下,每次取1对穴位,逐日更换。按穴位注射操作常规进行,穴位皮肤常规消毒,采用2ml一次性使用无菌注射器连接5~6号注射针头,抽取上述药液,快速进针刺入皮下,稍做提插,待有酸、麻、胀等针感得气时,经回抽无血后,将上述药液缓慢注入。每次每穴注射1ml,每日注射1次,7~10次为1个疗程。

[主治与疗效] 主治肺胀。

**方法8**

[临证取穴] 主穴:取肺俞、定喘。配穴:取肾俞、丰隆、曲池;脾虚甚者,加脾俞;喘甚者,加天突、肾俞;气血两虚者,加足三里。

[选用药物] 核酪注射液4ml。

[具体操作] 每次取主、配穴各1穴一侧,左右两侧穴位轮换交替使用,配穴随证选取。按穴位注射操作常规进行,穴位皮肤常规消毒,采用5ml一次性使用无菌注射器连接6号或6.5号注射针头,抽取上述药液,快速进针刺入皮下,稍做提插,待有酸、麻、胀、痛或放射样等针感得气时,经回抽无血后,将上述药液缓慢注入。每次每穴注射2ml,每周注射2次,5~7次为1个疗程。

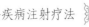

［主治与疗效］　具有调补气血、扶正培元的功效。主治阻塞性肺气肿。

**方法 9**

［临证取穴］　气舍［位于颈部，锁骨内侧端上缘，胸锁乳突肌的胸骨头与锁骨头及锁骨所构成之凹陷处（即锁骨上小窝处）；即在人迎穴直下，天突穴旁开 1.5 寸（同身寸）处］（双）、气户［位于胸部，在乳中线上，锁骨中点之下缘，即在任脉璇玑穴旁开 4 寸（同身寸）处，锁骨下、一肋上、直对乳头线处］（双）。

［选用药物］　①维生素 $B_1$ 注射液（100mg/2ml）；②20％（人）胎盘组织液 2ml。

［具体操作］　每次均取双侧穴位。按穴位注射操作常规进行，穴位皮肤常规消毒，采用 2ml 一次性使用无菌注射器连接 6 号或 6.5 号注射针头，抽取上述药液，快速进针斜刺进入皮下，稍做提插，待有酸、麻、胀等针感得气时，经回抽无血后，将上述药液缓缓注入。每次每穴注射 0.5ml，每日注射 1 次，5～7 次为 1 个疗程。

［主治与疗效］　主治肺胀。

**方法 10**

［临证取穴］　定喘、中府、膻中。

［选用药物］　0.01％盐酸肾上腺素注射液 1ml。

［具体操作］　膻中穴每次必取，定喘、中府穴取一侧，左右两侧穴位轮换交替使用。按穴位注射操作常规进行，穴位皮肤常规消毒，采用 1ml 一次性使用无菌注射器连接 6 号或 6.5 号注射针头，抽取上述药液，快速进针斜刺进入皮下，稍做提插，待有酸、麻、胀或痛等针感得气时，经回抽无血后，将上述药液缓慢注入。每次每穴注射 0.1～0.2ml，每日注射 1 次，5 次为 1 个疗程。

［主治与疗效］　主治肺胀急性发作期各证型。

**方法 11**

［临证取穴］　气舍［位于颈部，锁骨内侧端上缘，胸锁乳突肌的胸骨头与锁骨头及锁骨所构成之凹陷处（即锁骨上小窝处）；即在人迎穴直下，天突穴旁开 1.5 寸（同身寸）处］（双）、气堂（位于胸骨柄颈静脉切迹上方陷中之两侧，锁骨与胸骨之关节部陷中处；即天突穴之两侧处）（双）。

［选用药物］　①20％（人）胎盘组织液 2ml；②维生素 $B_1$ 注射液 100mg（2ml）。

［具体操作］　每次均取双侧穴位。按穴位注射操作常规进行，穴位皮肤常规消毒，采用 2ml 一次性使用无菌注射器连接 6 号或 6.5 号注射针头，抽取上述 1 种药液，快速进针刺入皮下，稍做提插，待有酸、麻、胀或憋等针感得气时，经回抽无血后，将上述药液徐缓注入。每次每穴注射 0.5ml，每日注射 1 次，15 次为 1 个疗程。

［主治与疗效］　主治肺胀缓解期各证型。

**方法 12**

［临证取穴］　主穴：取天突。配穴：肺气虚型者，加双侧肺俞、心俞、定喘、脾

俞、肾俞、足三里、血海;脾肾阳虚型者,加命门、大椎、脾俞、肾俞、心俞、定喘、三阴交、内关。

〔选用药物〕　5%～10%当归注射液 2ml、盐酸消旋山莨菪碱(654-2)注射液10mg(1ml)混合均匀。

〔具体操作〕　急性发作期每次取主穴,按穴位注射操作常规进行,穴位皮肤常规消毒,采用 5ml 一次性使用无菌注射器连接 6 号或 6.5 号注射针头,抽取上述混合药液,快速进针向下斜刺进入皮下,稍做提插,待有酸、麻、胀或憋等针感得气时,经回抽无血后,将上述药液徐缓注入,每次注射 1～2ml,每日注射 1 次,10 次为 1个疗程。缓解期,每次随证选取 1 穴或 2 穴,将上述药液缓慢注入,每次每穴注射0.5～1.5ml,将上述混合药液全部注完。于每年的三伏天及冬至前后各治疗 2 个疗程。

〔主治与疗效〕　主治慢性阻塞性肺气肿。

【预防措施与调摄护理】

1. 预防措施

(1)重视原发病的治疗。防止经常感冒、内伤咳嗽迁延发展成为慢性咳喘是预防本病形成的关键。

(2)应注意保暖,秋冬季节,气候变化之际尤需避免感受外邪。

(3)平时常服扶正固本方药以增强正气,提高抗病能力。

2. 调摄护理

(1)预防感冒、内伤咳嗽迁延发展成为慢性咳喘,是预防形成本病的关键。

(2)同时应重视原发病的治疗。

(3)既病之后,更应注意保暖,秋冬季节,气候变化之际,尤需避免感受外邪。

(4)一经发病,立即治疗,以免加重病情。

(5)禁忌烟酒及恣食辛辣、生冷、咸、甜之品。有水肿者应进低盐或无盐饮食。

【按评】　肺胀一证,是临床常见病证之一。是多种慢性肺系疾病后期转归而成。临床以喘咳上气、胸闷胀满、心慌等为主症。病久可见面唇发绀、身肿,甚或昏迷、抽搐以至喘脱等危重证候。根据其症状表现肺胀与咳喘、痰饮、心悸、水肿、喘厥等证有关。

病因以久病肺虚为主,由于反复感邪,而使病情进行性加重。病位在肺,继则影响脾、肾,后期病及心。病理性质多由气虚、气阴两虚发展为阳虚,在病程中可形成痰、饮、瘀等病理产物,标本虚实常相兼夹或互为影响,最后因邪盛正虚,而致发生气不摄血、痰蒙神窍,或喘脱等严重变端。

治疗当根据感邪时偏于邪实,平时偏于正虚的不同,有侧重地分别选用扶正与祛邪的不同治法。

就目前的西医学水平,尚无其特效与根治的方法和药物,仍以控制临床症状为主。穴位注射疗法,常用的穴位为肺俞、定喘穴。急性发作期,采用 0.1％肾上腺素注射液、止喘灵注射液等,以解痉平喘;其缓解期,多采用维生素类、(人)胎盘组织液等固本补肾营养之品。由于穴位注射疗法具有针药的双重治疗作用,且用药量小,选用药物的不良反应亦较少,但药效持续时间却较长,获效颇佳,故深受患者的普遍欢迎。今后可就其注射的穴位,选用的药物两个方面做进一步有益的尝试与探索,得以经验,使其更加完美起来。

# 第二节　咳　血

咳血,又称为"嗽血""咯血""唾血"。是指肺或气道络脉损伤,血随咳嗽而出的病证,多痰血相兼,或痰中带血,甚则纯血鲜红,夹有痰沫。其量或多或少,少则痰中带血,多则大口涌出,可达数百毫升之多。

咳血的病因,主要是由于外邪袭肺,痨虫蚀肺;或情志内伤,饮食失节,劳倦过度等原因,引起热伤肺络、肝火犯肺、阴虚火旺等病理变化,以致肺络受损,血液妄行,溢入气道,随咳而出,以致形成咳血。

本证常见于西医学的支气管扩张、肺结核、肺癌、风湿性心脏病、肺炎、肺脓肿(疡)等病症。

【病因病机】

咳血乃由肺络受损所导致。因肺为娇脏,又为脏腑之华盖,当内外之邪扰袭于肺,肺气上逆则为咳,损伤肺络则导致咳血。

1. 外邪袭肺　肺主气,司呼吸,开窍于鼻,外合皮毛,故易受外邪侵袭。若风寒从口鼻而入,束闭肺气,肺气失宣,而致咳嗽不止,损伤肺络,则痰中带血;若风热侵袭于肺,肺失清肃,因而咳嗽痰黄,久咳肺络受损,并且热伤阳络,血溢于肺,随痰而出,则见咳血;若逢秋令,燥热犯肺,损伤肺络,亦致咳血。在外邪之中,以热邪、燥邪引起者居多。正如《临证指南医案·吐血》所曰:"若夫外因起见,阳邪为多,盖犯是证者,阴分先虚,易受天之风热燥火也。"

2. 肝火犯肺　平素肝旺或肝肾阴亏,或情志不遂,移而化火致肝火上逆犯肺,损伤肺络而咳血。

3. 肺肾阴虚　由于痨虫侵蚀肺系,动热伤阴,或它病日久,耗伤气阴,以致阴虚肺燥,虚火内炽,灼伤肺络而致咳血。此外,肺肾之间存在着金水相生的关系,并且肾脉贯膈入肺,循喉,肺肾相关,故此或先病肺阴亏虚,日久病及于肾;或思色强力入房,劳伤肾阴,或热病之后,或酒色过度,以致肾阴亏损,使得肺失滋润,均可形成肺肾阴虚,水亏火旺,火灼肺金之咳血。

4. 气虚不摄　或素体虚弱,或劳倦过度,或饮食不节,内伤脾气,以致脾气虚损,不能运化水谷精微上荣于肺,则肺气日虚,所谓"土不生金"之证成矣;或情志内伤,或外邪不解,耗伤人体正气,以致气虚而血无所主,血不循经,从肺络溢出而形成咳血。

由此可见,由外邪袭肺及肝火犯肺所致者,属于实证;由肺肾阴虚及气虚不摄所致者,属于虚证,但实证咳血,若经久不愈,也可转化为虚证。一般临床上以"肺热""阴虚"多见,兼外感六淫之邪者亦不少见。

【诊断要点】

1. 咳血前常感喉部发痒,后经口咳出,血色鲜红,常混有泡沫、痰液,咳血后,常继有血痰数日。

2. 常有支气管、肺或心脏等原发疾病病史。

3. 一般粪便颜色无改变,但如经食管而咽下,大便则可呈黑色。

4. 血化验常呈略碱性反应。

5. 应注意与呕血和鼻咽部出血相鉴别,特别是应与呕血相鉴别。

【中医证型】

1. 风热伤肺　恶寒发热,咳嗽痰黄,痰中带血,血色鲜红,口干鼻燥,声嘶咽痛,或有头痛,舌质红、苔薄黄,脉浮数。

2. 肺热壅盛　身热咳嗽,咽喉作痒,咳声尖锐,痰中带血,甚则咳吐鲜血,咽干鼻燥,口渴心烦,舌质红、苔黄,脉弦滑数。

3. 阴虚火旺　干咳少痰,口干咽燥,咳嗽气短,吐痰黏稠,色黄或黄白相间,痰中带血或反复咳血,颧红,午后潮热,盗汗,或耳鸣,腰膝酸软,或长期手足心热,舌质红、少苔或无苔,脉细数。

4. 气不摄血　面白无华,头晕目眩,神疲乏力,心悸,耳鸣,咳喘日久不愈,痰清稀色白,或呈泡沫状,痰中带血,或吐血,血色暗红,量多,日久不止,或兼见衄血、便血,舌质淡、苔薄白或薄腻,脉细弱或芤。

5. 瘀血内阻　心悸气短,咳痰带血,或血沫样痰,喘促不宁,胸闷刺痛,口唇青紫,面色晦滞,目眶黧黑,舌质紫暗或有瘀斑,脉沉涩或弛缓无力兼有结代。

6. 肝火犯肺　咳嗽痰中带血,或咳吐鲜血,头晕目眩,胸胁胀痛,烦躁易怒,舌干、口苦,多伴发热,便秘溲赤,舌质红、苔薄黄,脉弦数。

【治疗方法】

(一)穴位注射疗法

1. 笔者经验

**方法 1**

[临证取穴]　肺俞、止红穴[位于前臂内侧中段曲泽穴下 4 寸(同身寸)处]。

[选用药物]　盐酸消旋山莨菪碱(654-2)注射液 10mg(1ml)。

[具体操作]　每次取一侧,左右两侧穴位轮换交替使用。按穴位注射操作常规进行,穴位皮肤常规消毒,采用 1ml 一次性使用无菌注射器连接 6 号或 6.5 号注

射针头,抽取上述药液,快速进针刺入皮下,稍做提插,待有酸、麻、胀等针感得气时,经回抽无血后,将上述药液缓缓注入。每次每穴注射 5mg(0.5ml),每日注射 1次或 2次,连续治疗 3～5日为 1 个疗程。

[主治与疗效] 主治肺及支气管疾病所致的咯血。笔者临床应用该方法共治疗肺或支气管扩张所致的咯血患者 76例,经 3～5日注射治疗后咯血停止,并可配合应用抗菌消炎类药物,所治患者均获近期痊愈。

**方法 2**

[临证取穴] 止红穴[位于前臂内侧中段曲泽穴下 4寸(同身寸)处]、心俞、肺俞。

[选用药物] 酚磺乙胺(止血敏)注射液 0.5g(2ml)。

[具体操作] 每次取一侧,左右两侧穴位轮换交替使用。按穴位注射操作常规进行,穴位皮肤常规消毒,采用 2ml 一次性使用无菌注射器连接 6号或 6.5号注射针头,抽取上述药液,快速进针刺入皮下,稍做提插,待有酸、麻、胀等针感得气时,经回抽无血后,将上述药液缓缓注入。每次每穴注射 0.125g(0.5ml),每日注射 1或 2次,连续治疗 3～5日为 1个疗程。

[主治与疗效] 主治心脏疾病所致的咯血。笔者临床应用该方法共治疗心脏病所致的咯血患者 47例,并配合使用其他治疗心脏病药物,经 3～5日的综合治疗,所治患者咯血停止,心脏病症状、体征得到改善、好转。

2. 临床采菁

**方法 1**

[临证取穴] 血海、肺俞。

[选用药物] 卡络磺钠(阿度那)注射液 2～4ml。

[具体操作] 每次取一侧,左右两侧穴位轮换交替使用。按穴位注射操作常规进行,穴位皮肤常规消毒,采用 2ml 或 5ml 一次性使用无菌注射器连接 6号或 6.5号注射针头,抽取上述药液,快速进针刺入皮下,稍做提插,待有酸、麻、胀等针感得气时,经回抽无血后,将上述药液缓缓注入。每次每穴注射 1～2ml,每日注射 1次,10次为 1个疗程,疗程间相隔 7日。

[主治与疗效] 主治支气管扩张咳血。据丘德明报道,临床应用该方法共治疗支气管扩张所致咳血患者 69例,所治患者均在注射治疗 1或 2次后血止,获效甚佳。

**方法 2**

[临证取穴] 孔最(双)。

[选用药物] 神经垂体素(脑垂体后叶素)注射液 5～10U(1～2ml)。

[具体操作] 每次均取两侧穴位。按穴位注射操作常规进行,穴位皮肤常规消毒,采用 1ml 或 2ml 一次性使用无菌注射器连接 6号注射针头,抽取上述药液,

向桡骨内侧直刺 0.5～1.3 寸(同身寸),稍做提插,待有酸、麻、胀等针感得气时,经回抽无血后,将上述药液缓缓注入。每次每穴注射 2～5U(0.1～0.4ml),每日注射 1 次,治疗 5 日为 1 个疗程。

[主治与疗效]　主治咳血。据汤建武报道,临床应用该方法共治疗咯血患者 46 例(其中支气管扩张 2 例,肺结核 11 例,肺脓肿 4 例,肺癌 5 例,原因不明 5 例,24 小时咯血量 50～300ml),显效 32 例,占 69.57％;有效 10 例,占 21.74％;无效 4 例(肺癌 2 例,慢性纤维空洞型肺结核 2 例),占 8.70％。总有效率达 91.30％。又据罗和古等介绍,取双侧孔最穴,抽取神经垂体素(脑垂体后叶素)注射液 8U,每次每穴注射 4U,每日注射 1～3 次,同时给予辨证施治,口服中药。共治疗咯血患者 85 例,显效 74 例,占 87.06％;有效 10 例,占 11.76％。总有效率达 98.24％。

**方法 3**

[临证取穴]　太渊、肺俞(均取患侧)。

[选用药物]　地塞米松磷酸钠注射液 5mg(1ml)。

[具体操作]　取肺结核病灶同侧的穴位(若两侧肺部均有病灶,则两侧穴位均用)。按穴位注射操作常规进行,穴位皮肤常规消毒,采用 5ml 一次性使用无菌注射器连接 6 号或 6.5 号注射针头,抽取上述药液,在太渊穴快速垂直刺入 0.3～0.5 寸(同身寸);注射肺俞穴时,针头与皮肤成 45°,快速进针刺入皮下 0.5～0.8 寸(同身寸),并稍做上下提插手法,待有酸、麻、胀等针感得气时,经回抽无血后,将上述药液徐缓注入。每日注射 1 次,连续治疗 3 次为 1 个疗程。

[主治与疗效]　主治浸润型肺结核所致的咯血。据王智松报道,临床应用该方法共治疗浸润型肺结核咯血患者 24 例,其中 5 例经 1 次、9 例经 2 次、9 例经 3 次穴位注射后咯血停止,无效 1 例。总有效率达 95.83％。

**方法 4**

[临证取穴]　孔最。

[选用药物]　鱼腥草注射液 1～2mg(2～4ml)。

[具体操作]　嘱患者取仰卧位,并伸直上肢。按穴位注射操作常规进行,穴位皮肤常规消毒,采用后,采用 5 号皮试用灭菌注射针头连接 2ml 或 5ml 一次性使用无菌注射器,抽取上述药液,快速垂直进针刺入皮下约 0.5cm,然后缓慢向深层推入 1cm,稍做提插,待有酸、麻、胀等针感得气时,经回抽无血后,将上述药液缓慢注入。咯血期间,取双侧穴位,每次每穴注射 1mg(2ml),每日注射 2 次,3 日为 1 个疗程。待咯血停止后,用药剂量同上,双侧穴位同时注射或交替使用,每日注射 1 次,继续巩固治疗 2～3 日。

[主治与疗效]　主治支气管扩张所致的咯血。据王伟报道,临床应用该方法共治疗支气管扩张所致的咯血患者 100 例,近期治愈 93 例,显效 6 例,无效 1 例,总有效率达 97％。又据杨维泓报道,临床应用该方法治疗肺癌咯血及顽固性支气

管扩张性咯血患者多例,所治患者均获良效。亦有报道称,该方法用于治疗肺癌所致咯血及顽固性支气管扩张所致咯血的患者。

**方法 5**

[临证取穴] 主穴:取止红[位于前臂内侧中段曲泽穴下 4 寸(同身寸)处]、孔最;配穴:取尺泽、曲泽。

[选用药物] 神经垂体素(脑垂体后叶素)注射液 1ml。

[具体操作] 嘱患者取仰卧位,并伸直上肢,掌心向上。每次取主、配穴各 1穴,主穴轮换交替使用。按穴位注射操作常规进行,穴位皮肤常规消毒,采用 1ml一次性使用无菌注射器连接 5～6 号注射针头,抽取上述药液 0.2～0.4ml,然后快速垂直进针刺入皮下,并稍做提插,待出现酸、麻、胀等针感得气时,经回抽无血后,将上述药液缓缓注入。每日注射 1 次或 2 次,4 日为 1 个疗程。并外用大蒜液敷于双侧涌泉穴。

[主治与疗效] 主治肺结核所致的咯血。据焦永盛报道,临床应用该方法共治疗肺结核所致的咯血患者 110 例,其中大咯血患者 10 例,抢救成功率达 90%。

**方法 6**

[临证取穴] 主穴:取肺俞、脾俞;配穴:取足三里、大椎(均双)。

[选用药物] 20%黄芪注射液 4ml。

[具体操作] 每次选主、配穴各 1 穴,均取双侧。按穴位注射操作常规进行,穴位皮肤常规消毒,采用 5ml 一次性使用无菌注射器连接 6 号或 6.5 号注射针头,抽取上述药液,快速进针刺入皮下,稍做提插,待有酸、麻、胀等针感得气时,经回抽无血后,将上述药液缓缓注入。每次每穴注射 1ml,隔日注射 1 次,10 次为 1 个疗程,疗程间相隔 7 日。

[主治与疗效] 主治支气管扩张咳血缓解期。据宣丽华报道,临床应用该方法治疗支气管扩张咳血缓解期的患者,所治患者获效满意。

**方法 7**

[临证取穴] 肺俞(双)。

[选用药物] 缩宫素(催产素)10U(2ml)。

[具体操作] 每次均取双侧穴位。按穴位注射操作常规进行,穴位皮肤常规消毒,采用 2ml 一次性使用无菌注射器连接 5 号皮试用灭菌注射针头,抽取上述药液,以左手固定穴位,右手持一次性使用无菌注射器,针头与穴位呈垂直方法向刺入 0.5 寸(同身寸)左右,稍做提插,待有酸、麻、胀等针感得气时,经回抽无血后,将上述药液缓缓注入。每次每穴注射 5U(1ml),每日注射 1 次。待咳血停止后,继续巩固治疗 2 日。

[主治与疗效] 主治少量持续性咳血。据陈善良报道,临床应用该方法共治疗少量持续性咳血患者 67 例,显效 27 例,占 40.30%;有效 31 例,无效 9 例,总有

效率达 86.6%。止血时间最短者 1 日,最长者 7 日,平均 4.2 日。

**方法 8**

[临证取穴]　孔最。

[选用药物]　硫酸阿托品注射液 0.5mg(1ml)。

[具体操作]　每次取一侧,左右两侧穴位轮换交替使用。按穴位注射操作常规进行,穴位皮肤常规消毒,采用 1ml 一次性使用无菌注射器连接 6 号或 6.5 号注射针头,抽取上述药液,快速进针刺入皮下 1.5cm,稍做提插,待有酸、麻、胀等针感得气时,经回抽无血后,将上述药液缓缓注入。大量咳血者早、晚各 1 次,中小量咳血者每晚 1 次。并同时联用盐酸普鲁卡因注射液(过敏试验阴性者)静脉滴注。

[主治与疗效]　主治顽固性咳血。据项在栋报道,临床应用该方法共治疗顽固性咳血患者 30 例,总有效率达 93.3%。

**方法 9**

[临证取穴]　尺泽。

[选用药物]　亚硫酸氢钠甲萘醌(维生素 $K_3$)注射液 8mg(2ml)。

[具体操作]　在给予基础疾病适当治疗的基础上,先取一侧尺泽穴。按穴位注射操作常规进行,穴位皮肤常规消毒,采用 2ml 一次性使用无菌注射器连接 6 号或 6.5 号注射针头,抽取上述药液,快速进针刺入皮下,稍做提插,待有酸、麻、胀等针感得气时,经回抽无血后,将上述药液徐徐注入。若 5 分钟后咯血未止,再给予同样剂量于另一侧尺泽穴进行注射。对照 I 组,采用盐酸酚磺乙胺(止血敏)注射液 0.4g、盐酸氨甲苯酸(对羧基苄胺)注射液 0.6g 或盐酸氨基己酸注射液 4g,行静脉滴注,另取亚硫酸氢钠甲萘醌(维生素 $K_3$)注射液 8mg,行肌内注射或云南白药、亚硫酸氢钠甲萘醌(维生素 $K_3$)片,口服止血治疗,疗程 3～5 日;对照 II 组,采用神经垂体素(垂体后叶素)静脉滴注 3～5 日。

[主治与疗效]　主治各种呼吸系统疾病合并咯血。据罗和古等介绍,临床应用该方法共治疗各种呼吸系统疾病合并咯血患者 258 例,其中穴位注射组小量咯血的总有效率达 83%,中量咯血的总有效率达 75%,与对照 II 组无显著性差别,但疗效明显优于对照 I 组。对大量咯血者的穴位注射组、对照 I 组、对照 II 组的总有效率分别为 31.8%、9.7%、81.3%,三组之间差异性显著($P<0.01$)。提示尺泽穴注射亚硫酸氢钠甲萘醌(维生素 $K_3$)对中小量咯血不失为一种有效的治疗方法,但对于大咯血患者,则不宜作为主要的治疗方法。

**方法 10**

[临证取穴]　肺俞(双)。

[选用药物]　硫酸阿托品注射液 0.5mg(1ml),加 0.9%氯化钠(生理盐水)至 3ml 混合均匀。

[具体操作]　每次均取双侧穴位。按穴位注射操作常规进行,穴位皮肤常规消

毒,采用 5ml 一次性使用无菌注射器连接 6 号或 6.5 号注射针头,抽取上述混合药液,快速进针斜刺进入皮下,稍做提插,待有酸、麻、胀等针感得气时,经回抽无血后,将上述药液徐徐注入。每次每穴注射 1.5ml,每日注射 1 次,5～7 次为 1 个疗程。伴支气管感染者,常规应用敏感抗生素;咯血量多者,辅以酚磺乙胺等止血药治疗。

[主治与疗效] 主治支气管扩张咯血。据罗和古介绍,临床应用该方法共治疗支气管扩张咯血患者 77 例,显效 49 例,占 63.64%;好转 22 例,占 28.57%;无效 6 例,占 7.79%。总有效率达 92.21%。

**方法 11**

[临证取穴] 孔最。

[选用药物] 鱼腥草注射液 2～4ml。

[具体操作] 每次取双侧或一侧穴位。按穴位注射操作常规进行,穴位皮肤常规消毒,采用 2～5ml 一次性使用无菌注射器连接 6 号或 6.5 号注射针头,抽取上述药液,快速进针刺入皮下,稍做提插,待有酸、麻或胀等针感得气时,经回抽无血后,将上述药液徐缓注入。每次每穴注射 2ml,每日注射 2 次。待咯血停止后,改为每日 1 次,剂量同上,继续巩固治疗 3～7 日。

[主治与疗效] 主治支气管扩张引起的咯血。据罗和古等介绍,临床应用该方法共治疗支气管扩张引起的咯血患者 380 例,近期治愈 328 例,占 86.32%;显效 26 例,占 6.84%;有效 10 例,占 2.63%;无效 16 例,占 4.21%。总有效率达 95.79%。其中治疗 1 日内止血 32 例,2 日内止血 166 例。有效 364 例,平均止血时间为 2.6 日。且双侧穴位同时注射疗效明显优于单侧穴位注射。

**方法 12**

[临证取穴] 孔最、血海、膈俞。

[选用药物] 鱼腥草注射液 4ml。

[具体操作] 每次取 1 穴双侧,3 穴轮换交替使用。按穴位注射操作常规进行,穴位皮肤常规消毒,采用 5ml 一次性使用无菌注射器连接 6 号或 6.5 号注射针头,抽取上述药液,快速进针刺入皮下,稍做提插,待有酸、麻、胀等针感得气时,经回抽无血后,将上述药液徐缓注入。每次每穴注射 2ml,每日注射 1 次。待咯血停止后,继续巩固治疗 3 日,然后改为隔日注射 1 次(每周注射 3 次),再给予巩固治疗 4 周左右,并配合服用宽胸活血汤方剂(自拟,未注明所用药物及剂量)。

[主治与疗效] 主治顽固性支气管扩张引起的咯血。据罗和古等介绍,临床应用该方法共治疗顽固性支气管扩张引起的咯血患者 132 例,临床治愈 9 例,占 6.82%;好转 120 例,占 90.91%。总有效率达 97.93%。

**方法 13**

[临证取穴] 涌泉(双)。

[选用药物] 硫酸阿托品注射液 1～2mg(0.1～0.2ml)。

［具体操作］ 每次均取双侧穴位。按穴位注射操作常规进行,穴位皮肤常规消毒,采用1ml一次性使用无菌注射器连接5号或5.5号皮试用注射针头,抽取上述药液,快速进针刺入皮下,稍做提插,待有酸、麻、胀或痛等针感得气时,经回抽无血后,将上述药液徐缓注入。每次每穴注射0.5～1.0mg(0.05～0.1ml),每日注射1次或2次,5～7次为1个疗程。

［主治与疗效］ 主治咯血。据罗和古等介绍,临床应用该方法共治疗咯血患者21例(肺结核11例,支气管扩张7例,肺癌2例,原因不明者1例)。其中14例咯血患者经穴位注射1次,基本止血,占66.67%;7例重复穴位注射2～3次,亦达到基本止血。基本治愈率达100%。

3. 验方荟萃

**方法1**

［临证取穴］ 肺俞(双)、内关、阿是穴(病变相应部位——位于胸椎棘突各旁开二横指处)或血海、肺俞穴。

［选用药物］ 盐酸普鲁卡因肾上腺素注射液5ml(每1ml注射液内含盐酸普鲁卡因40mg、盐酸肾上腺素0.5mg)(过敏试验阴性者)。

［具体操作］ 每次肺俞穴取双侧;内关、阿是穴或血海、肺俞穴取一侧,左右两侧穴位轮换交替使用。按穴位注射操作常规进行,穴位皮肤常规消毒,采用5ml一次性使用无菌注射器连接6号或6.5号注射针头,抽取上述药液,快速进针刺入皮下,稍做提插,待有酸、麻、胀或传导样等针感得气时,经回抽无血后,将上述药液缓慢注入。每次每穴注射1ml,每日注射1次,连续治疗3日为1个疗程。

［主治与疗效］ 主治肺结核所致的咯血。经穴位注射后半小时,咯血即开始减少。

**方法2**

［临证取穴］ 孔最、尺泽。

［选用药物］ 卡巴克络(肾上腺色腙、安络血)注射液5mg(1ml)(规格:10mg/2ml)。

［具体操作］ 每次取1穴一侧,2穴两侧穴位轮换交替使用。按穴位注射操作常规进行,穴位皮肤常规消毒,采用1ml或2ml一次性使用无菌注射器连接6号或6.5号注射针头,抽取上述药液,快速进针刺入皮下,稍做提插,待有酸、麻、胀等针感得气时,经回抽无血后,将上述药液缓慢注入。每次每穴注射5mg(1ml),每日注射1次或2次,小儿用量酌减,中病即止。

［主治与疗效］ 主治支气管扩张所致的咯血。据李镁等介绍,所治患者获得满意疗效。

**方法3**

［临证取穴］ 孔最、肺俞、太溪。

［选用药物］ ①卡巴克络（肾上腺色腙、安络血）注射液 10mg(2ml)；②酚磺乙胺（止血敏）注射液 250mg(1ml)。

［具体操作］ 每次取单侧，左右两侧穴位轮换交替使用。按穴位注射操作常规进行，穴位皮肤常规消毒，采用 5ml 一次性使用无菌注射器连接 6 号或 6.5 号注射针头，抽取其中 1 种药液，快速进针刺入皮下，稍做提插，待有酸、麻、胀、痛等针感得气时，经回抽无血后，将上述药液缓慢注入。每次每穴注射 0.5～1.0ml，每日注射 1 次或 2 次，5 次为 1 个疗程。

［主治与疗效］ 主治各种咯血。据李镁等介绍，获效满意。

**方法 4**

［临证取穴］ 内关、尺泽、孔最（均双）。

［选用药物］ 垂体后叶素（神经垂体素）注射液 10U(2ml)。

［具体操作］ 每次均取双侧穴位。按穴位注射操作常规进行，穴位皮肤常规消毒，采用 2ml 一次性使用无菌注射器连接 6 号或 6.5 号注射针头，抽取上述药液，快速进针刺入皮下，稍做提插，待有酸、麻、胀或传导样等明显针感得气时，经回抽无血后，将上述药液缓缓注入。每次每穴注射 0.2ml，每日注射 1 次，中病即止。

［主治与疗效］ 主治咯血。

**方法 5**

［临证取穴］ 尺泽、孔最、大椎、肺俞。

［选用药物］ ①卡巴克络（肾上腺色腙、安络血）注射液 10mg(2ml)；②鱼腥草注射液 4ml。

［具体操作］ 每次选 2 穴一侧，4 穴两侧穴位轮换交替使用。按穴位注射操作常规进行，穴位皮肤常规消毒，采用 5ml 或 10ml 一次性使用无菌注射器连接 6 号或 6.5 号注射针头，抽取其中 1 种药液，快速进针刺入皮下，稍做提插，待有酸、麻、胀等针感得气时，经回抽无血后，将上述药液徐缓注入。每次每穴注射①药 1ml 或②药 2ml，每日注射 1 次，中病即止。

［主治与疗效］ 主治各种咯血。

**方法 6**

［临证取穴］ 内关、尺泽、大椎、列缺。

［选用药物］ 0.25%盐酸普鲁卡因注射液 2ml(过敏试验阴性者，阳性者改用利多卡因注射液)。

［具体操作］ 每次选 2 穴一侧，4 穴两侧穴位轮换交替使用。按穴位注射操作常规进行，穴位皮肤常规消毒，采用 2ml 一次性使用无菌注射器连接 6 号或 6.5 号注射针头，抽取上述药液，快速进针刺入皮下，稍做提插，待有酸、麻、胀或传导样等明显针感得气时，经回抽无血后，将上述药液徐缓注入。每次每穴注射 1ml，每日注射 1 次。

［主治与疗效］　主治咯血。尤适用于肺结核及支气管扩张所引起咯血的治疗。

**方法 7**

［临证取穴］　主穴:取肺俞、定喘。配穴:痰多者,配加脾俞、丰隆;喘甚者,配加天突、肾俞;气血两虚型者,配加足三里;兼见外感者,配加曲池。

［选用药物］　核酪注射液 4ml。

［具体操作］　每次取主、配穴各 1 穴一侧,配穴随症(证)选取,左右两侧穴位轮换交替使用。按穴位注射操作常规进行,穴位皮肤常规消毒,采用 5ml 一次性使用无菌注射器连接 6 号或 6.5 号注射针头,抽取上述药液,快速进针刺入皮下,稍做提插,待有酸、麻、胀痛或放射样等针感得气时,经回抽无血后,将上述药液徐缓注入。每次每穴注射 2ml,每周注射 2 次,3 周为 1 个疗程。

［主治与疗效］　主治支气管扩张所致的咯血。

**方法 8**

［临证取穴］　血海、肺俞。

［选用药物］　卡络磺钠(阿度那)注射液 2～4ml。

［具体操作］　每次取一侧,左右两侧穴位轮换交替使用。按穴位注射操作常规进行,穴位皮肤常规消毒,采用 2ml 或 5ml 一次性使用无菌注射器连接 6 号或 6.5 号注射针头,抽取上述药液,血海穴快速进针垂直刺入,肺俞穴快速进针斜刺入皮下,稍做提插,待有酸、麻、胀或痛等针感得气时,经回抽无血后,将上述药液缓慢注入。每次每穴注射 1～2ml,每日注射 1 次或 2 次,中病即止。

［主治与疗效］　主治咳血。

**方法 9**

［临证取穴］　孔最(双)。

［选用药物］　①脑垂体后叶素(神经垂体素)注射液 4～10U;②鱼腥草注射液 4ml。

［具体操作］　每次均取双侧穴位。按穴位注射操作常规进行,穴位皮肤常规消毒,采用 5ml 一次性使用无菌注射器连接 6 号或 6.5 号注射针头,抽取上述 1 种药液,快速进针刺入皮下,稍做提插,待有酸、麻、胀等针感得气时,经回抽无血后,将上述药液徐缓注入。其中①药,每次每穴注射 2～5U;②药每次每穴注射 2ml,每日注射 2 次,3 日为 1 个疗程。

［主治与疗效］　主治咯血。

**(二)全息注射疗法**

**方法 1**

［临证取穴］　耳穴肾上腺、膈、肺、神门。

［选用药物］　亚硫酸氢钠甲萘醌(维生素 $K_3$)注射液 4mg(1ml)。

[具体操作]　按全息注射操作常规进行,耳穴皮肤常规消毒,采用 1ml 一次性使用无菌注射器连接 4～5 号皮试用注射针头,抽取上述药液,快速浅刺,待有针感得气时,将上述药液注入。每次每耳穴注射 0.4mg(0.1ml),临时注射 1 次或 2 次,中病即止。

[主治与疗效]　主治支气管扩张而致的咳血。据郭同经介绍,临床应用该方法治疗支气管扩张而致的咳血患者,所治患者均获满意疗效。

**方法 2**

[临证取穴]　主穴:取耳穴肺、气管、内分泌、皮质下、肾上腺。配穴:风热伤肺型者,配加耳穴神门、咽喉;肝火犯肺型者,配加耳穴肝;阴虚火旺型者,配加耳穴肾。

[选用药物]　亚硫酸氢钠甲萘醌(维生素 $K_3$)注射液 8mg(2ml)。

[具体操作]　按全息注射操作常规进行,耳穴皮肤常规消毒,采用 2ml 一次性使用无菌注射器连接 5 号或 5.5 号皮试用注射针头,抽取上述药液,快速浅刺,待有针感得气时,将上述药液缓慢注入。每次每耳穴注射 1.2mg(0.3ml),每日注射 2 次,中病即止。

[主治与疗效]　主治各种轻、中度咯血。据罗和古等介绍,临床应用该方法治疗各种轻、中度咯血患者,疗效颇佳。若为中、重度咯血患者,则应以药物治疗为主,并配合该方法治疗,可明显提高疗效。

**【预防措施与调摄护理】**

1. 预防措施

(1)注意饮食有节,起居有常,劳逸适度。宜进食清淡、易于消化、富有营养的食物,如新鲜蔬菜、水果、瘦肉、蛋等,忌食辛辣香燥、油腻炙煿之品,戒除烟酒。

(2)避免情志过极。对血证患者要注意精神调摄,消除其紧张、恐惧、忧虑等不良情绪。

(3)注意休息,重者应卧床休息。严密观察病情的发展和变化,若出现头晕、心慌、汗出、面色苍白、四肢湿冷、脉芤或细数等,应及时救治,以防产生厥脱之证。

2. 调摄护理

(1)外感咳血经治血止之后,多不再发。内伤咳血则在血止之后,还应针对引起咳血的病因病机,进行较长时间的治疗,以巩固疗效。

(2)平时应注意保暖,防止外邪犯肺,因咳嗽而引起出血。

(3)饮食方面,宜少食或不食辛辣炙煿及生痰动火之物。吸烟及饮酒易使咳血复发,故宜戒除。

(4)护理方面,要注意解除患者的思想负担,积极配合治疗。仅痰中带血者,可做适当的室内及户外活动,但应避免疲劳。咳血量多的患者,则应绝对卧床休息。应备有痰盂,储存痰血,一则可观察咳血量多少,借以了解病情变化,二则可减少患者的活动,有利于止血。被褥要冷暖适度,不宜盖得太厚,但也要防止受寒。保持室内空气新鲜、流通。重视精神护理,耐心解除患者的紧张及恐惧,保持患者的良好精神状况。饮食应营养丰富,易于消化。咳血量多时用半流质饮食,待病情好转后改软食或普通饮食。饮食不宜过热,进食不要过饱,宜少食多餐,此外,应常备人参、三七粉等药品,以应急需。

【按评】 咳血,现代医学称之为"咯血"。是指血液从肺、气管破裂后流出,经咳嗽随痰而出。也有痰少而出血量多,咳出纯红鲜血者,则属临床急症。本证临床上最多见于支气管扩张咯血、肺结核咯血及肺癌咯血。尤其是支气管扩张引起的咯血,临床上最为常见,且量也较多,其血也较难止。在治疗方面,除进行治本(病因)治疗外,还常须进行对症处理。穴位注射疗法,由于针药并用,采用的是血管类或清热消炎类选用药物在相关穴位上进行穴位注射,故其疗效均较满意,具有广泛的临床应用价值。且由于注射疗法具有操作简便、易学易懂、经济实用等的诸多优点,故颇受医患双方的欢迎,十分值得临床上进一步推广应用。大量临床实践证明,注射疗法的开展应用,为中西医结合抢救治疗危急重症提供了一条新的途径。

# 第三节 饮 证

饮证是人体内津液的生化和输布功能失常,水湿津液停留于脏腑或肌腠的间隙,随其所停留部位的不同而发生不同病证的统称。其成因不外为外感和内伤两种因素。外感以寒湿之邪,侵袭人体损伤阳气者多见;内伤以饮食、劳倦、思虑、恼怒等所致。其病机为中阳受困,损伤阳气致肺气宣降不调,脾阳运化输布失常,肾阳蒸化渗泄不利,至水湿停积而成饮证。或因情志损伤,气机郁结,致三焦气塞,脉道壅闭,致水饮停积,不得宣行而聚成饮邪。

现代西医学的"支气管哮喘""慢性支气管炎""渗出性胸膜炎""胃肠功能紊乱""不完全性幽门梗阻""胃下垂""慢性胃炎"等疾病在发生过程中的某些阶段,可参照本证进行辨证施治。

【病因病机】

中医学认为,饮证的形成,有内、外两个方面的原因。外因为寒湿浸渍或饮食所伤,使脾的运化功能被遏,而停蓄成饮。故《素问·至真要大论》曰:"太阴之胜,……独胜则湿气内郁……饮发于中"。《金匮要略》又云:"夫病人饮水多,必暴喘满。凡食少饮多,水停心下。"内因则是由于脾肾阳虚,水液难以输化,停积而成饮证。

人体之所以病水,关键在于脏腑功能失调,水液代谢障碍。在正常的生理状态下,水液的吸收、输布、排泄具有一定的常度。《素问·经脉别论》谓:"饮入于胃,游溢精气,上输于脾,脾气散精,上归于肺,通调水道,下输膀胱,水精四布,五经并行。"可见,正常的水液代谢是由肺、脾、肾、三焦、膀胱等脏腑的共同作用而完成的。盖脾主运化,胃行其津液,以灌溉全身;肺主气,为水之上源而通调水道,下输膀胱;肾为水脏,主气化开合,总司一身之水;三焦则是水液气化升降之道;五者共同完成人体的水液代谢。

在病理状态下,脾气运化失司,不能尽散水谷精微上归于肺,以敷布全身,濡养百脉,则肺气升降失调,三焦决渎迟缓,脉道阻塞,气亦不能下交于肾,肾气化失司,不能尽涤其水,残留水液,停滞中焦,犯溢表里,积液为饮。

所以饮证的产生主要是脾虚而涉及于肾,进而导致脾肾阳虚,运化失职,制水无权,肾阳虚不能蒸腾气化,水液蓄积而成。

【诊断要点】

1. 有与相应疾病的相关临床症状　以大量咳痰为其主要临床表现,呼吸不畅或呕吐痰涎;胸痛胸闷或喘咳胸满;痰如白沫且量多或可见肢肿等。

2. 有与相应疾病的相关临床体征　肺部闻及大量湿啰音,胸腔积液,肋间隙饱满,胃脘振水有声或肠间水声辘辘,肢肿或全身水肿等。

3. 有相应的实验室辅助检查阳性结果　如 B 型实时超声影像或扫描(B超)、X 线透视或摄片、血常规检查等,可见原发病灶或阳性反应征象。

【中医证型】

1. 痰饮

(1)脾胃阳虚:胸胁支满,脘腹喜温喜按,胃脘振水有声,背部寒冷如同掌大,不欲饮水或热饮不多,呕吐清水痰涎,口渴而不欲饮或水入即吐,恶心欲呕,头晕目眩,心悸气短,形体素盛而今瘦弱;甚者小腹拘急不仁,脐下悸动,小便不利,吐涎沫而巅眩,舌苔白滑或灰腻,脉弦滑。

(2)饮留胃肠:脘腹坚满而痛,胃中时有振水声音,或肠间水声辘辘,或伴有下利而利后胀满不减,舌苔白腻或微黄;或伴有便秘而无矢气,口舌干燥,舌苔黄厚,脉弦沉有力。

2. 悬饮

(1)邪郁少阳:寒热往来不息,咳喘气急,胸胁胀满而痛,甚时呼吸、转侧疼痛加剧,心下痞满,口苦、咽干、干呕,舌苔薄白或黄,脉弦或弦数。

(2)饮停胸胁:胸胁胀痛,咳唾、呼吸、转侧则疼痛加剧,胁闷饱满,气短息促,舌苔白,脉沉弦。

(3)脉络不畅:胸胁胀满,胸闷不舒,呼吸不畅,或有闷咳,甚则迁延,经久不愈,舌苔薄,脉弦。

(4)阴虚内热:咳吐少量黏痰,呛咳时作,口干咽燥,或潮热盗汗,颧红,五心烦热,或胸胁闷痛,形体消瘦,舌质红、少苔,脉细数。

3. 支饮　咳喘胸满,甚则不能平卧,痰如白沫且见量多,久咳则面目浮肿,舌苔白腻,脉弦紧。

4. 溢饮　四肢沉重或关节疼痛,甚则肢体微肿,无汗恶寒,口不见渴,或兼有咳喘,痰白清稀,舌质淡白、苔薄或腻,脉弦紧。

【治疗方法】

**(一)穴位注射疗法**

1. 临床采菁

**方法1**

[临证取穴]　曲池(双)。

[选用药物]　复方氨基比林(安痛定)注射液2ml,加地塞米松磷酸钠注射液5mg(1ml)混合均匀。

[具体操作]　每次均取双侧穴位。按穴位注射操作常规进行,穴位皮肤常规消毒,采用5ml一次性使用灭菌注射器连接6号或6.5号注射针头,抽取上述混合药液后,快速进针刺入皮下,稍做提插,待有酸、麻、胀或痛等针感得气时,经回抽无血后,将上述混合药液缓慢注入。每次每穴注射1.5ml。注射后30分钟内患者汗出,体温开始下降,1小时内体温可降至正常。如翌日体温又复升,可再重复注射1次。

[主治与疗效]　主治悬饮。据王新德等报道,临床应用该方法共治疗结核性渗出性胸膜炎伴发热患者3例,所治患者均获良效。

**方法2**

[临证取穴]　肺俞(双)、厥阴俞(双)。

[选用药物]　灭菌注射用水2～6ml。

[具体操作]　每次取1穴双侧,2穴轮换交替使用。按穴位注射操作常规进行,穴位皮肤常规消毒,采用5ml一次性使用灭菌注射器连接6号或6.5号注射针头,抽取上述药液,快速进针刺入皮下肌肉层,并稍做上下提插,待有酸、麻、胀等针感时,经回抽无血后,将注射用水由深至浅分层推注。注射完毕,嘱患者取平卧位。初次注射时,每穴注射1ml,以后则每穴注射2～3ml,每日注射2～3次,7日为1个疗程;或体温降至正常后,改为每日注射1次,直至症状、体征、血常规、血沉等方面完全恢复正常为止。

[主治与疗效]　主治悬饮。据张生理报道,临床应用该方法共治疗结核性胸膜炎患者6例,平均疗程34.1日,临床治愈6例,治愈率达100%。

**方法3**

[临证取穴]　取穴分2组,第1组取脾俞(双)、三焦俞(双);第2组取肾俞(双)、足三里(双)。

[选用药物]　维生素 $B_1$ 注射液100mg(2ml)、维生素 $B_{12}$ 注射液0.1mg(1ml),再加5%葡萄糖注射液至10ml混合均匀。

[具体操作]　每次取 1 组，2 组穴位轮换交替使用。按穴位注射操作常规进行，穴位皮肤常规消毒，采用 20ml 一次性使用灭菌注射器连接 6 号或 6.5 号注射针头，抽取上述混合药液后，快速进针刺入皮下，稍做提插，待有酸、麻、胀或触电样等强烈针感得气时，经回抽无血后，将上述混合药液徐缓注入。每次每穴注射 3ml，每日注射 1 次，15 次为 1 个疗程。

[主治与疗效]　主治溢饮。据李镁介绍，临床应用该方法治疗溢饮患者，所治患者颇佳。

**方法 4**

[临证取穴]　肺俞（双）、中府（双）。

[选用药物]　复合维生素 B 注射液 2ml，加 0.9％氯化钠（生理盐水）注射液稀释至 4ml 混合均匀。

[具体操作]　每次均取 2 穴双侧。按穴位注射操作常规进行，穴位皮肤常规消毒，采用 5ml 一次性使用灭菌注射器连接 6 号或 6.5 号注射针头，抽取上述稀释混合药液后，快速进针刺入皮下，待有酸、麻、胀等针感得气时，经回抽无血后，迅速将上述稀释药液注入。每次每穴注射 0.5～1.0ml。每日注射 1 次，5 次为 1 个疗程。

[主治与疗效]　主治支饮。据李镁介绍，临床应用该方法治疗支饮患者，所治患者获效均取得良效。

2. 验方荟萃

[临证取穴]　肾俞、胃脘下俞[即胃管下俞，位于第 8 胸椎棘突下 1 穴及其旁开 1.5 寸（同身寸）各 1 穴，共计 3 穴。当督脉至阳穴 1 穴，膀胱经膈俞穴各 1 穴]、胃仓[位于第 12 胸椎棘突下，各旁开 3 寸（同身寸）处，当胃俞穴外侧 1.5 寸（同身寸）处]、中脘、下脘。

[选用药物]　①复合维生素 B 注射液 2～4ml；②蒸馏水（灭菌注射用水）2～4ml。

[具体操作]　每次选 1～3 穴，有两侧穴位者取一侧，左右两侧穴位轮换交替使用。按穴位注射操作常规进行，穴位皮肤常规消毒，采用 5ml 一次性使用灭菌注射器连接 6 号或 6.5 号注射针头，抽取上述两种药液中的 1 种药液后，快速进针刺入皮下，稍做提插，待有酸、麻、胀等针感得气时，经回抽无血后，将上述药液缓缓注入。每次每穴注射 0.5～1.0ml。每日或隔日注射 1 次，7～10 次为 1 个疗程，疗程间相隔 3～5 日。

[主治与疗效]　主治痰饮，证属饮留胃肠型者。

**(二)全息注射疗法**

[临证取穴]　主穴：取耳穴肺、神门、气管；配穴：取耳穴平喘、大肠、脾、肾。

[选用药物]　0.25％～1％盐酸普鲁卡因注射液（过敏试验阴性者）。

[具体操作]　每次取一侧4～5耳穴,左右两侧耳穴轮换交替使用。按全息注射操作常规进行,耳穴皮肤常规消毒,采用2ml一次性使用灭菌注射器连接4.5～5.5号皮试用注射针头,抽取上述药液,快速进针刺入后,每穴注射上述药液0.1～0.3ml,以局部隆起呈黄豆样大小为宜,每周注射5次,5次为1个疗程。

[主治与疗效]　主治支饮。据李镁介绍,临床应用该方法治疗支饮患者,所治患者均取得了满意疗效。

【转归和预后与预防和护理】

1. 转归和预后　饮证为病,主要为肺、脾、肾三脏气化功能失常所致,若施治得法,一般预后较佳。本病之转归,可概括为脏腑之间和寒热虚实之间的转化。在脏腑方面,常为脾病及肺、脾病及肾、肺病及肾等。若肾气亏虚,不能化气行水,津液变成饮证,则可出现凌心射肺犯脾之证。在寒热虚实转化方面,新病多实,内伤久病多虚。反复外感容易导致内伤,内伤久病容易招致外感,故常见虚实兼见之证。本病以正虚为本,邪实为标,阴凝饮聚为病之常,日久化热蕴痰为病之变。若痰夹瘀血,可成窠囊,往往病情缠绵,多年不愈,不可不慎。

2. 预防和护理　针对本病的发病原因,对本病的预防,要注意增强体质抗病能力;居住地要保持干燥,避免湿邪之侵袭,避风寒,慎起居,怡情志,不恣食生冷,不暴饮、暴食,保持脾胃功能的正常。

患病后,应及时治疗,以臻早日康复。痰饮患者忌硬食,少食、多餐,以温热饮食为宜;支饮、悬饮患者应注意保暖,保持室内通风;咳喘痰饮多者,宜取半卧位,帮助其排痰,保持呼吸通畅;悬饮患者,尚应多多卧床休息,在治疗后期注意让患者经常变换体位,轮换采取健侧卧、仰卧、伏卧等睡姿,每次20分钟,每日1次或2次,以有助于流通气血,减轻疼痛。溢饮患者宜进低盐饮食。

【按评】　饮证是临床较为常见的病证之一。可见于某些疾病的早期,较多的则见于某些疾病的晚期。其常规疗法不外乎肌内注射、输液、内服药物为主。近些年来,又开展了敷贴药物的外治疗法来治疗饮证,尤多用于痰饮证的治疗,但其疗效却不十分理想。穴位与全息注射疗法集药物、针灸于一身,具有双重治疗功用,并具有药力持续长久、不良反应少、疗效高、疗程短等的诸多优点,为临床治疗饮证增加了一条具有特色疗法的新途径,故值得临床上进一步推广应用。

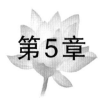

# 第5章

# 西医病症

## 第一节　急性上呼吸道感染

急性上呼吸道感染是鼻、鼻咽或咽、喉部急性炎症的总称,是呼吸道最常见的一种传染性疾病。大多数(80%以上)是由病毒所引起,少数为细菌所致。临床上以发热、恶寒、痛、鼻塞、喷嚏、流泪、流涕、咽痛、咳嗽、声嘶、呼吸不畅等症状为特征。

急性上呼吸道感染全年皆可发病,但以冬、春两季较多;可通过含有病原体的飞沫或被污染的用具传播。多数为散发性发生,常在气候突变时流行。引起本病的病毒种类较多,人体对各种病毒感染产生的免疫力较弱和短暂,且无交叉免疫,同时由于在健康人群中有携带病毒者,故一个人在一年内可有多次发病。

急性上呼吸道感染,属中医学"感冒""温病"等病证范畴。

【病因病机】

1. 中医学病因病机　中医学认为,急性上呼吸道感染是由于六淫邪毒侵犯人体而致病。以风邪为主因,风邪之首,在不同的季节往往与当令之时气相合而伤人。如冬季多属风寒、春季多属风热、夏季多夹暑湿、秋季多兼燥气,梅雨季节多夹湿邪。一般以风寒、风热两者为多,夏令暑湿之邪亦能杂感为病。若四时六气失常,"春时应暖而反寒,夏时应热而反冷,秋时应凉而反热,冬时应寒而反温",则感而发病。非时之气夹时行邪毒而伤人,则更易引起发病,且不限于季节性,病情多重,往往互为传染流行。

外邪侵袭后发病与否还与人体御邪能力的强弱有密切关系。如人体正气不足,御邪能力减弱或将息失宜,过度疲劳之后,腠理疏懈,卫气不固,则极易为外邪所客,内外相互影响而发病。

外邪入侵的途径多由肺卫而入,其病变部位也常局限于肺卫。故《杂病源流犀烛·感冒源流》曰:"风邪袭人,不论何处感受,必内归于肺。"肺主呼吸,气道为出入升降的通路,喉为其系,开窍于鼻,外合皮毛,司职卫外,性属娇脏,不耐邪侵。若卫阳被遏,营卫失和,邪正相争,可出现恶寒、发热等卫表之证。外邪犯肺,则气道受阻,肺气失于宣肃,则见咳嗽、鼻塞等肺系之证。而时邪感冒,应其感受时邪较重,故全身症状较为明显。另外,若体质较强者,一般仅侵袭于肺卫,多以表证为主,图治较易,收效较快;若年老体弱者,抗邪能力较差,外邪也可由表而入里,则症状加重,甚则变生他病。

2. 西医学病因病理　　西医学认为,急性上呼吸道感染可由病毒和细菌所引起。病毒引起者占80%以上。引起急性上呼吸道感染的病毒,其不同的种、型可达上百种。最常见的为鼻病毒,其他尚有流感病毒(甲、乙、丙型)、副流感病毒、呼吸道合胞病毒、腺病毒、艾柯病毒、柯萨奇病毒等。人体感染以鼻病毒为主,小儿则以副流感病毒和呼吸道合胞病毒为多。细菌感染可直接感染或继发于病毒感染之后,以溶血性链球菌最为多见,其次为流感嗜血杆菌、肺炎链球菌和葡萄球菌等。偶见革兰阴性杆菌。临床主要表现为鼻炎、咽喉炎或扁桃体炎。

【诊断要点】

1. 症状与体征

(1)普通感冒:俗称"伤风",又称急性鼻炎或上呼吸道卡他,以鼻咽部卡他症状为主要表现。成年人多数为鼻病毒引起,其次为副流感病毒、呼吸道合胞病毒、艾柯病毒、柯萨奇病毒等。起病较急,初期有咽干、咽痒或烧灼感。发病同时或数小时后,可有喷嚏、鼻塞、流清水样鼻涕,2～3日后变稠。可伴咽痛,有时由于耳咽管炎而使听力减退,也出现流泪、味觉迟钝、呼吸不畅、声嘶、时有咳嗽等症状。一般无发热及全身症状,或仅有低热、不适、轻度畏寒和头痛。检查可见鼻腔黏膜充血、水肿、有分泌物,咽部轻度充血。

(2)病毒性咽炎、喉炎:急性病毒性咽炎的临床特征为咽部发痒和灼热感,疼痛不持久,也不突出。流感病毒和副流感病毒感染时可伴有发热和乏力。体检咽部明显充血和水肿,可见颌下淋巴结肿大且触痛。

急性病毒性喉炎的临床特征为声嘶、讲话困难、咳嗽时咽痛,常有发热、咽痛或咳嗽。体检可见喉部水肿、充血,局部淋巴结明显肿大和触痛。

(3)流行性感冒:常发生于流行季节,有流行人群接触史。起病急,全身症状较重,高热、全身酸痛,眼结膜炎症明显。但鼻咽部症状较轻。

(4)疱疹性咽峡炎:常由柯萨奇病毒A引起,表现为明显咽痛、发热。检查可见咽充血,软腭、咽及扁桃体表面有灰白色疱疹及浅表溃疡,周围有红晕。

(5)咽、结膜炎:主要由腺病毒、柯萨奇病毒等引起。临床表现有发热、咽痛、畏光、流泪,咽及眼结膜明显充血。

(6)细菌性咽-扁桃体炎:多由溶血性链球菌引起,其次为流感嗜血杆菌、肺炎球菌、葡萄球菌等引起。起病急,明显咽痛、畏寒、发热,体温可达39℃以上。检查可见咽部明显充血,扁桃体肿大、充血,表面有黄色点状渗出物,颌下淋巴结肿大、压痛。

2. 常见并发症　急性上呼吸道感染的并发症常为继发性细菌感染,可引起急性鼻窦炎、中耳炎、气管-支气管炎、慢性支气管炎急性发作。部分患者还可并发风湿病、肾炎、心肌炎、结缔组织病等。

3. 实验室和其他辅助检查

(1)血常规检查:病毒性感染见白细胞计数正常或偏低,淋巴细胞比例可升高。细菌感染有白细胞计数与中性粒细胞增多和核左移现象。

(2)病毒和病毒抗体的测定:取鼻咽部分泌物或咽拭子,视需要可用免疫荧光法(IFT)、酶联免疫吸附检测法(EIISA)、血清学诊断等方法作病毒分离与鉴定,以判断病毒的类型,区别病毒和细菌感染。

(3)细菌培养:取痰或咽拭子培养以判断致病细菌类型,选择敏感药物。

4. 鉴别诊断　需与急性病毒性支气管炎、肺炎、变应性鼻炎、急性传染病的前驱期相鉴别。

【中医证型】

1. 风寒型　恶寒重、发热轻,无汗,头痛,肢节酸痛,鼻塞声重,时流清涕,喉痒,咳嗽、咳痰稀薄色白,口不渴或喜热饮,舌苔薄白而润,脉浮或脉紧。

2. 风热型　身热较著,微见恶风,汗出不畅,头胀而痛;咳嗽,痰黏或黄,咽燥或咽喉乳蛾红肿疼痛,鼻塞,流黄浊涕,口渴欲饮,舌苔薄白微黄、舌边尖红,脉象浮数。

3. 暑湿型　暑天外感,身热,微恶风,汗少,肢体酸重或疼痛,头昏重、胀痛,咳嗽痰黏,鼻流浊涕,心烦,口渴,或口中黏腻,渴不多饮,胸闷,呕恶,小便短赤,舌苔薄黄而腻,脉濡数。

4. 气虚型　素体虚弱,外感之后,恶寒较甚,发热,身汗自出,身楚倦怠,短气乏力,咳痰无力,舌质淡、苔白,脉浮无力。

5. 阴虚型　素体阴虚,感受外邪之后,身热,微恶风寒,汗少,头晕,心烦,口干,干咳少痰,舌质红、苔少,脉细数。

6. 阳虚型　素体阳虚,头痛,恶寒、身热,热轻寒重,无汗肢冷,倦怠嗜卧,面色苍白,语声低微,咳痰稀薄,舌质淡胖、苔白,脉沉无力。

7. 血虚型　平素阴血亏虚,感受外邪,身热头痛,微寒无汗,面色不华,唇甲色淡,心悸头晕,舌质淡、苔白,脉细或浮而无力。

【治疗方法】

(一)穴位注射疗法

1. 笔者经验

方法1

[临证取穴]　曲池(双)。

[选用药物]　①柴胡注射液 1～2ml；②银黄注射液 1～2ml；③鱼腥草注射液 1～2ml。

[具体操作]　每次均取双侧穴位。按穴位注射操作常规进行,穴位皮肤常规消毒,采用 1ml 或 2ml 一次性使用无菌注射器连接 6 号或 6.5 号注射针头,抽取其中 1 种药液,快速进针刺入皮下,稍做提插,待有酸、麻、胀或放射样等针感得气时,经回抽无血后,将上述药液徐缓注入。每次每穴注射 0.5～1.0ml,每日注射 2 次,3 日为 1 个疗程。

[主治与疗效]　主治急性上呼吸道感染,证见外感风热、热势较高者。笔者临床应用该方法共治疗急性上呼吸道感染,证见外感风热,热势较高患者 557 例,临床治愈 498 例,占 89.41%;显效 40 例,占 7.18%;有效 19 例,占 3.41%。所治患者全部获效。

**方法 2**

[临证取穴]　主穴:取列缺、迎香、支正、风门、风池、合谷。配穴:风寒夹湿者,加阴陵泉、尺泽;兼见气滞者,加肝俞、阳陵泉;气虚兼感风寒者,加膏肓、足三里;背身疼痛者,加肺俞、大杼。

[选用药物]　灭菌注射用水 5ml。

[具体操作]　每次取主、配穴共 5 穴一侧,左右两侧穴位轮换交替使用;配穴随证选取。按穴位注射操作常规进行,穴位皮肤常规消毒,采用 5ml 一次性使用无菌注射器连接 6 号或 6.5 号注射针头,抽取上述药液,快速进针刺入皮下,稍做提插,待有酸、麻、胀痛或放射样等针感得气时,经回抽无血后,将上述药液徐缓注入。每次每穴注射 1ml,每日注射 2 次,5～7 次为 1 个疗程。

[主治与疗效]　主治急性上呼吸道感染,证属风寒型。笔者临床应用该方法共治疗急性上呼吸道感染,证属风寒型患者 643 例,临床治愈 595 例,占 92.53%;显效 35 例,占 5.44%;有效 13 例,占 2.02%。所治患者全部获效。

**方法 3**

[临证取穴]　主穴:取尺泽、鱼际、曲池、内庭、大椎、外关。配穴:暑热者,加中脘、足三里。

[选用药物]　板蓝根注射液 3～4ml。

[具体操作]　每次主、配穴共 3～4 穴一侧,左右两侧穴位轮换交替使用。按穴位注射操作常规进行,穴位皮肤常规消毒,采用 5ml 一次性使用无菌注射器连接 6 号或 6.5 号注射针头,抽取上述药液,快速进针刺入皮下,稍做提插,待有酸、麻、胀痛或放射样等针感得气时,经回抽无血后,将上述药液徐缓注入。每次每穴注射 1ml,每日注射 2 次,3～5 次为 1 个疗程。

[主治与疗效]　主治急性上呼吸道感染,证属风热型者。笔者临床应用该方法共治疗急性上呼吸道感染,证属风热型患者 207 例,临床治愈 169 例,占

81.64％；显效 28 例,占 13.53％；有效 10 例,占 4.83％。所治患者全部获效。

**方法 4**

[临证取穴]　孔最、合谷、中脘、足三里。

[选用药物]　盐酸消旋山莨菪碱(654-2)注射液 10mg(1ml),加灭菌注射用水 3ml 混合均匀。

[具体操作]　每次均取一侧,左右两侧穴位轮换交替使用。按穴位注射操作常规进行,穴位皮肤常规消毒,采用 5ml 一次性使用无菌注射器连接 6 号或 6.5 号注射针头,抽取上述混合药液,快速进针刺入皮下,稍做提插,待有酸、麻、胀痛或放射样等针感得气时,经回抽无血后,将上述药液徐缓注入。每次每穴注射 1ml,每日注射 1 次或 2 次,3～5 次为 1 个疗程。

[主治与疗效]　主治急性上呼吸道感染,证属暑湿型者。笔者临床应用该方法共治疗急性上呼吸道感染,证属暑湿型患者 169 例,临床治愈 128 例,占 75.74％；显效 32 例,占 18.93％；有效 9 例,占 5.33％。所治患者全部获效。

**方法 5**

[临证取穴]　大椎、肺俞(双)、足三里(双)。

[选用药物]　10％～20％黄芪注射液 5ml。

[具体操作]　大椎穴每次必取;肺俞、足三里穴均取双侧。按穴位注射操作常规进行,穴位皮肤常规消毒,采用 5ml 一次性使用无菌注射器连接 6 号或 6.5 号注射针头,抽取上述药液,快速进针刺入皮下,稍做提插,待有酸、麻、胀痛或放射样等针感得气时,经回抽无血后,将上述药液徐缓注入。每次每穴注射 1ml,每日注射 1 次,7～10 次为 1 个疗程。

[主治与疗效]　主治急性上呼吸道感染,证属肺气虚型者。笔者临床应用该方法共治疗急性上呼吸道感染,证属肺气虚型患者 102 例,临床治愈 82 例,占 80.39％；显效 15 例,占 14.71％；有效 5 例,占 4.90％。所治患者全部获效。

2. 临床采菁

**方法 1**

[临证取穴]　大椎。

[选用药物]　50％当归注射液 0.4ml。

[具体操作]　每次独取大椎穴。按穴位注射操作常规进行,穴位皮肤常规消毒,采用 1ml 一次性使用无菌注射器连接 6 号或 6.5 号注射针头,抽取上述药液,快速进针刺入皮下,稍做提插,待有酸、麻或胀痛等针感得气时,经回抽无血后,将上述药液徐缓注入。每次每穴注射 0.4ml,每日注射 1 次,5～7 次为 1 个疗程。

[主治与疗效]　主治急性上呼吸道感染(普通感冒)。据罗和古等介绍,临床应用该方法共治疗急性上呼吸道感染(普通感冒)患者 50 例,所治患者全部获愈。

**方法2**

[临证取穴] 主穴:风热型者,取大椎、外关;风寒型者,取风门、列缺。配穴:咳嗽痰多者,加肺俞、丰隆。

[选用药物] 鱼腥草注射液2~4ml。

[具体操作] 按临床证型选取主穴,配穴随症选取。每次均取一侧,左右两侧穴位轮换交替使用。按穴位注射操作常规进行,穴位皮肤常规消毒,采用2ml或5ml一次性使用无菌注射器连接6号或6.5号注射针头,抽取上述药液,快速进针刺入皮下,稍做提插,待有酸、麻或胀等针感得气时,经回抽无血后,将上述药液徐缓注入。每次每穴注射1ml,每日注射1次,3~5次为1个疗程。

[主治与疗效] 主治急性上呼吸道感染(普通感冒)。据夏维报道,临床应用该方法共治疗急性上呼吸道感染(普通感冒)患者22例,临床治愈9例,占40.91%;有效9例,占40.91%;无效4例,占18.18%。总有效率达81.82%。又据罗和古等介绍,临床应用该方法共治疗急性上呼吸道感染(普通感冒)患者50例,获效48例,总有效率达96%。

**方法3**

[临证取穴] 迎香(双)、肺俞(双)。

[选用药物] 维$D_2$果糖酸钙(维丁胶性钙)注射液1ml。

[具体操作] 每次1穴双侧,2穴轮换交替使用。按穴位注射操作常规进行,穴位皮肤常规消毒,采用1ml一次性使用无菌注射器连接6号注射针头,抽取上述药液,快速进针刺入皮下,稍做提插,待有酸、麻或胀痛等针感得气时,经回抽无血后,将上述药液徐缓注入。每次每穴注射0.5ml,隔日注射1次,5次为1个疗程。

[主治与疗效] 主治急性上呼吸道感染(普通感冒)。据罗和古等介绍,临床应用该方法共治疗急性上呼吸道感染(普通感冒)患者50例,其中发热患者38例,经1个疗程治疗后,各种症状皆得到缓解,平均治疗天数:咳嗽4.1日,流涕3日,鼻塞2.8日。与单纯用中药组相比较,其疗效有显著性差异。

**方法4**

[临证取穴] 大椎。

[选用药物] 20%(人)胎盘组织液1ml。

[具体操作] 每次独取大椎穴。按穴位注射操作常规进行,穴位皮肤常规消毒,采用1ml或2ml一次性使用无菌注射器连接6号或6.5号注射针头,抽取上述药液,快速进针刺入皮下,稍做提插,待有酸、麻或胀痛等针感得气时,经回抽无血后,将上述药液徐缓注入。每次每穴注射1ml,每日注射1次,5次为1个疗程。

[主治与疗效] 防治急性上呼吸道感染(普通感冒)。据罗和古等介绍,临床应用该方法共防治急性上呼吸道感染(普通感冒)患者400例,近期观察214例。当日及次日症状减轻者占71.5%;其中33例急症患者(体温38~40℃),经注射治

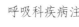

疗后4～12小时,体温降至正常者有25例。在随访的126例患者中,有119例患者在半年到5年内未见发病。

**方法5**

[临证取穴] 足三里(双)。

[选用药物] 柴胡注射液2ml、利巴韦林(三氮唑核苷)注射液0.1g(1ml)混合均匀。

[具体操作] 独取双侧足三里穴。按穴位注射操作常规进行,穴位皮肤常规消毒,采用5ml一次性使用无菌注射器连接6号或6.5号注射针头,抽取上述混合药液,快速进针刺入皮下,稍做提插,待有酸、麻、胀或放射样等针感得气时,经回抽无血后,将上述混合药液徐缓注入。每次每穴注射1.5ml,每日注射2次,3日为1个疗程。

[主治与疗效] 主治急性上呼吸道感染(普通感冒)。据徐元忠报道,临床应用该方双法共治疗急性上呼吸道感染(普通感冒)患者318例,临床治愈223例,占70.13%;有效78例,占24.53%;无效17例,占5.35%。总有效率达94.65%。

**方法6**

[临证取穴] 天突。

[选用药物] 鱼腥草注射液2ml。

[具体操作] 独取天突穴。按穴位注射操作常规进行,穴位皮肤常规消毒,采用2ml一次性使用无菌注射器连接6号或6.5号注射针头,抽取上述药液,快速进针先直刺0.2寸(同身寸),再向下沿胸骨后成30°迅速斜刺1~2寸(同身寸),嘱患者做吞咽动作,如觉喉部似有鱼刺阻塞感,再缓慢注入药液1～2ml,每日注射1次或2次,7日为1个疗程。

[主治与疗效] 主治急性上呼吸道感染。据罗和古等报道,临床应用该方法共治疗急性上呼吸道感染患者70例,临床治愈56例,占80.00%;好转5例,占7.14%;无效9例,占12.86%。总有效率达87.14%。

**方法7**

[临证取穴] 大椎、足三里(双)。

[选用药物] 鱼腥草注射液3ml。

[具体操作] 大椎穴每次必取,足三里穴取双侧。按穴位注射操作常规进行,穴位皮肤常规消毒,采用5ml一次性使用无菌注射器连接6号或6.5号注射针头,抽取上述药液,快速进针刺入皮下,稍做提插,待有酸、麻、胀痛或放射样等针感得气时,经回抽无血后,将上述药液徐缓注入。每次每穴注射1ml,每日注射1次,5～7次为1个疗程。并配合艾灸疗法一起治疗。

[主治与疗效] 主治急性上呼吸道感染(风热型感冒)。据罗和古等介绍,临床应用该方法共治疗急性上呼吸道感染(风热型感冒)患者87例,经3次治疗后,

临床治愈 80 例,占 91.95%;显效 4 例,占 4.60%;有效 3 例,占 3.45%。所治患者全部获效。

**方法 8**

[临证取穴]　主穴:取大椎、合谷。配穴:发热者,加曲池;咽喉炎、扁桃体炎者,加扁桃穴(位于颈部舌骨两侧末端,稍外侧处)。

[选用药物]　灭菌注射用水 3~5ml。

[具体操作]　主穴每次均取,配穴随症选取。按穴位注射操作常规进行,穴位皮肤常规消毒,采用 5ml 一次性使用无菌注射器连接 4.5 号或 5 号皮试用注射针头,抽取上述药液,大椎穴刺入 1.5cm,注射上述药液 1~2ml;合谷穴刺入 2~3cm,注射上述药液 0.5~1.0ml;扁桃穴刺入 0.5~0.8cm,注射上述药液 0.3~0.5ml。每日注射 1 次或 2 次,共治疗 2~8 日。

[主治与疗效]　主治急性上呼吸道感染(普通感冒)。据张生理报道,临床应用该方法共治疗急性上呼吸道感染(普通感冒)患者 592 例,临床治愈 508 例,占 85.81%;好转 57 例,占 9.63%;无效 27 例,占 4.56%。总有效率达 95.44%。

**方法 9**

[临证取穴]　两侧肩井穴附近寻找敏感点。

[选用药物]　阿尼利定(安痛定)注射液 2ml。

[具体操作]　先在两侧肩井穴附近寻找敏感点,做好取穴标记。按穴位注射操作常规进行,穴位皮肤常规消毒,采用 2ml 一次性使用无菌注射器连接 6 号或 6.5 号注射针头,抽取上述药液,快速进针刺入皮下,稍做提插,待有酸、麻、胀痛或放射样等针感得气时,经回抽无血后,将上述药液徐缓注入。其中,全头痛者,两侧敏感点各注射 1ml;单侧头痛者,于患侧注射药液 1.5ml,健侧注射药液 0.5ml。每日注射 1 次,5~7 次为 1 个疗程。

[主治与疗效]　主治外感头痛。据孔继铭报道,临床应用该方法治疗外感头痛患者,所治患者取效颇佳。

**方法 10**

[临证取穴]　曲池(双)。

[选用药物]　柴胡注射液 2ml。

[具体操作]　每次均取双侧穴位。按穴位注射操作常规进行,穴位皮肤常规消毒,采用 2ml 一次性使用无菌注射器连接 6 号或 6.5 号注射针头,抽取上述药液,快速进针刺入皮下,稍做提插,待有酸、麻、胀或痛等针感得气时,经回抽无血后,将上述药液徐缓注入,每次每穴注射 1ml。然后在大椎穴行刺络拔罐疗法。每日治疗 1 次,3~5 次为 1 个疗程。

[主治与疗效]　主治外感发热。据李健东报道,临床应用该方法治疗外感发热患者,所治患者均取得了良效。

3. 验方荟萃

**方法 1**

[临证取穴]　主穴:取风门、大椎、外关、迎香、尺泽。配穴:风寒型者,加列缺、支正、风池、合谷、肩井;风热型者,加鱼际、曲池、内庭;暑湿型者,加孔最、中脘、足三里;气虚型者,加气海、膏肓;阳虚型者,加肾俞、命门、关元;血虚型者,加血海、脾俞、胃俞;阴虚型者,加肺俞、复溜。

[选用药物]　利巴韦林注射液 0.5g(5ml)。

[具体操作]　每次取主、配穴共 5 穴,均取一侧,左右两侧穴位轮换交替使用。按穴位注射操作常规进行,穴位皮肤常规消毒,采用 5ml 一次性使用无菌注射器连接 6 号或 6.5 号注射针头,抽取上述药液,快速进针刺入皮下,稍做提插,待有酸、麻、胀痛或放射样等针感得气时,经回抽无血后,将上述药液徐缓注入。每次每穴注射 1ml,每日注射 1 次,5～7 次为 1 个疗程。

[主治与疗效]　主治急性上呼吸道感染(普通感冒)。

**方法 2**

[临证取穴]　大椎、风门(双)、肺俞(双)。

[选用药物]　利巴韦林注射液 0.5g(5ml)。

[具体操作]　大椎穴每次均取,风门、肺俞穴均取双侧。按穴位注射操作常规进行,穴位皮肤常规消毒,采用 5ml 一次性使用无菌注射器连接 6 号或 6.5 号注射针头,抽取上述药液,快速进针刺入皮下,稍做提插,待有酸、麻或胀等针感得气时,经回抽无血后,将上述药液徐缓注入。每次每穴注射 0.1g(1ml),每日注射 1 次或 2 次,3～5 次为 1 个疗程。

[主治与疗效]　主治急性上呼吸道感染(普通感冒)。

**方法 3**

[临证取穴]　风池、定喘、尺泽(均双)。

[选用药物]　板蓝根注射液 2～3ml。

[具体操作]　嘱患者取坐位,充分显露注射部位。每次均取双侧穴位。按穴位注射操作常规进行,穴位皮肤常规消毒,采用 2ml 或 5ml 一次性使用无菌注射器连接 6 号或 6.5 号注射针头,抽取上述药液,快速进针刺入皮下,稍做提插,待有酸、麻或胀等针感得气时,经回抽无血后,将上述药液徐缓注入。每次每穴注射 0.3～0.5ml,每日注射 1 次或 2 次,3～5 日为 1 个疗程。

[主治与疗效]　主治急性上呼吸道感染,证属风热型者。

**方法 4**

[临证取穴]　大椎。

[选用药物]　20%(人)胎盘组织液 2 支(4ml)。

[具体操作]　每次独取大椎穴。按穴位注射操作常规进行,穴位皮肤常规消

毒,采用 5ml 一次性使用无菌注射器连接 5 号或 5.5 号长注射针头,抽取上述药液,成 45°快速进针刺入 3cm(小儿酌减),稍做提插,待有酸、麻、胀或痛等针感得气时,经回抽无血后,将上述药液徐缓注入。早期感冒者,用药 2 支(4ml),每日注射 1 次,连续注射 2～3 次;感冒后有合并感染者,用药 2 支(4ml),每日注射 1 次,连续注射 2～3 次后,再隔日注射 1 次,10 次为 1 个疗程。

　　[主治与疗效]　主治急性上呼吸道感染,证属体虚型者。

　　**方法 5**

　　[临证取穴]　风池(双)。

　　[选用药物]　①鱼腥草 2～4ml;②板蓝根注射液 2～4ml。

　　[具体操作]　每次均取双侧风池穴。按穴位注射操作常规进行,穴位皮肤常规消毒,采用 2ml 或 5ml 一次性使用无菌注射器连接 6 号或 6.5 号注射针头,抽取上述 1 种药液,快速进针刺入皮下,稍做提插,待有酸、麻或胀等针感得气时,经回抽无血后,将上述药液徐缓注入。每次每穴注射 1～2ml,隔日注射 1 次,3～5 次为 1 个疗程。

　　[主治与疗效]　主治急性上呼吸道感染,证属风热型者。

　　**方法 6**

　　[临证取穴]　主穴:风寒型者,取双侧曲池;风热型者,取一侧曲池;体虚型者,取一侧足三里、曲池。配穴:咳嗽者,加天突。

　　[选用药物]　①阿尼利定(安痛定)注射液 2ml、柴胡注射液 2ml 混合均匀,用于风寒型;②阿尼利定(安痛定)注射液 2ml、鱼腥草注射液 2ml 混合均匀,用于风热型;③20%(人)胎盘组织液 2ml,加阿尼利定(安痛定)注射液 2ml 或柴胡注射液 2ml 混合均匀,用于体虚型;④鱼腥草注射液 2ml,用于咳嗽者。

　　[具体操作]　每次按临床证型与症状选取穴位与药物。按穴位注射操作常规进行,穴位皮肤常规消毒,采用 5ml 一次性使用无菌注射器连接 6 号或 6.5 号注射针头,抽取上述药液,快速进针刺入皮下,稍做提插,待有酸、麻、胀痛或放射样等针感得气时,经回抽无血后,将上述药液徐缓注入。每日注射 1 次或 2 次,3～5 次为 1 个疗程。

　　[主治与疗效]　主治急性上呼吸道感染(普通感冒)。

　　**方法 7**

　　[临证取穴]　风门、肺俞、大椎、合谷。

　　[选用药物]　①板蓝根注射液 2ml;②柴胡注射液 2ml。

　　[具体操作]　每次选 2 穴一侧,4 穴两侧穴位轮换交替使用。按穴位注射操作常规进行,穴位皮肤常规消毒,采用 2ml 一次性使用无菌注射器连接 6 号或 6.5 号注射针头,抽取上述 1 种药液,快速进针刺入皮下,稍做提插,待有酸、麻、胀痛或放射样等针感得气时,经回抽无血后,将上述药液徐缓注入。每次每穴注射 1ml,

每日注射 1 次或 2 次,5～7 次为 1 个疗程。

［主治与疗效］　主治流行性感冒。

**方法 8**

［临证取穴］　肺俞(双)、定喘(双)。

［选用药物］　鱼腥草注射液 2～4ml。

［具体操作］　每次均取双侧穴位。按穴位注射操作常规进行,穴位皮肤常规消毒,采用 2ml 或 5ml 一次性使用无菌注射器连接 6 号或 6.5 号注射针头,抽取上述药液,快速进针刺入皮下,稍做提插,待有酸、麻或胀等针感得气时,经回抽无血后,将上述药液徐缓注入。每次每穴注射 0.5～1.0ml,每日注射 1 次,2～4 次为 1 个疗程。一般治疗 1～2 个疗程即可。

［主治与疗效］　主治急性上呼吸道感染,咳嗽偏重者。

**方法 9**

［临证取穴］　风池、风门、外关。

［选用药物］　①维生素 $B_1$ 注射液 100mg(2ml);②5％当归注射液 2ml。

［具体操作］　每次取一侧,左右两侧穴位轮换交替使用。按穴位注射操作常规进行,穴位皮肤常规消毒,采用 2ml 一次性使用无菌注射器连接 6 号或 6.5 号注射针头,抽取上述 1 种药液,快速进针刺入皮下,稍做提插,待有酸、麻或胀痛等针感得气时,经回抽无血后,将上述药液徐缓注入。每次每穴注射 0.3～0.5ml,每日注射 1 次,7 次为 1 个疗程。

［主治与疗效］　主治急性上呼吸道感染(普通感冒)。

**方法 10**

［临证取穴］　曲池(双)。

［选用药物］　10％葡萄糖注射液 2ml。

［具体操作］　每次均取双侧穴位。按穴位注射操作常规进行,穴位皮肤常规消毒,采用 2ml 一次性使用无菌注射器连接 6 号或 6.5 号注射针头,抽取上述药液,快速进针刺入皮下,稍做提插,待有酸、麻、胀或放射样等针感得气时,经回抽无血后,将上述药液徐缓注入。每次每穴注射 1ml,每日注射 1 次或 2 次,5 日为 1 个疗程。

［主治与疗效］　主治急性上呼吸道感染。

**方法 11**

［临证取穴］　①风寒型者,取大椎、风池、风门、肺俞、合谷;②风热型者,取大椎、曲池、鱼际、外关、三商[位于拇指尺、桡侧及正中各距甲根 0.1 寸(同身寸)处]。

［选用药物］　①复方大青叶注射液 2～6ml;②银黄注射液 2～6ml;③0.9％氯化钠(生理盐水)2～4ml;④敏感抗生素溶液 2～4ml。

［具体操作］　每次随证选取 2～3 穴及药液。按穴位注射操作常规进行,穴位

皮肤常规消毒,采用 2~10ml 一次性使用无菌注射器连接 5.5 号或 6 号注射针头,抽取上述 1 种药液,快速进针刺入皮下,稍做提插,待有酸、麻、胀痛或放射样等针感得气时,经回抽无血后,将上述药液徐缓注入。中草药制剂每次每穴注射 1~2ml,③药与④药用原剂量的 1/5~1/2,每日或隔日注射 1 次,5~7 次为 1 个疗程。

[主治与疗效]　主治急性上呼吸道感染(普通感冒)。

**方法 12**

[临证取穴]　风池、外定喘。

[选用药物]　①维生素 $B_1$ 注射液 100mg(2ml);②5％当归注射液 2ml。

[具体操作]　每次取一侧,左右两侧穴位轮换交替使用。按穴位注射操作常规进行,穴位皮肤常规消毒,采用 2ml 一次性使用无菌注射器连接 6 号或 6.5 号注射针头,抽取上述 1 种药液,快速进针刺入皮下,稍做提插,待有酸、麻、胀痛或放射样等针感得气时,经回抽无血后,将上述药液徐缓注入。每次每穴注射 1ml,每日或隔日注射 1 次,10 次为 1 个疗程,疗程间相隔 5~7 日。

[主治与疗效]　主治急性上呼吸道感染(普通感冒)。

**方法 13**

[临证取穴]　曲池(双)。

[选用药物]　①柴胡注射液 2~4ml;②银黄注射液 2~4ml;③鱼腥草注射液 2~4ml。

[具体操作]　每次均取双侧穴位。按穴位注射操作常规进行,穴位皮肤常规消毒,采用 2ml 或 5ml 一次性使用无菌注射器连接 6 号或 6.5 号注射针头,抽取上述 1 种药液,快速进针刺入皮下,稍做提插,待有酸、麻、胀或放射样等针感得气时,经回抽无血后,将上述药液徐缓注入。每次每穴注射 0.5~1.0ml,每日注射 2 次,3 日为 1 个疗程。对感冒高热持续不退者,可相隔 2~4 小时注射 1 次,以挫热防变。

[主治与疗效]　主治感冒(急性上呼吸道感染)。

**方法 14**

[临证取穴]　①普通感冒(急性上呼吸道感染),主穴:取大椎、合谷(双);配穴:发热者,加曲池(双)。②急性咽喉炎及细菌性扁桃体炎,主穴:取大椎;配穴:发热者,加曲池(双);咽喉部症状严重者,配穴加扁桃穴(位于颈部,舌骨两侧末端稍外处)(双)。

[选用药物]　灭菌注射用水 2~5ml。

[具体操作]　每次随证(症)选取穴位。注射大椎穴时,嘱患者取端坐位;注射局部扁桃穴时,嘱患者取坐位头稍向后仰。按穴位注射操作常规进行,穴位皮肤常规消毒,采用 2ml 或 5ml 一次性使用无菌注射器连接 6 号或 6.5 号注射针头,抽取上述药液,快速进针刺入皮下,稍做提插,待有酸、麻、胀痛或放射样等针感得气时,经回抽无血后,由深至浅分层推注上述药液。其中大椎穴注射 1~2ml,双侧合谷

穴各注射 0.5～1.0ml,双侧扁桃穴各注射 0.3～0.5ml,每日注射 1 次或 2 次,直至症状、体征消失,痊愈为止。

［主治与疗效］ 主治急性上呼吸道感染(普通感冒)。

**方法 15**

［临证取穴］ 定喘(双)。

［选用药物］ 穿心莲注射液 4ml。

［具体操作］ 每次均取双侧穴位。按穴位注射操作常规进行,穴位皮肤常规消毒,采用 5ml 一次性使用无菌注射器连接 6 号或 6.5 号注射针头,抽取上述药液,快速进针刺入皮下,稍做提插,待有酸、麻或胀等针感得气时,经回抽无血后,将上述药液徐缓注入,每次每穴注射 2ml。并针刺大椎、肺俞(双)、列缺穴(双)。均每日治疗 1 次,5～7 次为 1 个疗程。

［主治与疗效］ 主治急性上呼吸道感染引起的咳嗽。

**方法 16**

［临证取穴］ 足三里。

［选用药物］ (人)胚胎组织液 1～2ml。

［具体操作］ 每次男取左穴,女取右穴,运用补法行针。按穴位注射操作常规进行,穴位皮肤常规消毒,采用 1ml 或 2ml 一次性使用无菌注射器连接 6 号或 6.5 号注射针头,抽取上述药液,快速进针刺入皮下,稍做提插,待有酸、麻、胀痛或放射样等针感得气时,经回抽无血后,将上述药液缓慢注入。每日注射 1 次,12 次为 1 个疗程。疗程间休息 3 日,再行下 1 个疗程的治疗。

［主治与疗效］ 主治上呼吸道感染,证属体虚型者。

**方法 17**

［临证取穴］ 大椎、曲池、风池、鱼际、外关。

［选用药物］ 复方大青叶注射液 1.5～3.0ml。

［具体操作］ 每次选 3 穴一侧,左右两侧穴位轮换交替使用。按穴位注射操作常规进行,穴位皮肤常规消毒,采用 2ml 或 5ml 一次性使用无菌注射器连接 6 号或 6.5 号注射针头,抽取上述药液,快速进针刺入皮下,稍做提插,待有酸、麻或胀等针感得气时,经回抽无血后,将上述药液徐缓注入。每次每穴注射 0.5～1.0ml,每日注射 1 次,3～5 次为 1 个疗程。

［主治与疗效］ 主治上呼吸道感染。

**方法 18**

［临证取穴］ 天突、肺俞、定喘。

［选用药物］ 硫酸链霉素粉针剂(过敏试验阴性者)1g,加灭菌注射用水 5ml 稀释混合均匀。

［具体操作］ 天突穴每次均取,肺俞、定喘穴取一侧,左右两侧穴位轮换交替

使用。按穴位注射操作常规进行,穴位皮肤常规消毒,采用5ml一次性使用无菌注射器连接6号或6.5号注射针头,抽取上述药液,快速进针刺入皮下,稍做提插,待有酸、麻、胀痛或放射样等针感得气时,经回抽无血后,将上述药液徐缓注入。每次每穴注射1ml,每日注射1次,5～7次为1个疗程。

[主治与疗效]　主治急性上呼吸道感染引起的顽固性咳嗽。

**方法19**

[临证取穴]　肺俞(双)。

[选用药物]　鱼腥草注射液2～4ml。

[具体操作]　每次均取双侧穴位。按穴位注射操作常规进行,穴位皮肤常规消毒,采用2ml或5ml一次性使用无菌注射器连接6号或6.5号注射针头,抽取上述药液,快速进针向脊柱方向斜刺,稍做提插,待有酸、麻或胀等针感得气时,经回抽无血后,将上述药液徐缓注入。每次每穴注射1～2ml(儿童酌减),每日注射1次,3～5次为1个疗程。

[主治与疗效]　主治急性上呼吸道感染。

**方法20**

[临证取穴]　肺俞(双);如疗程长,可与厥阴交替进行。

[选用药物]　灭菌注射用水2～4ml。

[具体操作]　每次均取双侧肺俞穴。按穴位注射操作常规进行,穴位皮肤常规消毒,采用2ml或5ml一次性使用无菌注射器连接6号或6.5号注射针头,抽取上述药液,快速进针刺入皮下,稍做提插,待有酸、麻、胀痛或放射样等针感得气时,经回抽无血后,将上述药液徐缓注入。初次每穴注射1ml,1小时后再注射2～3ml,连续注射7日;或待体温降至正常后,改为每日注射1次,直至痊愈。

[主治与疗效]　主治急性上呼吸道感染。

**方法21**

[临证取穴]　主穴:取合谷、肺俞。配穴:发热者,加大椎、曲池。

[选用药物]　①柴胡注射液2～4ml;②鱼腥草注射液2～4ml;③板蓝根注射液2～4ml。

[具体操作]　每次均取一侧,左右两侧穴位轮换交替使用;配穴随症选取。按穴位注射操作常规进行,穴位皮肤常规消毒,采用2ml或5ml一次性使用无菌注射器连接6号或6.5号注射针头,抽取上述1种药液,快速进针刺入皮下,稍做提插,待有酸、麻、胀痛或放射样等针感得气时,经回抽无血后,将上述药液徐徐注入。每次每穴注射0.5～1.0ml,每日注射1次或2次,5次为1个疗程。

[主治与疗效]　主治流行性感冒。

**方法22**

[临证取穴]　足三里(双)。

［选用药物］　核酪(酪蛋白水解物)注射液 2ml。

［具体操作］　每次均取双侧穴位。按穴位注射操作常规进行,穴位皮肤常规消毒,采用 2ml 一次性使用无菌注射器连接 6 号或 6.5 号注射针头,抽取上述药液,快速进针刺入皮下,稍做提插,待有酸、麻、胀或放射样等针感得气时,经回抽无血后,将上述药液徐缓注入。每次每穴注射 1ml,每日或隔日注射 1 次,5～7 次为1 个疗程。

［主治与疗效］　主治急性上呼吸道感染,证属体虚型者。

**方法 23**

［临证取穴］　耳穴:取肾上腺、皮质下(均双);体穴:取鱼际(双)。

［选用药物］　①维生素 C 注射液 250mg(2ml);②银黄注射液 2ml。

［具体操作］　每次均取双侧穴位。按穴位注射操作常规进行,穴位皮肤常规消毒,采用 2ml 一次性使用无菌注射器连接 6 号或 6.5 号注射针头,抽取上述 1 种药液,快速进针刺入皮下,稍做提插,待有酸、麻、胀痛或放射样等针感得气时,经回抽无血后,将上述药液徐缓注入。先注射耳穴,每次每穴注射 0.1ml;剩余药液(1.6ml)分别注入双侧鱼际穴,每次每穴注射 0.8ml,每日注射 1 次,3 次为 1 个疗程。

［主治与疗效］　主治普通感冒(急性上呼吸道感染)。

**(二)全息注射疗法**

**方法 1**

［临证取穴］　主穴:取耳穴感冒穴(位于对耳轮上脚上缘的微前方耳轮的边缘部)、肺、内鼻。配穴:风寒感冒型者,加气管、脾、胃;风热感冒型者,加耳尖、三焦。

［选用药物］　灭菌注射用水 1ml。

［具体操作］　每次取主、配穴共 3～4 穴。按全息注射操作常规进行,耳穴皮肤常规消毒,采用 1ml 一次性使用无菌注射器连接 5 号或 5.5 号注射针头,抽取上述药液,快速进针刺入耳穴内,稍做提插,待有酸、麻或胀痛等针感得气时,经回抽无血后,将上述药液徐缓注入。每次每穴注射 0.2～0.3ml,每日注射 1 次或 2 次,3～5 次为 1 个疗程。

［主治与疗效］　主治急性上呼吸道感染(普通感冒)。

**方法 2**

［临证取穴］　耳穴:取肺、气管、内鼻、咽喉、扁桃体、额(均双)。

［选用药物］　鱼腥草注射液 1ml。

［具体操作］　每次取双侧 2～3 穴。按全息注射操作常规进行,耳穴皮肤常规消毒,采用 1ml 一次性使用无菌注射器连接 5 号或 5.5 号皮试用注射针头,抽取上述药液,快速进针刺入耳穴,稍做提插,待有酸、麻、胀或痛等针感得气时,经回抽无血后,将上述药液徐缓注入。每次每穴注射 0.1～0.2ml,每日注射 1 次,5～7 次为

1个疗程。

[主治与疗效] 主治急性上呼吸道感染。

【辅助治疗】

1. 宜卧床休息,进清淡饮食。

2. 治疗后可进稀粥或多饮热水,以助发汗退热。发热时多饮开水以补充水分。

【预防与调理】 上呼吸道感染,其大多数患者是在机体抵抗力下降的情况下发生的,因此,平常要重视加强医疗体育锻炼活动,提高自身抵抗能力,并配合饮食调理、环境卫生等,可尽量减少感染机会及避免发病。

(一)预防

1. 加强医疗体育锻炼活动,提高机体的抗病能力是积极主动的防病措施。因体质虚弱,则抵抗力差而易患感冒,适当的户外活动及医疗体育锻炼活动,如晨走、慢跑、打太极拳、做保健操等运动,既可呼吸新鲜空气,吐故纳新,又可增强自身体质。然而在感冒流行期间,则应减少户外活动,尽量避免到公共场所,如电影院、剧场、百货公司(超市)等,以减少传播机会。

2. 注意保暖防寒。如天气变化之时,应做好防寒保暖工作,因劳累及受寒时,人体的抗病能力降低,平常留存在人体咽部(上呼吸道)的病毒、细菌,就会乘虚而入,侵犯人体而发病。老人、儿童及过度劳累者,对寒温适应能力较差,应适时增减衣服,避免受凉淋雨及过度疲劳。

此外,空调设备使室内外温差变大,体弱者亦难于适应这种温差变化。因此,空调房内温度不宜过低,长期在空调环境作息者,必须注意保暖防病。

3. 如遇感冒流行季节,可用食醋熏蒸的方法进行消毒。具体方法是:先将窗门户扇闭紧,每立方米的空间用食醋5ml,加水5ml放在砂锅或铝锅内,置于炉子上烧开,利用蒸气在室内熏蒸30分钟以上,可起消毒预防的作用。对于时行感冒,应注意患者的隔离工作,病室内每日用3%~5%来苏水擦地,每周用医用紫外线灯照射2次,以减轻空气的污染。亦可用食醋、药香、艾叶等熏蒸消毒。

4. 药物预防。在感冒流行期间,药物预防尤显得格外重要。普通感冒的预防,在冬季寒冷季节,可采用贯众、荆芥、紫苏叶各9g,甘草3g,以水煎后,1次服用,连服3日;如在夏令暑湿季节,可采用藿香、佩兰各6g,薄荷3g,金银花9g,以水煎后,代茶水饮服,连服3日;亦可取冬瓜(连皮)300g,薏苡仁30g,鲜荷叶1片,加水煎后,代茶水饮服,连服3日。对于流行性感冒的预防,可取贯众9g,板蓝根12g,甘草3g,以水煎后分服,连服3日。

(二)调理

1. 生活调理

(1)中医学认为,外界自然环境对患者的健康有很大的影响,罹患感冒之后,要保持室内、外的环境卫生和个人卫生,居室内应经常开窗通风,保持空气新鲜,要有充足的阳光照射居室。被褥应常洗晒,因感冒病毒及细菌可被自然界的紫外线和化学消毒剂所杀灭,使患者有一个良好的康复环境。

(2)罹患感冒之后,身体消耗较大,机体抵抗力下降,容易继发呼吸系统和其他系统的疾病,因此要重视和进行积极治疗,注意尽量充分休息,以减少身体的消耗,提高机体的抗病能力。外感发热时,热量及水分消耗较大,且易产生畏食、消化不良等症状,为了增强体质,使身体早日康复,应设法提高患者的食欲,给予易消化、高热量的流质或半流质饮食,如稀粥、牛奶、豆浆、菜汤、青菜汁、水果汁等,同时还应多饮水,补充热量及充足的水分,防止热病伤津。

2. 饮食调理

(1)感冒患者身体消耗较大,需要补充较多的营养与水分,但是由于疾病的影响,患者的脾胃功能一般较差,故而食物以水分充足、清淡可口、易消化、营养丰富之品为主,还又可食用生大蒜。因为清淡的饮食易消化,生大蒜又有杀菌、抗病毒的功用。凡是油腻、辛辣食物及烟、酒等刺激之品均应避免。

发热时要多饮白开水,防止热病伤津。食盐的摄入不宜过多,因感冒期间,水分的大量消耗而使尿量少,易于产生钠盐的积蓄。此外,糖类可产生高热量,亦可适当补充,但不要过多,尤其是合并消化不良的患者,以免产生胃肠道胀气。

(2)要适量补充蛋白质、注意饮食低脂肪:感冒时体质减弱,影响食欲,消化功能降低,应选用含丰富蛋白质而又易消化的食物,如牛奶、豆腐、豆浆、鱼类,尽量避免进食难于消化而油腻的食物,切忌贪食肥腻的鸡、鹅、鸭、油炸食品等,否则容易影响消化功能,变生他症,出现外感传里或合并其他病证,于治疗非常不利。

(3)补充多种维生素:感冒期间,维生素的吸收和合成减少,消耗量却大量增加,因此需求量比平常时要高得多些。此时应以维生素 $B_1$、维生素 C、维生素 A 为主,维生素 A 的必需量为每日 $2000\sim3000U$,维生素 $B_1$ 的需求量为每日 $2\sim3mg$,维生素 C 的需求量为每日 75mg,这些维生素皆存在于新鲜水果、蔬菜之中,应多食此类食物。据现代研究,维生素 A 含量较高的食物有胡萝卜、芥菜、菠菜、芹菜、南瓜等;维生素 B 含量较高的食物有粳米、豆类、花生、大豆芽等;维生素 C 含量较高的食物有西红柿(番茄)、芥菜、苦瓜、刺梨、山楂、柿子、苹果、草莓等。

(4)食疗方剂

①夏桑菊茶:夏枯草 12g,桑叶 12g,白菊花 15g。上药加水适量,待煮沸后,加食糖少许,搅拌均匀后,代茶水饮服,适量饮用。

此方剂具有辛凉解表、疏散风热的功效;适用于伤风、感冒,证属风热型者。

②紫苏姜蛋汤:鸡蛋 2 枚,鲜紫苏 30g,生姜 15g。将紫苏洗净,切成碎片;生姜去皮,洗净,切片。起油锅,煎鸡蛋,然后将蛋与紫苏、生姜一起放入瓦锅内,加清水适量,用武火煮沸后,再用文火煮 30 分钟,加入调味品后即成。随量饮用。

此方剂具有发散风寒、宣肺止咳的功用;适用于感冒,证属风寒型者。

③双花竹叶绿豆汤:金银花24g,淡竹叶10g,绿豆30g。先将金银花、淡竹叶洗净,用洁净的布包好。再将绿豆洗净,浸泡约30分钟,并与上药包好后一起放入锅内,加清水适量,先用武火煮沸后,再用文火煮约1小时,调味即成。随量饮用,亦可加入蜜糖少许,调服。

此方剂具有疏散风热、清热解毒的功效;适用于感冒,证属风热型或暑热型者。

④岗梅甘草瘦肉汤:猪瘦肉120g,岗梅根30g,甘草6g。先将岗梅根洗净,切成碎片;甘草切碎、洗净;猪瘦肉洗净。将上述用料一起置于锅内,加清水适量,先用武火煮沸后,再用文火煮约1小时,调味即成。食肉饮汤,随量饮服。

此方剂具有清热解毒、利咽止痛的功效;适用于流感、急性扁桃腺炎、咽喉炎,证属风热型者。

⑤冬瓜莲叶扁豆汤:冬瓜500g,白扁豆30g,鲜莲叶15g。先将扁豆、莲叶一起置于锅内,加清水适量,先用武火煮沸后,再下冬瓜,然后用文火连煮1～2小时,调味后即成。食瓜、豆饮汤,随量饮用。

此方剂具有清热解暑、去湿和胃的功效。适用于感冒,证属暑湿型者。

⑥无花果荸荠瘦肉汤:猪瘦肉250g,无花果30g,荸荠60g。先将无花果、荸荠(去皮)洗净,切成薄片;猪瘦肉洗净。将上述用料一起置于锅内,加清水适量,先用武火煮沸后,再用文火煮约2小时,调味后即成。可随量饮汤食肉。

此方剂具有疏风、清热、化痰的功效,适用于感冒,证属痰热型者。

3. 精神调理

(1)年老体弱的患者要认识到积极防治上呼吸道感染的重要性。生活要有规律,避免过劳,特别是夜间不要工作过度。

(2)上呼吸道感染患者首先要保证有足够的休息时间,积极治疗,不要掉以轻心。以免病情迁延难愈,变生它证。

(3)患者平常要坚持适当而有规律的医疗体育锻炼活动,以提高机体的抗病能力,避免诱发因素;罹患疾病后,最好在医生的指导下合理用药,切勿自己滥服感冒药或抗生素。

【按评】

1. 急性上呼吸道感染的病原体以病毒为主。西医西药目前使用最多的是抗病毒药物,但疗效并不确切,不良反应大,若使用免疫制剂,则费用昂贵,且因病毒种类繁多,临床应用受到限制。穴位注射疗法防治本病,具有疗效确切、不良反应小、费用低廉等特点,有很大的临床应用价值和开发前景。

2. 中草药制剂柴胡注射液,具有良好的解热与镇痛功用,退热作用平稳而持久;鱼腥草注射液具有抗菌消炎和提高免疫力的功用。

3. 西药利巴韦林(三氮唑核苷)注射液能抑制病毒及蛋白质合成,并能抑制病毒从细胞中释放。穴位注射可引起强烈的神经反射,阻断致热原对体温调节中枢的影响,恢复原有的动态平衡,使患者体温迅速趋于正常。

4. 临床诸多患者经 1 次穴位注射治疗后,待 1～2 小时热度即明显下降,头痛等伴随症状也会显著减轻或消失,使急性上呼吸道感染患者的疗程明显缩短,同时能提高人体的免疫能力。需要注意的是,在曲池穴做穴位注射时,往往使患者遗留较强的针感,需经过较长时间才能消退,故注射药液时宜缓慢推入,不宜过快。

穴位注射疗法对急性上呼吸道感染(普通感冒)具有较好的防治功用,可明显减轻各种临床症状并缩短病程。每次治疗后宜覆被保温,避免再感风寒。感冒期间应戒烟禁酒、戒行房事。

治疗期间,应多注意休息,多喝白开水。夏天可取藿香、佩兰等中药饮片泡茶饮用,以加强发汗解表的功用;冬季可煮生姜、大枣、红糖水,以助祛寒解表之功。

5. 感冒期间,可喝一些鸡汤,现代研究表明,鸡肉中含有人体所必需的多种氨基酸,蛋白质含量比猪肉、羊肉、鹅肉高出 1 倍以上,营养非常丰富,能增强人体对感冒的抵抗能力。鸡肉中还含有一些特殊物质,具有增强鼻咽部血液循环和鼻腔黏膜分泌的功用,对保持呼吸道畅通和清除呼吸道病毒,加速感冒痊愈具有较好的疗效。

6. 当身体内部产生发冷、怕风的感觉时,这就是感冒的前兆症状,应采取一些预防性措施。在此介绍一种预防方法:早上起床后,用冷水摩擦或用于洁布摩擦背部上方 20～30 次,直到背部发热为止。晚上临睡前再做 1 次,必收良效。

7. 患者平常应经常锻炼身体,以增强抗邪能力;居室内空气宜常流通;气候改变时,随时增减衣服,切勿汗出当风。饮食宜清淡,多食瓜果蔬菜,勿食油腻辛辣之品。

# 第二节　急性气管-支气管炎

急性气管-支气管炎,简称"急支"。是由病毒或细菌感染、物理化学刺激或过敏等造成气管-支气管黏膜的急性炎症性表现。常见于气候突变之时,多由上呼吸道感染所引起,且常为某些传染病,如麻疹、百日咳、白喉、伤寒等的早期症状,临床主要表现为咳嗽和咳痰,病愈后支气管黏膜可完全恢复正常。亦可发展为细支气管炎或支气管肺炎,或加重原有的呼吸系统疾病。

本病在中医学,属"外感咳嗽"等病证范畴。

【病因病机】

(一)中医学病因病机

中医学认为,急性气管-支气管炎的发生和发展,主要是外感六淫(风、寒、暑、湿、燥、火)之邪,侵犯于肺,致肺之肃降功能失调所致。《河间六书·咳嗽论》明确指出:"寒、暑、燥、湿、风、火六气,皆令人咳"。由于人体素质各异及感受外邪不同,可出现风寒、风热等不同证候。《周礼》曰："冬时有嗽上气痰"。《礼记》又说："季夏行春令,则国多风咳"。说明季节气候与致病因素有一定的关系,如气候反常突变和寒冷季节,均易导致本病的发生,此乃临床所见以风寒为多之因。六淫当中,风为百病之长,善行而数变,在外感咳嗽病中,风为先导,其他外邪随风而侵入肌体,肺已受损,肺失宣降而发生咳嗽、咳痰等症。

本病主症为咳嗽、咳痰,病变部位主要在肺,正如《素问·宣明五气篇》所云:"气所病……肺为咳。"因肺主气,司呼吸,上连喉咙,开窍于鼻,外合皮毛,为五脏之华盖,肺朝百脉,贯通五脏六腑,四肢百骸。又因肺为娇脏,不耐邪侵;又直接与外界相通,肺卫受邪,使肺气壅遏不宣,清肃失司,气道不利,肺气上逆而引起咳嗽。肺卫之邪若不能及时疏散外达,则可发生演变转化,如风寒咳嗽可郁而化热;风热咳嗽又可化燥伤津,如迁延失治,久咳可损伤肺气,更易反复感邪,而咳嗽频发,肺气益伤,而致肺气虚弱。

外感咳嗽属外邪犯肺,正如《医学心悟》所曰:"肺体属金,譬如钟然,钟非叩不鸣。风寒暑湿燥火,六淫之邪,自外击之则鸣。"可谓咳嗽病因病机之大略。

**(二)西医学病因病理**

1. 病因　人体受寒、过度疲劳或营养不良时可使全身和上呼吸道的生理性防御功能降低,在下述各种因素的作用下而诱发本病。

(1)感染:病毒引起的上呼吸道感染,其病毒常向下方蔓延,引起急性气管炎和支气管炎。常见病毒有呼吸道合胞病毒、副流感病毒、流感病毒和腺病毒、鼻病毒,在病毒感染的基础上,可继发细菌感染,通常感染的病原菌有肺炎球菌、流感嗜血杆菌及化脓性葡萄球菌、肺炎双球菌和链球菌等。

(2)物理、化学因素:寒冷、气温骤变、湿度过大及粉尘、烟雾、有害气体等,均可影响人体或呼吸道局部的正常生理功能,破坏纤毛上皮,降低支气管的自洁-排除功能,刺激黏液分泌,给病毒、细菌的感染创造条件。

(3)过敏因素:近年来发现螨及其代谢产物也可形成抗原。

本病有时往往是某些特殊发热病的早期症状,如麻疹、百日咳、斑疹伤寒、肠伤寒等。肾炎、心脏病、佝偻病等患者身体虚弱,容易发病。

2. 病理　急性感染所致的气管-支气管炎,早期为黏膜充血、肿胀,继而浅层纤毛上皮细胞毁坏脱落,黏膜下层有白细胞浸润等变化。黏膜在开始时是干的,其后开始分泌浆液性、黏液性和脓性渗出物。支气管黏膜急性炎症常包括气管在内,故也称气管-支气管炎。如系浅在卡他性支气管炎,则炎症痊愈后,支气管黏膜形态可完全恢复正常。较为严重的患者,支气管各层均受损害,发展成支气管周围炎或所谓"全支气管炎",黏膜病变则不能恢复。

正常人的气管和支气管能够清除吸入的尘埃及细菌。吸气时混入的杂物,一部分由淋巴细胞带走,一部分被白细胞吞噬,还有一部分被气管、支气管内的纤毛

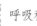 

上皮细胞纤毛运动逐渐推送到咽喉而咳出。因此,在正常状态下,喉头以下的气管内无细菌存在,如果这种清除能力下降,细菌可侵入支气管,管腔内聚积脱落的上皮细胞和黏液脓性分泌物。咳嗽是排液的有利性功能,故气管和支气管炎的主要症状是咳嗽。但在早期充血时,干咳并无此作用。稍后黏液极稠,也难于咳出,最后分泌物变稀,痰量增加,咳痰则较为容易。当小支气管和毛细支气管受累后,由于渗出物蓄积,可能引起小叶性肺膨胀不全,一旦感染发生,则易诱发小叶性肺炎。病愈后气管、支气管黏膜可完全恢复正常。

【诊断要点】

1. 常先有上呼吸道感染症状,继而出现咳嗽和咳痰。刚开始时,为刺激性干咳,以后 1～2 日可咳出少量黏液痰,再以后痰量增多,逐渐变为黏液脓性痰。

2. 患者严重时可出现畏寒、中度发热、头痛、全身不适等全身症状。有时还有气促表现,并可闻及哮鸣音。

3. 听诊两肺呼吸音粗糙,有少量干、湿啰音,部位不固定,咳嗽后可减弱或消失。

4. 实验室检查:病毒性患者外周血白细胞总数不增高,淋巴细胞百分比轻度增高;若合并细菌感染,则可见白细胞总数和中性粒细胞增高。

5. X 线检查:一般无特殊发现。病情较重,时间较长者可见两肺纹理增强、紊乱等征象。

【中医证型】

1. 风寒束肺　咳嗽,声音粗重,痰白而清稀,咽痒,常兼见恶寒、发热、头痛无汗,鼻塞喷嚏,周身酸楚不适,舌质淡、苔薄白,脉浮或浮紧。

2. 风热袭肺　咳嗽频剧,咳痰黏或黄稠而不爽,咳声嘶哑,咽喉肿痛,口干欲饮,鼻流黄涕,常兼见身热不扬,微恶风寒,头痛汗出,全身不适,肢体沉着,舌苔薄黄而燥或薄白,脉浮数。

3. 燥热伤肺　干咳无痰,或痰少而黏不易咳出,或痰中带血,咽干喉痒,唇鼻干燥,咳甚则胸痛,或形寒,身热,大便干燥、小便黄赤,舌尖红、苔薄黄而少津,脉细数。

【治疗方法】

(一)穴位注射疗法

1. 笔者经验

**方法 1**

[临证取穴]　肺俞(双)、定喘(双)。

[选用药物]　银黄注射液 2ml。

[具体操作]　每次均取双侧穴位。按穴位注射操作常规进行,穴位皮肤常规消毒,采用 2ml 一次性使用无菌注射器连接 6 号或 6.5 号注射针头,抽取上述药

液,快速进针刺入皮下,稍做提插,待有酸、麻、胀等针感得气时,经回抽无血后,将上述药液缓缓注入。每次每穴注射 0.5ml。每日注射 1 次,直至痊愈。

[主治与疗效]　主治急性气管-支气管炎。笔者临床应用该方法共治疗急性气管-支气管炎患者 58 例,经 5～7 次治疗,所治患者全部获愈。

**方法 2**

[临证取穴]　肺俞(双)、天突。

[选用药物]　鱼腥草注射液 2ml。

[具体操作]　每次肺俞穴均取双侧。按穴位注射操作常规进行,穴位皮肤常规消毒,采用 2ml 一次性使用无菌注射器连接 6 号或 6.5 号注射针头,抽取上述药液,快速进针刺入皮下,稍做提插,待有酸、麻、胀、憋等针感得气时,经回抽无血后,将上述药液徐徐注入。其中双侧肺俞穴各注射 0.5ml,天突穴注射 1ml。每日注射 1 次,5～7 次为 1 个疗程。

[主治与疗效]　主治上呼吸道感染所致的咳嗽。笔者临床应用该方法共治疗上呼吸道感染所致的咳嗽患者 129 例,经 1～2 个疗程的注射治疗,临床治愈 113 例,有效 16 例。治愈率达 87.60%,总有效率达 100%。

2. 临床采菁

**方法 1**

[临证取穴]　定喘[位于颈后部第 7 颈椎与第 1 胸椎棘突之间点左右各旁开 0.5 寸(同身寸)处;即当督脉大椎穴各旁开 0.5 寸(同身寸)处。另一说位于大椎穴各旁开 1 寸(同身寸)处](双)。

[选用药物]　穿心莲注射液 4ml。

[具体操作]　每次均取双侧穴位。按穴位注射操作常规进行,穴位皮肤常规消毒,采用 5ml 一次性使用无菌注射器连接 6 号或 6.5 号注射针头,抽取上述药液,快速进针刺入皮下,稍做提插,待有酸、麻、胀等针感得气时,经回抽无血后,将上述药液徐缓注入。每次每穴注射 2ml。并配合针刺治疗,取大椎、肺俞(双)、列缺(双),均每日注射 1 次,5～7 次为 1 个疗程。

[主治与疗效]　主治咳嗽。据薛远志报道,临床应用该方法共治疗咳嗽患者 30 例,临床治愈 25 例,显效 3 例,好转 2 例。治愈率达 83.33%,治愈、显效率达 93.33%,总有效率达 100%。

**方法 2**

[临证取穴]　主穴:取定喘、肺俞、曲池、足三里;配穴:高热者,加合谷。

[选用药物]　①急性期:用硫酸庆大霉素注射液 8U(2ml)或盐酸林可霉素注射液 0.6g(2ml);②慢性期:用核酪注射液 2ml。

[具体操作]　每次取 1 穴双侧,各穴轮换交替使用。按穴位注射操作常规进行,穴位皮肤常规消毒,采用 2ml 一次性使用无菌注射器连接 6 号或 6.5 号注射针

头,根据不同病情抽取其中 1 种药液,快速进针刺入皮下(肺俞穴不宜刺入过深),稍做提插,待有酸、麻、胀或放射样等针感得气时,经回抽无血后,将上述药液徐徐注入。每次每穴注射 1ml,急性期每日注射 2 次,3～5 次为 1 个疗程;慢性期每日注射 1 次,7～10 次为 1 个疗程。

[主治与疗效] 主治急、慢性咳嗽。据王永宝报道,临床应用该方法共治疗急、慢性咳嗽患者 40 例,临床痊愈 20 例,占 50.0%;显效、有效各 8 例,各占 20%;无效 4 例,占 10%。总有效率达 90%。

**方法 3**

[临证取穴] 定喘、肺俞。

[选用药物] 鱼腥草注射液 2ml。

[具体操作] 每次取一侧,左右两侧穴位轮换交替使用。按穴位注射操作常规进行,穴位皮肤常规消毒,采用 2ml 一次性使用无菌注射器连接 6 号或 6.5 号注射针头,抽取上述药液,快速进针刺入皮下,稍做提插,待有酸、麻、胀痛或放射样等针感得气时,经回抽无血后,将上述药液徐缓注入。每次每穴注射 1ml,每日注射 1次,直至症状消失为止。

[主治与疗效] 主治支气管炎,证属肺热咳嗽者。据罗素珍报道,临床应用该方法治疗支气管炎,证属肺热咳嗽患者,所治患者获效颇佳。

**方法 4**

[临证取穴] 主穴取肺俞;配穴取头窍阴(又称为"厥阴"。位于耳后头部,在浮白与完骨穴连线之中点处,约与耳前的眼角相平行)。

[选用药物] 灭菌注射用水 3～5ml。

[具体操作] 先取双侧主穴。按穴位注射操作常规进行,穴位皮肤常规消毒,采用 2ml 或 5ml 一次性使用无菌注射器连接 6 号或 6.5 号注射针头,抽取上述药液,快速进针刺入皮下,稍做提插,待有酸、麻、胀等针感得气时,经回抽无血后,将上述药液徐徐注入。初次每穴注射 1ml,1 小时后再注射 2～3ml,每日注射 2～3次,连续治疗 7 日。或待体温降至正常后,改为每日注射 1 次,直至痊愈。如疗程较长者,可与双侧配穴交替使用。

[主治与疗效] 主治急性气管-支气管炎所致的高热。据张生理报道,临床应用该方法治疗急性气管-支气管炎所致高热患者,每取良效。

**方法 5**

[临证取穴] 尺泽(双)。

[选用药物] 硫酸链霉素粉针剂(过敏试验阴性者)0.5g,加灭菌注射用水 5ml 溶解稀释混合均匀(成人用量,小儿酌减)。

[具体操作] 每次均取双侧穴位。按穴位注射操作常规进行,穴位皮肤常规消毒,采用 5ml 一次性使用无菌注射器连接 6 号或 6.5 号注射针头,抽取上述稀释

药液,快速进针刺入皮下,稍做提插,待有酸、麻、胀痛或放射样等针感得气时,经回抽无血后,将上述稀释药液徐缓注入。每次每穴注射 2.5ml,每日注射 1 次,5～10 次为 1 个疗程。

［主治与疗效］　主治急、慢性支气管炎。据罗和古等介绍,临床应用该方法共治疗急、慢性支气管炎患者 21 例,其中急性支气管炎患者 13 例,显效 9 例,占 69.23%;好转 4 例,占 30.77%,所治患者全部获效;慢性支气管炎患者 8 例,显效 2 例,占 25.00%;好转 5 例,占 62.50%;无效 1 例,占 12.50%,总有效率达 87.50%。

3. 验方荟萃

**方法 1**

［临证取穴］　大椎、风门、肺俞、天突、膻中。

［选用药物］　①丙酸睾酮注射液 10～20mg(1～2ml);②盐酸普鲁卡因注射液(过敏试验阴性者)4～8ml。

［具体操作］　每次取一侧 4 穴,左右两侧穴位轮换交替使用。按穴位注射操作常规进行,穴位皮肤常规消毒,采用 1～10ml 一次性使用无菌注射器连接 6 号或 6.5 号注射针头,抽取其中 1 种药液,快速进针刺入皮下,稍做提插,待有酸、麻、胀、痛等针感得气时,经回抽无血后,将上述药液缓慢注入。注射剂量:丙酸睾酮每次每穴注射 2～5mg(0.2～0.5ml);盐酸普鲁卡因每次每穴注射 1～2ml。每日或隔日注射 1 次,10 次为 1 个疗程。

［主治与疗效］　主治各类咳嗽(急、慢性支气管炎)。

**方法 2**

［临证取穴］　主穴:取肺俞、天突;配穴:气喘者,加定喘。

［选用药物］　选取可供肌内注射的各种抗生素注射液,如青霉素 G 溶液(过敏试验阴性者)、盐酸链霉素溶液(过敏试验阴性者)、盐酸林可霉素注射液、克林霉素磷酸脂注射液、硫酸阿米卡星注射液、硫酸庆大霉素等;或采用中草药针剂,如鱼腥草注射液、板蓝根注射液等。

［具体操作］　按穴位注射操作常规进行,穴位皮肤常规消毒后,采用 5ml 一次性使用无菌注射器连接皮试用针头抽取其中 1 种药液,肺俞穴宜直刺,天突穴宜向下斜刺,快速进针刺入皮下,稍做提插,待有酸、麻、胀、憋等针感得气时,经回抽无血后,将上述药液(小剂量)徐缓注入。每次每穴注射 0.5ml,每日注射 1 次或 2 次,5～7 次为 1 个疗程。

［主治与疗效］　主治各类咳嗽(急、慢性支气管炎)。

［注意事项］　如原安瓿内装药液不足所需注射量时,可用 0.9%氯化钠(生理盐水)或灭菌注射用水稀释至所需用量后使用。

**方法 3**

［临证取穴］　大椎、定喘、肺俞、脾俞、肝俞、肾俞、足三里、定喘。

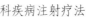

[选用药物] 20%(人)胎盘组织液 2～3ml。

[具体操作] 每次选一侧 2～3 穴,各穴与左右两侧穴位轮换交替使用。按穴位注射操作常规进行,穴位皮肤常规消毒,采用 2ml 或 5ml 一次性使用无菌注射器连接 6 号或 6.5 号注射针头抽取上述药液,快速进针刺入皮下,稍做提插,待有酸、麻、胀或触电样等明显针感得气时,经回抽无血后,将上述药液徐缓注入。每次每穴注射 0.5～1.0ml。每日注射 3 次,3～7 次为 1 个疗程。

[主治与疗效] 主治各类咳嗽(急、慢性支气管炎),尤其是对内伤型咳嗽疗效甚佳。

**方法 4**

[临证取穴] 天突、大椎、风池、太渊、膻中、丰隆、章门。

[选用药物] ①鱼腥草注射液 2ml;②香丹(复方丹参)注射液 2ml。

[具体操作] 每次选一侧 3～4 穴,各穴与左右两侧穴位轮换交替使用。按穴位注射操作常规进行,穴位皮肤常规消毒,采用 2ml 一次性使用无菌注射器连接 6 号或 6.5 号注射针头,抽取其中 1 种药液,快速进针刺入皮下,稍做提插,待有酸、麻、胀、痛等明显针感得气时,经回抽无血后,将上述药液缓缓注入。每次每穴注射①药 0.2～0.3ml;或②药 0.2～0.4ml,上述两药也可交替使用。

[主治与疗效] 主治各类咳嗽(急、慢性支气管炎)。

**方法 5**

[临证取穴] 大杼(双)、风门、肺俞、天突、膻中。

[选用药物] 板蓝根注射液 4ml。

[具体操作] 每次大杼穴取两侧,其余各穴均取一侧穴位。按穴位注射操作常规进行,穴位皮肤常规消毒,采用 5ml 一次性使用无菌注射器连接 6 号或 6.5 号注射针头,抽取上述药液,快速进针刺入皮下,稍做提插,待有酸、麻、胀、痛、憋等针感得气时,经回抽无血后,将上述药液徐缓注入。每次每穴注射 0.5ml,隔日注射 1 次,5～7 次为 1 个疗程。

[主治与疗效] 主治各类咳嗽(急、慢性支气管炎)。

**方法 6**

[临证取穴] 定喘、大杼、风门、肺俞。

[选用药物] ①维生素 $B_1$ 注射液 100mg(2ml);②维生素 $B_{12}$ 注射液 1mg(2ml)。

[具体操作] 每次选一侧 2～4 穴,左右两侧穴位轮换交替使用。按穴位注射操作常规进行,穴位皮肤常规消毒,采用 1ml 或 2ml 一次性使用无菌注射器连接 6 号或 6.5 号注射针头,抽取其中 1 种药液,快速进针刺入皮下,稍做提插,待有酸、麻、胀等针感得气时,经回抽无血后,将上述药液徐缓注入。每次每穴注射 0.5ml,隔日注射 1 次,10 次为 1 个疗程。

［主治与疗效］　主治各类咳嗽(急、慢性支气管炎)。

**方法 7**

［临证取穴］　肺俞、中府、膻中、足三里、丰隆、定喘。

［选用药物］　①鱼腥草注射液 2ml;②维生素 $B_1$ 注射液 100mg(2ml);③20%(人)胎盘组织液 2ml。

［具体操作］　每次选一侧 2～3 穴,左右两侧穴位轮换交替使用。按穴位注射操作常规进行,穴位皮肤常规消毒,采用 2ml 一次性使用无菌注射器连接 6 号或6.5 号注射针头,抽取其中 1 种药液,快速进针刺入皮下,稍做提插,待有酸、麻、胀或触电样等明显针感得气时,经回抽无血后,将上述药液徐缓注入。每次每穴注射0.3～0.5ml,每日注射 1 次,7～10 次为 1 个疗程。

［主治与疗效］　主治各类咳嗽。

**方法 8**

［临证取穴］　膻中。

［选用药物］　丙酸睾酮(丙酸睾丸素)注射液 12.5mg(1ml)。

［具体操作］　按穴位注射操作常规进行,穴位皮肤常规消毒,采用 1ml 或 2ml一次性使用无菌注射器连接 6 号或 6.5 号注射针头,抽取上述药液,快速进针斜刺进入皮下,稍做提插,待有酸、麻、胀、痛等针感得气时,经回抽无血后,将上述药液徐缓注入。每周注射 1 次,10 次为 1 个疗程。每年冬季与夏季各注射 1 个疗程,全年共治疗 2 个疗程。

［主治与疗效］　主治急性气管-支气管炎。

**方法 9**

［临证取穴］　肺俞(双)、定喘(双)。

［选用药物］　鱼腥草注射液 2～4ml。

［具体操作］　每次均取双侧穴位。按穴位注射操作常规进行,穴位皮肤常规消毒,采用 2ml 或 5ml 一次性使用无菌注射器连接 6 号或 6.5 号注射针头,抽取上述药液,快速进针刺入皮下,稍做提插,待有酸、麻、胀或放射样等针感得气时,经回抽无血后,将上述药液缓缓注入。每次每穴注射 0.5～1.0ml,每日注射 1 次,连续注射 2～4 日为 1 个疗程,一般治疗 1～2 个疗程即可。

［主治与疗效］　主治急性气管-支气管炎。

**方法 10**

［临证取穴］　取穴分 2 组,第 1 组取定喘、天突;第 2 组取肺俞、膻中。

［选用药物］　硫酸链霉素粉针剂(过敏试验阴性者)0.5g,加灭菌注射用水3ml 溶解稀释混合均匀。

［具体操作］　每次取 1 组,2 组穴位轮换交替使用。按穴位注射操作常规进行,穴位皮肤常规消毒,采用 5ml 一次性使用无菌注射器连接 6 号或 6.5 号注射针

头,抽取上述混合药液,快速进针刺入皮下,稍做提插,待有酸、麻、胀、痛、憋等明显针感得气时,经回抽无血后,将上述药液徐缓注入。每次每穴注射1ml。每日注射1次,3次为1个疗程。

[主治与疗效] 主治急性气管-支气管炎。

**方法11**

[临证取穴] 体穴取廉泉(位于结喉上方,舌骨下缘凹陷处;另一说法位于结喉上方,舌骨体上缘之中点处),天突[位于胸骨上窝正中处;即胸骨切迹上缘正中0.5寸(同身寸)凹陷处];耳穴取肾上腺(双)、平喘(双)。

[选用药物] 20%(人)胎盘组织液2ml。

[具体操作] 上穴每次均取,耳穴均取双侧。于每日晚饭后施治。按穴位注射操作常规进行,穴位皮肤常规消毒,采用2ml一次性使用无菌注射器连接6号或6.5号注射针头,抽取上述药液,廉泉穴快速垂直进针刺入,天突穴向下斜刺,稍做提插待有酸、麻、胀或痛等针感得气时,经回抽无血后,将上述药液徐缓注入,每次每穴注射0.8ml。耳穴每次每穴注射0.1ml,均每日注射1次,3~5日为1个疗程。

[主治与疗效] 主治急性气管-支气管炎。

**方法12**

[临证取穴] 肺俞、列缺、丰隆。

[选用药物] ①1%~2%盐酸普鲁卡因注射液(过敏试验阴性者)1~3ml;②维生素B$_{12}$注射液0.5~1.5mg(1~3ml);③20%(人)胎盘组织液1~3ml。

[具体操作] 每次均取一侧,左右两侧穴位轮换交替使用。按穴位注射操作常规进行,穴位皮肤常规消毒,采用5ml一次性使用无菌注射器连接5~6号注射针头,抽取其中1种或2~3种药液混合均匀后,快速进针刺入皮下,稍做提插,待有酸、麻、胀等针感得气时,经回抽无血,将上述药液缓缓注入。每次每穴注射1ml,隔日注射1次,10次为1个疗程。

[主治与疗效] 主治急性气管-支气管炎。

**方法13**

[临证取穴] 肺俞(双)。

[选用药物] 鱼腥草注射液2~4ml(每1ml内含鲜品5g)。

[具体操作] 每次均取双侧穴位。按穴位注射操作常规进行,穴位皮肤常规消毒,采用2ml或5ml一次性使用无菌注射器连接6号或6.5号注射针头,抽取上述药液,快速进针刺入皮下,稍做提插,待有酸、麻、胀等针感得气时,经回抽无血后,将上述药液徐徐注入。每次每穴注射1~2ml,5~7次为1个疗程。

[主治与疗效] 主治急性气管-支气管炎引起的各类咳嗽。

**方法 14**

[临证取穴]　大椎、天突、大杼、肺俞、心俞、膈俞、命门、足三里。

[选用药物]　①丹参注射液；②5％当归注射液；③醋酸曲安奈德混悬液。

[具体操作]　每次选一侧 1 穴位或 2 穴位，左右两侧穴位轮换交替使用。按穴位注射操作常规进行，穴位皮肤常规消毒，采用 2ml 或 5ml 一次性使用无菌注射器连接 6 号或 6.5 号注射针头，抽取其中 1 种药液，快速进针刺入皮下，稍做提插，待有酸、麻、胀或触电样等明显针感得气时，经回抽无血后，将上述药液缓慢注入。每次每穴注射 0.5～1.0ml，每周注射 2～3 次。

[主治与疗效]　主治急性气管-支气管炎。

**方法 15**

[临证取穴]　孔最、肺俞、定喘、丰隆。

[选用药物]　①维生素 $B_1$ 注射液 100mg(2ml)；②2.5％氨茶碱注射液 10ml。

[具体操作]　每次取一侧 4 穴位，左右两侧穴位轮换交替使用。按穴位注射操作常规进行，穴位皮肤常规消毒，采用 2～10ml 一次性使用无菌注射器连接 6 号或 6.5 号注射针头，抽取其中 1 种药液，快速进针刺入皮下，稍做提插，待有酸、麻、胀等针感得气时，经回抽无血，将上述药液缓慢注入。每次每穴注射 1ml，每日注射 1 次，7 日为 1 个疗程。

[主治与疗效]　主治急性气管-支气管炎。

**方法 16**

[临证取穴]　大杼(双)、风门(双)、肺俞(双)、膻中、关元。

[选用药物]　20％(人)胎盘组织液、穿心莲注射液各 2ml 混合均匀。

[具体操作]　按穴位注射操作常规进行，穴位皮肤常规消毒，采用 5ml 一次性使用无菌注射器连接 6 号或 6.5 号注射针头，抽取上述混合药液，快速进针刺入皮下，稍做提插，待有酸、麻、胀、痛等针感得气时，经回抽无血后，将上述混合药液徐徐注入。每次每穴注射 0.5ml，隔日注射 1 次，3 次为 1 个疗程。

[主治与疗效]　主治急性气管-支气管炎。

**方法 17**

[临证取穴]　天府(先右)、足三里(先左)。

[选用药物]　20％黄芪注射液 1ml、(人)胎盘球蛋白注射液 1ml 混合均匀。

[具体操作]　按取穴要求，左右两侧穴位轮换交替使用。按穴位注射操作常规进行，穴位皮肤常规消毒，采用 2ml 一次性使用无菌注射器连接 6 号或 6.5 号注射针头，抽取上述混合药液，快速进针刺入皮下，稍做提插，待有酸、麻、胀或触电样等明显针感得气时，经回抽无血后，将上述混合药液徐缓注入。每次每穴注射 0.5ml，每日注射 1 次，7 次为 1 个疗程。

[主治与疗效]　主治急性气管-支气管炎。

**方法 18**

[临证取穴]　天府、足三里。

[选用药物]　①20％黄芪注射液 2ml；②（人）胎盘球蛋白注射液 2ml。

[具体操作]　先取右穴，后取左穴，如此轮换交替使用。按穴位注射操作常规进行，穴位皮肤常规消毒，采用 2ml 一次性使用无菌注射器连接 6 号或 6.5 号注射针头，抽取其中 1 种药液，快速进针刺入皮下，稍做提插待有酸、麻、胀或触电样等明显针感得气时，经回抽无血后，将上述药液缓缓注入。每次每穴注射 1ml，每日 1 次，7～10 次为 1 个疗程。

[主治与疗效]　主治各类咳嗽。

**方法 19**

[临证取穴]　主穴取肺俞（双）；配穴，注射 1～3 日后可配加大椎。

[选用药物]　灭菌注射用水 2～5ml。

[具体操作]　每次肺俞穴取双侧。按穴位注射操作常规进行，穴位皮肤常规消毒，采用 2ml 或 5ml 一次性使用无菌注射器连接 6 号或 6.5 号注射针头，抽取上述药液，快速进针刺入皮下，稍做提插待有酸、麻、胀等针感得气时，经回抽无血后，将上述药液徐徐注入。初次注射双侧肺俞穴，每次每穴注射 1ml，1 小时后再注射 2～3ml；大椎穴则当日注射 1ml，以后每日注射 2 次，直至痊愈。

[主治与疗效]　主治各类咳嗽（急、慢性支气管炎），尤其是对外感型咳嗽疗效甚佳。

**方法 20**

[临证取穴]　天突。

[选用药物]　鱼腥草注射液 1～2ml。

[具体操作]　按穴位注射操作常规进行，穴位皮肤常规消毒，采用 1ml 或 2ml 一次性使用无菌注射器连接 6 号或 6.5 号注射针头，抽取上述药液，先直刺天突穴 0.2 寸（同身寸），后沿胸骨后壁成 30°迅速斜刺 1～2 寸（同身寸），稍做提插，然后嘱患者做吞咽动作，如觉喉部似有鱼刺样阻塞感时，经回抽无血后，再缓慢注入 1～2ml。每日注射 1 或 2 次，7 日为 1 个疗程。

[主治与疗效]　主治急性气管-支气管炎。

**方法 21**

[临证取穴]　肺俞、定喘、天突。

[选用药物]　硫酸链霉素针剂 1g，加灭菌注射用水 5ml 溶解稀释混合均匀（过敏试验阴性者）。

[具体操作]　先取一侧穴位，左右两侧穴位轮换交替使用。按穴位注射操作常规进行，穴位皮肤常规消毒，采用 5ml 一次性使用无菌注射器连接 6 号或 6.5 号注射针头，抽取上述混合药液，快速进针刺入皮下，稍做提插，待有酸、麻、胀、憋等

明显针感得气时,经回抽无血后,将上述混合药液分别缓缓注入。每次每穴注射1ml,每日注射 1 次,5~7 次为 1 个疗程。

[主治与疗效]　主治顽固性咳嗽。

**方法 22**

[临证取穴]　风池(双)。

[选用药物]　①鱼腥草注射液 3ml;②板蓝根注射液 3ml。

[具体操作]　每次均取双侧穴位。按穴位注射操作常规进行,穴位皮肤常规消毒,采用 5ml 一次性使用无菌注射器连接 6 号或 6.5 号注射针头,抽取其中 1 种药液,快速进针刺入皮下,稍做提插,待有酸、麻、胀或放射样等明显针感得气时,经回抽无血后,将上述药液徐缓注入。每次每穴注射 1.5ml。隔日注射 1 次,5 次为1 个疗程。

[主治与疗效]　主治急性气管-支气管炎。

**方法 23**

[临证取穴]　风池(双)。

[选用药物]　鱼腥草注射液、板蓝根注射液各 1.5~2.0ml 混合均匀。

[具体操作]　每次均取双侧穴位。按穴位注射操作常规进行,穴位皮肤常规消毒后,采用 5ml 一次性使用无菌注射器连接 4.5 号或 5 号皮试用灭菌注射针头,抽取上述混合药液,快速进针刺入皮下,稍做提插,待有酸、麻、胀等针感得气时,经回抽无血后,将上述混合药液缓缓注入。每次每穴注射 1.5ml,隔日注射 1 次,5~7 次为 1 个疗程。

[主治与疗效]　主治各类咳嗽(急、慢性支气管炎)。

**方法 24**

[临证取穴]　肺俞、定喘、天突。

[选用药物]　硫酸链霉素 0.3g,加灭菌注射用水 3ml 溶解稀释混合均匀(过敏试验阴性者)。

[具体操作]　先行拔火罐治疗,以大杼至心俞穴的脊柱两侧各拔火罐 2 只,留罐 15 分钟后取下。然后上述 3 穴,天突穴每次必取,肺俞、定喘穴轮换交替使用。按穴位注射操作常规进行,穴位皮肤常规消毒,采用 5ml 一次性使用无菌注射器连接 6 号或 6.5 号注射针头,抽取上述稀释药液,快速进针刺入皮下,稍做提插,待有酸、麻、胀、憋等针感得气时,经回抽无血后,将上述稀释药液缓慢注入。每次每穴注射 1ml,每日注射 1 次,3 次为 1 个疗程。

[主治与疗效]　主治顽固性咳嗽。

**方法 25**

[临证取穴]　定喘[位于颈后部第 7 颈椎与第 1 胸椎棘突之间点左右各旁开0.5 寸(同身寸)处;即当督脉大椎穴各旁开 0.5 寸(同身寸)处。另一说法位于大

椎穴各旁开 1 寸(同身寸)处](双)、大椎、肺俞(双)、列缺(双)。

[选用药物]　穿心莲注射液 4ml。

[具体操作]　先取双侧定喘穴,按穴位注射操作常规进行,穴位皮肤常规消毒,采用 5ml 一次性使用无菌注射器连接 6 号或 6.5 号注射针头,抽取上述药液,快速进针刺入皮下,稍做提插,待有酸、麻、胀或痛等针感得气时,经回抽无血后,将上述药液徐缓注入。每次每穴注射 2ml。配合针刺大椎、双侧肺俞、双侧列缺穴,均每日 1 次,5～7 次为 1 个疗程。

[主治与疗效]　主治急性气管-支气管炎。

**方法 26**

[临证取穴]　风门[位于第 2 胸椎棘突下,督脉各旁开 1.5 寸(同身寸)处]、大杼[位于背部,第 1 胸椎棘突下,陶道穴各旁开 1.5 寸(同身寸)处]、大椎、肺俞。

[选用药物]　盐酸小檗碱(黄连素)注射液 4ml。

[具体操作]　大椎穴每次均取,其他 3 穴位取一侧,左右两侧穴位轮换交替使用。按穴位注射操作常规进行,穴位皮肤常规消毒,采用 5ml 一次性使用无菌注射器连接 6 号或 6.5 号注射针头,抽取上述药液,快速进针刺入皮下,稍做提插,待有酸、麻或胀等针感得气时,经回抽无血后,将上述药液徐缓注入。每次每穴注射 1ml,每日注射 1 次,10 次为 1 个疗程,疗程间相隔 3 日。

[主治与疗效]　主治急性气管-支气管炎。

**方法 27**

[临证取穴]　肺俞(双)、定喘(双)。

[选用药物]　银黄注射液 2ml。

[具体操作]　每次均取双侧穴位。按穴位注射操作常规进行,穴位皮肤常规消毒,采用 2ml 一次性使用无菌注射器连接 6 号或 6.5 号注射针头,抽取上述药液,快速进针刺入皮下,稍做提插待有酸、麻或胀等针感得气时,经回抽无血后,将上述药液缓慢注入。每次每穴注射 0.5ml,每日注射 1 次,直至痊愈。

[主治与疗效]　主治急性气管-支气管炎。

**方法 28**

[临证取穴]　肺俞(双)、定喘(双)、天突。

[选用药物]　鱼腥草注射液 2.5ml。

[具体操作]　天突穴每次必取,肺俞、定喘穴均取双侧。按穴位注射操作常规进行,穴位皮肤常规消毒,采用 5ml 一次性使用无菌注射器连接 6 号或 6.5 号注射针头,抽取上述药液,肺俞穴向脊柱方向斜刺,定喘穴直刺,天突穴向下斜刺,快速进针刺入皮下,稍做提插,待有酸、麻、胀痛或憋等针感得气时,经回抽无血后,将上述药液徐缓注入。每次每穴注射 0.5ml,每日或隔日注射 1 次,5～7 次为 1 个疗程。

[主治与疗效]　主治急性气管-支气管炎。

**(二)全息注射疗法**

1. 笔者经验

[临证取穴]　耳穴肺、神门、气管。

[选用药物]　克林霉素磷酸酯注射液 0.15g(1ml)。

[具体操作]　每次均取一侧耳穴,左右两侧耳穴轮换交替使用。按全息注射操作常规进行,耳穴皮肤常规消毒,采用 1ml 一次性使用无菌注射器连接 5 号或 5.5 号皮试用灭菌注射针头,抽取上述药液,快速进针刺入耳穴,稍做提插,待有酸、麻、胀或痛等针感得气时,经回抽无血后,将上述药液缓慢注入。每次每穴注射 0.1～0.2ml,每日注射 1 次,5～7 次为 1 个疗程。

[主治与疗效]　主治急性支气管炎。笔者临床应用该方法共治疗急性支气管炎患者 128 例,临床痊愈 118 例,占 92.19%;好转 10 例,占 7.81%。所治患者全部获效。

2. 验方荟萃

[临证取穴]　耳穴肺、神门、气管(均双)。

[选用药物]　鱼腥草注射液 2ml。

[具体操作]　每次均取双侧耳穴。按全息注射操作常规进行,耳穴皮肤常规消毒,采用 2ml 一次性使用无菌注射器连接 5 号或 5.5 号皮试用注射针头,抽取上述药液,快速进针刺入耳穴,稍做提插,待有酸、麻、胀或痛等针感得气时,经回抽无血后,将上述药液徐缓注入。每次每穴注射 0.2～0.3ml,每日注射 1 次,5～7 次为 1 个疗程。

[主治与疗效]　主治急性气管-支气管炎。

**(三)枝川注射疗法**

[适应证]　各种咳嗽。

[注射部位]　前颈部压痛肌①、侧方的中斜角肌②、提肩胛肌③、后颈肌④。

[选用药物]　地塞米松磷酸钠注射液 5mg,以 0.9%氯化钠(生理盐水)注射液 100ml 稀释混合均匀。

[具体操作]　按枝川注射操作常规进行,注射部位常规消毒,采用 20ml 一次性使用无菌注射器连接 6 号或 6.5 号注射针头,抽取上述稀释药液,快速进针刺入皮下,再深达上述肌层,经回抽无血后,将上述稀释药液 20ml 分别注入上述各部位。

[临床疗效]　据枝川直义报道,一般患者经 2～3 次注射治疗,病情就见好转。

**【辅助治疗与预防调理】**

**(一)辅助治疗**

1. 可给予配合针灸疗法、饮食疗法以及医疗体育锻炼活动,以增强体质,预防感冒。

2. 重点在于提高机体卫外功能,增强皮毛腠理御寒抗病能力,遇有感冒及时诊治。

3. 若常自汗出,必要时可给予玉屏风散(或颗粒剂)服用。

4. 咳嗽患者,应忌食辛辣香燥,炙煿肥腻及过于寒凉之品,注意气候变化,预防感冒。

5. 注意保证良好的睡眠和休息,发病时应增加休息时间。

6. 加强痰液排出,有效地拍打后背。

7. 注意尽量多饮水,水是痰液最好的生理稀释剂。

8. 保持居室的温、湿度适宜,空气新鲜,避免呼吸道的理化性刺激(如冷空气、灰尘、刺激性气味等)。

9. 支气管炎患者的饮食宜清淡、营养丰富,避免食用油腻、过咸、辛辣等刺激强的食物,多吃蔬菜水果。

**(二)预防调理**

1. 预防　积极开展卫生宣传教育,改善环境卫生,积极消除烟尘和有害废气的危害,加强劳动保护。吸烟对呼吸道是一种刺激,应当戒绝。需调情志,戒郁怒。注意气候变化,感冒是引起咳嗽发生、复发和加重的重要原因,应极力避免。体虚易感冒者,尚可服玉屏风散之类方药以益气固表。

2. 调理

(1)生活调理:①避免饮食辛辣刺激性食物,不宜过酸或过咸;有过敏史者,忌食海腥发物及致敏性食物。急性支气管炎及慢性支气管炎发作期阶段,饮食宜清淡,富有营养,并多多饮水;或进食牛奶、蛋汤、馄饨、蛋羹等流质、半流质饮食。②保持居室空气清新,忌烟戒酒,避免烟尘、异味及油烟等理化因素刺激。③预防感冒,逐渐加强耐寒锻炼,秋冬季节要注意保暖御寒,及时添加衣被,防止忽冷忽热,外出时应戴口罩;缓解期要注意劳逸适度,适当锻炼身体,以增强体质。

(2)饮食调理:患者饮食宜清淡,可给予营养丰富而易于消化吸收的食物:如软饭、烂饭、米粥、面包、鲜奶等。但进食要有规律,有节制,宜少食多餐,忌暴饮、暴食,避免进食生冷、寒冷、肥腻、辛辣燥热之品,配合中药食疗,更能健脾调胃,扶正固本,提高机体抗病能力。可为食疗的中药材有百合、白果、杏仁、罗汉果、川贝母、浙贝母、核桃仁、陈皮、佛手、丁香、人参、茯苓、山药、芡实、当归、黄芪、麦冬、沙参、莲子、雪耳、冬虫夏草等,并可配合猪瘦肉、鸡肉、龟、鳖、鱼胶、燕窝等食材。介绍几种食疗处方,如下。

①鲫鱼杏仁红糖汤:鲫鱼1条,甜杏仁9g,红糖适量。将鲫鱼去鳞、鳃及内脏,清洗干净后同甜杏仁共入锅内,加水适量煮熟,调入红糖稍煮即成。治疗支气管炎和痰浊内蕴型者,症见咳嗽、多痰、形体消瘦者。

②杏仁猪肺汤:猪肺 250g,甜杏仁 9g。将猪肺切块,清洗干净,与杏仁加清水适量,煲汤。将好时冲入姜汁 1～2 汤匙,用食盐适量调味即成。饮汤食猪肺,每日 2 次,随量食用。适用于支气管炎,证属肺气亏虚型者。

③芦膏枇杷粥:芦根 1 尺(33cm 左右),生石膏(先煎)30g,枇杷叶 20g,白米 50g。上药水煎取汁,加水与白米煮粥,分 2 次服食。治疗急性支气管炎,证属热郁肺胃型,症见咳嗽喘憋,发热烦躁等者。

④杏苏二子粥:杏仁 10g,紫苏子 10g,莱菔子 10g,白米 50g,紫苏叶 6g。先取杏仁、紫苏子、莱菔子、水煎取汁,加水适量与白米煮粥,临熟时加入紫苏叶(纱布包),煮 15 分钟即可服食。治疗急性支气管炎,证属风寒闭肺型者。

⑤生姜白米粥:白米 50g、生姜米 5g。先将白米洗净,加水 500ml,煮 45 分钟,待粥煮好后,加入生姜米再煮 15 分钟,即可服食。治疗急性支气管炎,证属风寒闭肺型。

⑥杏梨饮:鸭梨 1 枚,杏仁 10g,冰糖适量。取鸭梨 1 枚,加入杏仁、冰糖少许,煮熟后饮服。治疗支气管炎,症见咳喘痰多者。

⑦蜂蜜萝卜汁:白皮大萝卜 1 个,蜂蜜 100g。将萝卜洗净,中心挖空。放入蜂蜜,置于大碗内,加水蒸熟,日服 2 次,适量服用。治疗急性支气管炎,症见咳痰不爽者。

⑧杏仁茶:甜杏仁 120g,大米 30g,白糖 200g。甜杏仁用开水略泡片刻,剥去外衣,洗净,剁成碎粒,用冷水浸泡;大米洗净,亦用冷水浸泡。将杏仁和大米混在一起。加水 650ml,滤过去渣,锅置于火上,放水 500ml,加入白糖,将杏仁浆慢慢倒入锅内,成浓汁,熟后盖上锅盖,熄火稍闷片刻即可。随意饮服。治疗内伤咳嗽,症见久咳、痰白、食欲不佳者。

⑨枇杷叶粥:枇杷叶 10～15g,粳米 100g,冰糖适量。将枇杷叶用纱布包好放入砂锅内,加水 200ml 煎至 100ml,去渣入粳米,复加水 600ml,煮成稀粥。每日早、晚分 2 次温服,3～5 日为 1 个疗程。治疗痰热内蕴之咳嗽。

⑩紫苏粥:白米 50g,紫苏子 10g。先将白米洗净,加水 500ml,煮 45 分钟,待粥煮好后放入紫苏子(纱布包),再煮 15 分钟即可服食。治疗急性支气管炎,证属风寒闭肺型者。

3. 精神调理

(1)加强健康教育,使患者及家属了解、掌握日常自我护理技能,避免精神刺激和过劳。

(2)平时应加强医疗体育锻炼活动,适当开展呼吸操、太极拳、缩唇式呼吸等。

【按评】 急性气管-支气管炎是临床内科常见病、多发病,大多是由病毒引起。肺部因病毒感染后,抑制了肺泡巨噬细胞的吞噬能力和纤毛细胞的活力,从而易继发细菌感染。现代西医学的常规疗法,主要是适当休息,防寒保暖,对症处理,应用抗病毒药物(但无特效)。有细菌继发感染时,加用敏感抗生素,但疗程较长,风险较高,费用不菲。

中医学常规疗法,根据临床不同证型辨证论治,组方遣药;但服用中药汤剂,较为麻烦,费用较高,一般患者不太愿意接受。

注射疗法治疗本病,以穴位注射疗法为主。选择与肺脏有关的穴位,挑选具有抗病毒作用的鱼腥草、银黄等中草药注射液,或具有抗菌消炎的敏感抗生素,或具有扶正祛邪、调整人体免疫功能,提高免疫力的(人)胎盘组织液、丙酸睾酮注射液等药物。由于发挥了药物和针刺的双重作用,故疗效较好,进一步缩短了疗程,提高了疗效,节省了治疗费用,且可避免应用常规疗法所带来的诸多不良反应,受到了患者的普遍欢迎,故值得临床上进一步推广应用。

本病急性期重在控制感染,多运用抗病毒、灭菌的药物结合有关穴位,发挥双重效应,消炎止咳,祛痰平喘;在缓解期,则重在通过治疗,减少及控制本病的复发,治疗以补肺、健脾、益肾,提高人体免疫能力为主,故用药以核酪注射液、胎盘组织液等,选穴以背俞穴为主。也可采用"冬病夏治"的办法,冬天发病,在夏季三伏天治疗,其选穴多用位于人体背部胸椎两旁与肺、支气管对应区,通过药物的药理作用、穴位的刺激作用,祛除痼结寒邪,去除"宿痰",扶正可预防复发,又可改善症状。

治疗时,应注意辨证选穴选药。如伴高热者,宜取曲池穴,注射柴胡注射液;咳甚者,取天突穴,用穿心莲注射液注射;喘甚者,取定喘穴,用亚硫酸氢钠甲萘醌(维生素 $K_3$)注射液;痰多者,取丰隆穴,用鱼腥草注射液注入;等等。在分型选穴方面,风寒型者,可选项取列缺、肺俞穴;风热型者,可选取大椎、曲池、尺泽穴;燥热型者,可选取太溪、照海穴;痰热型者,可选取丰隆、肺俞穴;肝火型者,可选取肺俞、太冲穴;阴虚型者,可选取肺俞、太溪、太渊穴;气虚型者,可选取足三里、气海穴。注射药物可选用鱼腥草注射液,青、链霉素溶液,穿心莲注射液,小檗碱(黄连素)注射液、黄芪注射液,(人)胎盘组织液、0.9%氯化钠(生理盐水)注射液、注射用水等,往往可取得较好疗效。

枝川注射疗法治疗本病,药物简单、方法独特、疗效颇佳,临床亦可择其适应者使用。

# 第三节  慢性支气管炎

慢性支气管炎,简称"慢支"。是指气管、支气管黏膜及其周围组织的慢性非特异性炎症。临床上以长期咳嗽、咳痰,或伴有喘息(哮喘)及反复发作的慢性过程为特征。病情进展缓慢,持续发展常并发阻塞性肺气肿,甚至肺动脉高压,肺源性心脏病(简称肺心病),从而引起心、肺功能障碍,严重影响健康和劳动力。

引起本病的病因目前尚未完全明了。一般将其分为外因和内因两个方面。外因包括各种细菌、病毒等的感染,理化性刺激,过敏因素及气候变化的影响等;内因包括患者本身呼吸道局部防御和免疫功能低下、自主神经功能失调、内分泌功能减退、遗传因素等。

本病在中医学属"咳嗽""痰饮""喘证"等病证范畴。

【病因病机】

(一)中医学病因病机

中医学认为,慢性支气管炎的发生和发展,主要与外邪侵袭和内脏亏损有关,特别是与肺、脾、肾等脏器的功能失调有密切关系。

1.外邪侵袭 中医学认为,本病之外感病邪乃风、寒、暑、湿、燥、火六淫所致。外邪侵袭肌体,或从口鼻而入,或从皮毛而侵,内合于肺,肺失肃降,肺气不宣,痰浊滋生,痰浊阻塞胸肺,故可引起咳喘、咳痰。由于外邪的性质不同,故临床又有寒痰、热痰的差别。

2.内伤脏腑 肺脏久咳致虚或他脏病变累及于肺,均可引起咳喘。正如《素问·咳论篇》所曰:"五脏六腑皆令人咳,非独肺也。"本病其标在肺,其本在脾、肾是其主要病机。现分述如下。

(1)肺脏虚弱:久咳肺气受损,气逆于上,肺失宣降而致咳嗽;肺气不足,清肃失职,故而咳嗽气短,甚者不能平卧;肺气不足,气失所主,清肃无权、肺气上逆或肺气虚,失于温养,气不化津,积液成痰,痰湿阻肺,伏饮久恋胸膈,致使咳喘缠绵不愈。

(2)脾虚生痰:久咳不愈,损肺伤脾,脾阳不足,脾失健运,水谷无以化生精微,聚湿生痰。痰浊上渍于肺,壅塞气道,肺失宣降,气逆喘咳,痰多。正所谓曰:"脾为生痰之源,肺为贮痰之器。"

(3)肾气虚衰:肾主纳气,助肺以行其呼吸。肺为气之主,肾为气之根。肾气虚弱,吸入之气不能经肺下纳于肾,气失归藏,则肺气上逆而表现为呼吸迫促,气短气喘,甚者呼吸不能衔接,动则愈甚。久病不愈,必伤于阴,肾阴亏耗,津液不能上滋肺金,或虚火上扰,灼伤肺阴,肺失滋润,常致肺燥咳喘。

(4)肝火犯肺:平素情志不遂,肝气郁而化火,逆乘于肺,木火刑金,煎熬津液而成痰。故临床多见痰黏稠而色黄,面红身热,气逆而咳喘;肝火犯肺,肺失清肃,肺络灼伤,而见咳痰带血或咳吐鲜血。

(二)西医学病因病理

1.病因与发病机制 慢性支气管炎的病因甚为复杂,涉及诸多方面,虽然近年来国内、国外对其病因进行了大量研究,但至今仍未能完全明确。仅就其有关的致病因素归纳如下。

(1)遗传因素:从家庭普查的结果来看,本病有一定的遗传倾向,有遗传因素的患者,常在童年时期患有严重的呼吸道感染。如急性支气管炎、肺炎等病患,虽经治疗常遗留下肺部组织的永久性损伤,以致到成年时发展成为慢性支气管炎或支气管扩张症。这类患者血中缺乏一种与遗传有关的 $\alpha_1$-抗胰蛋白酶（$\alpha_1$-antitrypsin），当炎症时，白细胞释放的酶可以破坏肺组织。正常时 $\alpha_1$-抗胰蛋白酶能对抗白细胞释放的酶，使肺组织免遭破坏，若 $\alpha_1$-抗胰蛋白酶缺乏，则导致慢性肺部组织的损伤。另外，免疫球蛋白 A(IgA) 及丙种球蛋白缺乏，也是其因素之一。

（2）过敏因素：过敏因素与慢性支气管炎的发病有一定关系。临床发现单纯性慢性支气管炎患者，用解痉药有效。实验室观察也发现细菌致敏与慢性支气管炎发病有关，尤以喘息型慢性支气管炎关系甚为密切。由此可见，慢性支气管炎患者存在着对各种细菌的过敏状态。有些慢性支气管炎患者，肺组织内 IgG 含量增高，推测可能与Ⅰ型变态反应有关，这可能是呼吸道反复感染所产生的抗体，形成抗原抗体复合物的结果。

（3）感染因素：呼吸道感染是慢性支气管炎发病与急性发作的重要原因，其中以病毒最为多见，因为由感冒或流感引起慢性支气管炎复发者占半数以上。病毒感染后，导致呼吸道柱状上皮受到损伤，卫外功能低下，为细菌继发感染创造了条件。据国内外的文献报道，慢性支气管炎患者痰中常见的细菌有奈瑟球菌、绿色链球菌、肺炎球菌及流感嗜血杆菌 4 种，而以肺炎球菌及流感嗜血杆菌与慢性支气管炎的继发感染最有关系。

（4）气候因素：慢性支气管炎患者对气候的变化非常敏感，根据调查发现，冬季发病达 50％以上，春、秋季降为 14％～22％，夏季仅有 7％。冬季冷空气刺激支气管，可使支气管黏液腺分泌物增加，气道阻力增大，支气管柱状上皮纤毛运动减弱。当气压大于正常值或小于正常值时，其发病率亦有所增加。

（5）自主神经功能失调：动物实验表明，以毒扁豆碱等使副交感神经处于兴奋状态时，可见呼吸道中杯状细胞呈分泌亢进状态。国内很多医疗单位对慢性支气管炎患者进行了临床自主神经功能检查，约 50％的患者有自主神经功能失调的表现，多数表现为副交感神经功能亢奋，交感神经功能低下，从而使支气管分泌亢进，临床表现为多痰、咳痰、咳嗽或喘息。

（6）吸烟及大气污染：烟草中含有焦油和烟碱等，都可损坏支气管柱状纤毛上皮，使纤毛倒伏，纤毛活动受限，削弱肺泡巨噬细胞的吞噬功能及灭菌作用，黏液腺增生，腺导管扩张，甚至支气管痉挛，使气道阻力增加，为细菌侵入创造了条件。长期吸入有害气体或每日吸香烟在 20 支以上者，其慢性支气管炎患病率比不吸香烟者高出 2 倍以上。

2. 病理　慢性支气管炎早期主要累及管径<2mm 的小气道，表现为不同程度的杯状细胞增生，黏膜及黏膜下层炎细胞浸润，管壁黏膜水肿，分泌物增多，管壁有不同程度的炎性改变，此阶段病变基本上是可逆性的。病变继续发展，气管、支气管腺体由正常浆液细胞占多数，逐渐发展成黏液腺泡占多数，甚至全为黏液腺泡所占有，浆液腺泡及混合腺泡所占比例甚少；支气管黏膜上皮表面的纤毛被炎症反复

刺激而受到破坏,纤毛变短,其修复功能下降,失去了正常的清除功能,从而使痰液不易排出;支气管壁被炎细胞反复浸润,导致充血、水肿、纤维组织及肉芽组织增生,支气管平滑肌增厚,弹力纤维遭受破坏,管腔狭窄,支气管软骨萎缩变性,部分被结缔组织所取代。由于终末细支气管腔内黏液和炎性渗出物的阻塞,管壁增厚及伴行动脉的炎性狭窄改变,可引起小叶中心型肺气肿。

电镜检查可见Ⅰ型细胞肿胀、变厚,其中线粒体呈肿胀改变,内质网扩张呈空泡状;Ⅱ型细胞增生,肺泡壁纤维组织呈弥漫性增生,毛细管基底膜增厚,内皮细胞损伤,血栓形成和管腔纤维化闭塞。

3. 病理生理 慢性支气管炎可有以下3种重要的病理生理变化。

(1)支气管黏膜长期慢性炎症变性,纤毛的清除作用受损,分泌物引流不畅,致病细菌也容易侵入,造成支气管炎。

(2)支气管周围组织纤维变性,使支气管本身的弹性消失而硬化,肺间质也发生纤维化,导致呼吸功能不全,肺换气不足,使患者呼吸困难,且常发生支气管扩张。

(3)由呼吸道慢性阻塞所产生的功能紊乱,则更属常见。尤其当细支气管因痰液蓄积或痉挛而发生部分阻塞时,造成阻塞性肺气肿,使患者发生呼吸困难及气喘,血中缺氧而出现发绀,劳累后更为加剧。

【诊断要点】

1. 起病隐匿,进展缓慢。其临床主要表现可概括为"咳、痰、喘、炎"四症,以长期反复咳嗽最为突出,且逐渐加重。临床仅表现为咳嗽、咳痰者,称单纯型,占大多数;如同时伴有喘息症状的,则称喘息型。

2. 诊断标准(1979年全国慢性支气管炎专业会议修订):临床上以咳嗽、咳痰为主要症状或伴有喘息,每年发病持续3个月,并连续2年或以上;在排除具有咳嗽、咳痰及喘息症状的其他疾病(如肺结核、肺尘埃沉着症、肺脓肿、心脏病、心功能不全、支气管扩张、支气管哮喘、慢性鼻咽疾病等)之后,慢支的诊断即可成立。如每年发病持续不足3个月,而有明确的客观检查依据(如X线、呼吸功能等)亦可诊断为本病。

3. 患病早期常无明显体征,有时在肺底部可闻及少量散在的干、湿啰音,常在咳嗽后减弱或消失。喘息型患者则可听到广泛的哮鸣音。

4. 并发肺气肿者,除上述症状外,并可见逐渐加重的呼吸困难和缺氧,严重者出现发绀。并有肺气肿体征(如桶状胸,两侧呼吸运动减弱,触诊语颤减弱,叩诊呈过清音,听诊呼吸音减弱,呼气延长等)。

5. 并发肺部感染时,可出现咳嗽加剧,痰量增多或咳脓痰,呼吸困难,并有畏寒、发热等症状。肺部听诊啰音增多。

6. 并发肺源性心脏病、出现右心衰竭时,则有心动过速、颈静脉怒张、剑突下出现收缩期搏动;肺动脉瓣区第二心音亢进,三尖瓣区心音较心尖部为强,或出现收缩期杂音;同时可有肝大和下肢浮肿等表现。

7. 辅助检查:有继发感染时,血象白细胞总数及中性粒细胞数均增高。X 线检查,单纯慢性支气管炎时,可见两肺纹理增强、紊乱,并发肺气肿时有肺气肿征象;并发肺源性心脏病时,有肺源性心脏病征象出现。

**【中医证型】**

**(一)慢支急性发作期**

1. **风寒犯肺** 恶寒发热,无汗,鼻塞、流涕,头痛,周身酸痛,咳嗽,气喘痰鸣,甚则不能平卧,痰白清稀或多泡沫,易咳出,口不干,喜热饮,小便清白,舌质淡红、苔薄白或白滑,脉浮或弦滑。

2. **痰热壅肺** 咳嗽,或伴气喘,甚则不能平卧,咳痰黄浊或白黏,痰黏稠不爽,或恶寒发热,胸闷,口干苦而痛,喜冷饮,大便偏干,小便黄赤,舌质红、苔黄腻,脉滑数或浮数。

3. **寒热错杂** 咳喘日久,气短,喘憋,痰液清稀与浊黏稠相兼,咳之不爽,口干或咽痛,喜温饮,或喉中有痰声,胸胁胀满,咳时引痛,面赤或身热,舌淡红、苔白腻或中根部发黄,脉弦或滑数。

4. **风燥痰饮** 咳嗽,痰量中等而色白,透明而黏稠,难于咳出,或痰中带血,鼻咽唇干燥,咳甚则胸痛,或见恶寒、发热等表证发生,舌尖红、苔薄黄而干,脉细数,或滑。

**(二)慢支慢性迁延期**

1. **痰湿蕴肺** 咳嗽反复发作,咳声重浊多痰而易咳,因痰而嗽,痰出咳平,痰色白黏稠成块,晨起或食后咳甚痰多,进食甜腻食物而加重,气短或喘息,胸脘痞闷,呕恶食少,身重易倦,大便时溏,舌质淡、有齿印或胖嫩,舌苔白或厚腻,脉濡滑。

2. **脾肺气虚** 咳嗽而痰多、色白而清稀,气短或喘息,面色㿠白而微肿,气怯声低,食欲缺乏,大便稀溏,畏风自汗,易患感冒而加重咳嗽,舌质淡、苔薄白、边有齿印,脉细。

3. **肺肾两虚** 干咳而少痰,痰黏稠而难于咳出,或痰中带血,或声音渐见嘶哑,口干咽燥,心烦不安,或有潮热,手足心热,不寐盗汗,神疲乏力,舌质红、少苔,脉细数。

4. **肺火壅盛** 咳嗽气喘,无痰或痰黄稠而不易咳出,甚或痰中带血,口鼻气热,或见声音嘶哑,皮肤蒸热,洒渐寒热,舌质红、苔黄,脉细数。

5. **肝火犯肺** 咳逆上气频作,咳引胁痛,咽干面红,痰少质黏,或如絮条,难于咳出,甚则咯血,口干、口苦,心烦易怒,舌质红、苔薄黄少津,脉弦数。

6. **肾阳虚证** 咳喘日久,呼长吸短,动则益甚,或咳时自觉有气从脐下奔逆而上,痰多清稀,呈泡沫状,神疲体倦,畏寒怕冷,易患感冒,腰膝酸冷,小便清长,面白微肿,甚则肢体全身浮肿,舌质淡、苔薄白,脉沉细。

**(三)临床缓解期**

1. **阳虚证** 面色萎黄或㿠白无华,神疲肢冷,背部恶寒如同掌大,腰膝酸冷,大便清稀、小便清长,舌胖质淡、苔腻而滑润,脉沉弱。

2. **阴虚证** 手足心热,或发烘热,咽干口燥,夜寐不安,盗汗、自汗,冬怕冷、夏怕热,舌质红、少津,舌苔花剥,脉细或数。

**【治疗方法】**

**(一)穴位注射疗法**

1. 笔者经验

**方法1**

[临证取穴] 肺俞、中府、孔最、肩中俞。

[选用药物] 核酪注射液2ml。

[具体操作] 每次取一侧,左右两侧穴位轮换交替使用。按穴位注射操作常规进行,穴位皮肤常规消毒,采用2ml一次性使用无菌注射器连接5～6号注射针头,抽取上述药液,快速进针刺入皮下,稍做提插,待有酸、麻、胀等针感得气时,经回抽无血后,将上述药液徐缓注入。每次每穴注射0.5ml。每日注射1次,10次为1个疗程。疗程间相隔3～5日,连续治疗2～3个疗程。

[主治与疗效] 主治慢性支气管炎,可预防或减少其复发。笔者临床应用该方法在慢性支气管炎缓解期治疗慢性支气管炎患者77例,均取得不同程度的疗效,并有40例患者得到治愈。

**方法2**

[临证取穴] 取穴分2组,第1组取膏肓、曲池;第2组取定喘、丰隆。

[选用药物] 硫酸阿米卡星注射液0.05g(0.5ml)、0.5%～1%盐酸普鲁卡因注射液(过敏试验阴性者)1.5ml混合均匀。

[具体操作] 每次按序取1组一侧,2组左右两侧穴位轮换交替使用。按穴位注射操作常规进行,穴位皮肤常规消毒,采用2ml一次性使用无菌注射器连接6号或6.5号注射针头,抽取上述混合药液,快速进针刺入皮下,稍做提插待有酸、麻、胀等针感得气时,经回抽无血后,将上述混合药液徐缓注入。每次每穴注射1ml。每日注射1次,5～10次为1个疗程。

[主治与疗效] 主治慢支并发感染。笔者临床应用该方法共治疗慢性支气管炎并发感染患者58例,经1个疗程治疗后,所治患者全部获愈。

[注意事项] 硫酸阿米卡星注射液有一定的耳毒性,不宜长期应用,特别是老年人和肾功能不全的患者尤应注意。

2. 临床采菁

**方法1**

[临证取穴] 膻中。

[选用药物] 丙酸睾酮(丙酸睾丸素)注射液12.5mg(1ml)。

[具体操作] 独取膻中穴。按穴位注射操作常规进行,穴位皮肤常规消毒,采

用 1ml 一次性使用无菌注射器连接 6 号或 6.5 号注射针头,抽取上述药液,快速进针斜刺进入皮下,稍做提插,待有胀痛等针感得气时,经回抽无血后,将上述药液缓慢注入。每周 1 次,10 次为 1 个疗程。冬、夏两季各注射 1 个疗程。

[主治与疗效]　主治慢性支气管炎。据卫志华报道,临床应用该方法共治疗慢性支气管炎患者 45 例,有效 34 例,有效率达 75.56%。

**方法 2**

[临证取穴]　天府(先右)、足三里(先左)。

[选用药物]　①黄芪注射液 2ml;②(人)胎盘球蛋白注射液 2ml。

[具体操作]　上述左、右侧穴位轮换交替使用。按穴位注射操作常规进行,穴位皮肤常规消毒,采用 2ml 一次性使用无菌注射器连接 6 号或 6.5 号注射针头,抽取其中 1 种药液,快速进针刺入皮下,稍做提插,待有酸、麻、胀或触电样等明显针感得气时,经回抽无血后,将上述药液徐缓注入。每次每穴注射 1ml,每日注射 1 次,7～10 次为 1 个疗程。

[主治与疗效]　主治慢支。据张生理报道,采用①药治疗慢支患者 117 例,总显效率达 54.7%;采用②药治疗慢支患者 35 例,总显效率达 34.29%。由此可见,黄芪组疗效略优于(人)胎盘球蛋白组。

**方法 3**

[临证取穴]　主穴:取天突。配穴:肺气虚型者,加双肺俞、心俞、脾俞、肾俞、定喘、足三里、血海;脾肾阳虚型者,加命门、大椎、脾俞、肾俞、心俞、定喘、三阴交、内关。

[选用药物]　5% 当归注射液 4ml,加盐酸消旋山莨菪碱(654-2)注射液 10mg (1ml)混合均匀。

[具体操作]　每次主穴必取,配穴随证选取 2～3 穴。慢支急性发作期,在急性发作期间注射。按穴位注射操作常规进行,穴位皮肤常规消毒,采用 5ml 一次性使用无菌注射器连接 6 号或 6.5 号注射针头,抽取上述混合药液,快速进针刺入皮下,稍做提插,待有酸、麻、胀、憋或触电样等明显针感得气时,经回抽无血后,取上述混合药液于天突穴注入。每次注射 1～2ml,剩余药液注入相应配穴。每日注射 1 次,10 次为 1 个疗程。慢支缓解期,在每年夏季的三伏天和冬季的冬至前后各治疗 1 个疗程。

[主治与疗效]　主治慢性支气管炎、肺气肿。据邱云报道,临床应用该方法共治疗慢性支气管炎、肺气肿患者 176 例,临床治愈 91 例,有效 81 例,无效 4 例。治愈率达 51.70%,总有效率达 97.73%。

**方法 4**

[临证取穴]　取主穴分 3 组:第 1 组取天突、肺俞(双),第 2 组取膻中、中府(双),第 3 组取华盖、定喘(双)。配穴:体质明显虚弱者,配加足三里(双)。

［选用药物］　兔脑垂体提取液 4ml。

［具体操作］　主穴每次按序取 1 组,3 组主穴轮换交替使用;配穴随症选取。按穴位注射操作常规进行,穴位皮肤常规消毒,采用 5ml 一次性使用无菌注射器连接 6 号或 6.5 号注射针头,抽取上述药液,快速进针刺入皮下,稍做提插待有酸、麻、胀、痛、憋或触电样等明显针感得气时,经回抽无血后,将上述药液徐缓注入。每次每穴注射 1.0～1.3ml,每周注射 2 次,6 周为 1 个疗程。

［主治与疗效］　主治慢性支气管炎。据张然军报道,临床应用该方法共治疗慢性支气管炎患者 100 例,所治患者全部获效。又据罗和古等介绍,临床应用该方法共治疗慢性支气管炎患者 22 例,近期治愈率与显效率相加达 100％。

**方法 5**

［临证取穴］　主穴:取风门(双)、肺俞(双);配穴:取内关(双)、足三里(双)。

［选用药物］　①单纯型者,用 5％当归注射液 8ml;②喘息型者,用混合注射液［维生素 $B_1$ 注射液 100mg(2ml),维生素 $B_{12}$ 注射液 0.5mg(1ml),10％葡萄糖注射液 5ml 混合均匀］。

［具体操作］　每次取主、配穴各 1 穴(均双侧)。按穴位注射操作常规进行,穴位皮肤常规消毒,采用 10ml 一次性使用无菌注射器连接 6 号或 6.5 号注射针头,根据临床证型抽取上述药液,主穴以 30°平刺入 0.5～0.8 寸(同身寸),配穴以 90°刺入 0.8～1.5 寸(同身寸),稍做提插待有酸、麻、胀或触电样等明显针感得气时,经回抽无血后,将上述药液缓缓注入。每次每穴注射 2ml,隔日注射 1 次,6 次为 1 个疗程,疗程间相隔 3 日。

［主治与疗效］　主治慢性支气管炎。据梅忠英报道,临床应用该方法共治疗慢性支气管炎患者 37 例,其中单纯型 8 例,显效 6 例,好转 2 例,总好转率达 100％;喘息型 29 例,显效 14 例,好转 12 例,无效 3 例,总好转率达 89.66％。

**方法 6**

［临证取穴］　肺俞、外定喘［位于颈后第 7 颈椎棘突与第 1 胸椎棘突之间点左右各旁开 1.5 寸(同身寸),即督脉大椎穴各旁开 1.5 寸(同身寸)处］。

［选用药物］　盐酸消旋山莨菪碱(654-2)注射液 10mg(1ml)。

［具体操作］　每次取一侧,左右两侧穴位轮换交替使用。嘱患者取坐位,充分显露背部。按穴位注射操作常规进行,穴位皮肤常规消毒,采用 1ml 或 2ml 一次性使用无菌注射器连接 6 号或 6.5 号注射针头,抽取上述药液,对准穴位向脊柱内侧斜刺 0.5cm,待有酸、麻、胀等针感得气时,经回抽无血后,将上述药液缓慢注入。每次每穴注射 5mg(0.5ml),每日注射 1 次,3 次为 1 个疗程,连续使用 3 个疗程。

［主治与疗效］　主治慢性支气管炎。据张德蕴报道,临床应用该方法共治疗慢性支气管炎患者 20 例,经治疗 1 周后统计疗效,临床病情控制者 13 例,占 65％;有效 5 例,占 25％;无效 2 例,占 10％。总有效率达 90％。

**方法 7**

[临证取穴]　主穴:取定喘。配穴:喘甚气急者,加膈脊(胸₇夹脊);痰多者,加脾脊(胸₁₁夹脊穴);体虚者,加肾脊(腰₂夹脊)。

[选用药物]　①牡丹皮酚(徐长卿)注射液 2ml;②5％葡萄糖注射液 10ml。

[具体操作]　每次主穴必取,配穴随症选取,均取一侧,左右两侧穴位轮换交替使用。按穴位注射操作常规进行,穴位皮肤常规消毒,采用 2～10ml 一次性使用无菌注射器连接 6 号或 6.5 号注射针头,抽取其中 1 种药液,快速进针刺入皮下,稍做提插待有酸、麻、胀等针感得气时,经回抽无血后,将上述药液缓缓注入。①药,每次每穴注射 1ml;②药,每次每穴注射 5ml,每日或隔日注射 1 次,10 次为 1 个疗程,疗程间相隔 3～5 日。

[主治与疗效]　主治老慢性支气管炎。据钮海同报道,临床应用该方法共治疗老年慢性支气管炎患者 50 例,经 1～3 个疗程的治疗,有效 45 例,无效 5 例,有效率达 90％。单纯型者效较佳,疗程越长,疗效越高。

**方法 8**

[临证取穴]　膻中。

[选用药物]　①丙酸睾酮注射液 25mg(1ml);②核酪(酪蛋白水解物)注射液 2ml。

[具体操作]　独取膻中穴。按穴位注射操作常规进行,穴位皮肤常规消毒,采用 1ml 或 2ml 一次性使用无菌注射器连接 6 号或 6.5 号注射针头,抽取其中 1 种药液,于膻中穴快速进针斜刺进入皮下,待有酸、麻、胀、痛等针感得气时,经回抽无血后,将药液缓缓注入。每 3 日注射 1 次。2 周后改为 1 周注射 1 次,10 次为 1 个疗程。停注 1 周后,可按上法再行下 1 个疗程的治疗。

[主治与疗效]　主治慢性支气管炎。据张志昂报道,临床应用该方法共治疗慢性支气管炎患者 8 例,有 6 例患者均在注射 3 次后,感到胸闷缓解,气喘平息,咳嗽减少,食欲增加,精神振作。注射 10 次后胸闷已解,气急乃除,咳嗽咳痰减轻,能胜任一般轻微工作,不感疲劳;1 例年老患者病程长达 16 年之久,完成了第 2 疗程治疗后,同样收到上述疗效;1 例未见缓解。笔者也临床应用该方法共治疗慢支患者 75 例,均取得不同程度的疗效。

[注意事项]　治疗期间,停用其他一切药物,以排除药物干扰。

**方法 9**

[临证取穴]　肺俞、心俞、膈俞、定喘。

[选用药物]　亚硫酸氢钠甲萘醌(维生素 K₃)注射液 16mg(4ml),加盐酸利多卡因注射液 20mg(2ml)混合均匀。

[具体操作]　每次取一侧,左右两侧穴位轮换交替使用。按穴位注射操作常规进行,穴位皮肤常规消毒,采用 10ml 一次性使用无菌注射器连接 4.5 号或 5 号皮试用灭菌注射针头,抽取上述混合药液,针头呈 45°角快速进针刺入皮下,并斜刺

透针,稍做提插,待有酸、麻、胀等针感得气时,经回抽无血后,将上述混合药液缓慢注入。每次每穴注射 1.0～1.5ml。每日注射 1 次,10 次为 1 个疗程。为巩固疗效,可再隔日注射 1 次,继续注射 1 个疗程。

[主治与疗效]　主治慢性支气管炎。据张锡荣报道,临床应用该方法共治疗慢性支气管炎患者 120 例,显效 97 例,占 82%;好转 19 例,占 16%;无效 4 例,占 3%。总有效率达 97%。

**方法 10**

[临证取穴]　肺俞、心俞、脾俞。

[选用药物]　①痰热型者,用鱼腥草注射液 2ml,加 2% 盐酸利多卡因注射液 1ml 混合均匀;②肺虚型者,用核酪注射液 2ml,加 2% 盐酸利多卡因注射液 1ml 混合均匀。

[具体操作]　每次取一侧,左右两侧穴位轮换交替使用。按穴位注射操作常规进行,穴位皮肤常规消毒,采用 5ml 一次性使用无菌注射器连接 6 号或 6.5 号注射针头,抽取上述药液,快速进针斜向脊柱刺入皮下 1 寸(寸),稍做提插,待有酸、麻、胀痛等针感得气时,经回抽无血后,将上述药液徐缓注入。每次每穴注射 1ml,隔日注射 1 次,10 次为 1 个疗程。

[主治与疗效]　主治慢性支气管炎。据马玉平报道,临床应用该方法共治疗慢性支气管炎患者 42 例,1 个疗程内治愈(症状消失)30 例,占 71.43%;好转(1 个疗程内症状明显减轻,每年急性发作率减少 6 成以上)11 例,占 26.19%;无效(治疗前后无变化)1 例,占 2.38%。总有效率达 97.62%。

**方法 11**

[临证取穴]　膻中、肺俞、风门。

[选用药物]　核酪(酪蛋白水解物)注射液 2～3ml;喘息型慢性支气管炎者,加入地塞米松磷酸钠注射液 5mg(1ml)。

[具体操作]　膻中穴每次必取;肺俞、风门穴,每次取一侧,左右两侧穴位轮换交替使用。按穴位注射操作常规进行,穴位皮肤常规消毒,采用 5ml 一次性使用无菌注射器连接 6 号或 6.5 号注射针头,抽取上述药液,膻中穴快速进针平刺入 0.3 寸(同身寸);风门、肺俞穴斜刺入 0.5～0.8 寸(同身寸)。稍做提插,待有酸、麻、胀或痛等针感得气时,经回抽无血后,将上述药液缓慢注入。每次每穴注射 1ml,相隔 5 日注射 1 次,6 次为 1 个疗程。

[主治与疗效]　主治慢性支气管炎。据李效勤报道,临床应用该方法共治疗慢性支气管炎患者 74 例,显效 44 例,占 59.5%;好转 24 例,占 32.4%;无效 6 例,占 8.1%。总有效率达 91.9%。

**方法 12**

[临证取穴]　主穴:取膻中。配穴:喘息症状较重者,加定喘(双);久喘未愈

者,加肾俞(双)。

[选用药物] ①核酪(酪蛋白水解物)注射液 2ml;②亚硫酸氢钠甲萘醌(维生素 K₃)4mg(1ml);③当归寄生注射液 2ml。

[具体操作] 主穴每次必取;配穴随症选取,均取双侧。按穴位注射操作常规进行,穴位皮肤常规消毒,采用 1ml 或 2ml 一次性使用无菌注射器连接 5 号皮试用灭菌注射针头,随症抽取上述药液,快速进针刺入皮下,稍做提插待有酸、麻、胀痛或放射样等针感得气时,经回抽无血后,将上述药液徐缓注入。其中,主穴用①药注入,每次注射 2ml;定喘穴用②药注入,每次每穴注射 2mg(0.5ml);肾俞穴用③药注入,每次每穴注射 1ml。隔日注射 1 次,10 次为 1 个疗程,共治疗 3 个疗程。

[主治与疗效] 主治慢性喘息型支气管炎。据孙东报道,临床应用该方法共治疗慢性喘息型支气管炎患者 86 例,临床治愈 35 例,占 40.7%;显效 28 例,占 32.6%;好转 16 例,占 18.6%;无效 7 例,占 8.1%,总有效率达 91.9%。

**方法 13**

[临证取穴] 主穴:取大椎、风门、肺俞。配穴:痰多者,加丰隆。

[选用药物] ①鱼腥草注射液 2～4ml;②穿琥宁注射液 2～4ml;③维生素 B₁ 注射液 100～200mg(2～4ml)。

[具体操作] 大椎穴每次必取;风门、肺俞穴取一侧,左右两侧穴位轮换交替使用;配穴随症选取。按穴位注射操作常规进行,穴位皮肤常规消毒,采用 2ml 或 5ml 一次性使用无菌注射器连接 6 号或 6.5 号注射针头,抽取 1 种药液,快速进针刺入皮下,稍做提插待有酸、麻、胀或痛等针感得气时,经回抽无血后,将上述药液徐缓注入。每次每穴注射 0.5～1.0ml,每日注射 1 次,7～10 次为 1 个疗程。

[主治与疗效] 主治慢性支气管炎急性发作。据罗和古等介绍,临床应用该方法共治疗慢性支气管炎急性发作患者 41 例,临床治愈 24 例,占 58.54%;好转 12 例,占 29.27%;无效 5 例,占 12.20%。总有效率达 87.80%。

**方法 14**

[临证取穴] 定喘、肺俞、忠阳(位于背部,第 5 胸椎棘突下凹陷两侧各旁开一横指处;亦即当督脉神道穴微上方两侧约一横指处)、肾俞、足三里、丰隆(均双)。

[选用药物] 醋酸曲安奈德(醋酸确炎舒松-A)注射液 10mg(1ml)。

[具体操作] 每次取 1 个穴位或 2 个穴位,均取双侧穴位。按穴位注射操作常规进行,穴位皮肤常规消毒,采用 1ml 一次性使用无菌注射器连接 6 号或 6.5 号注射针头,抽取上述药液,快速进针刺入皮下,稍做提插,待有酸、麻、胀痛或放射样等针感得气时,经回抽无血后,将上述药液徐缓注入。每次每穴注射 0.5ml,每隔 3 日注射 1 次,6 次为 1 个疗程。

[主治与疗效] 主治慢性喘息型支气管炎。据罗和古等介绍,临床应用该方

法共治疗慢性喘息型支气管炎患者 16 例,临床控制 8 例,占 50.00％;显效 6 例,占 37.50％;好转及无效各 1 例,各占 6.25％。总有效率达 93.75％。

**方法 15**

［临证取穴］ 肺俞、定喘、膏肓、膻中、天突、百劳。

［选用药物］ ①人参注射液 3ml;②苯丙酸诺龙注射液 30mg(3ml)。

［具体操作］ 每次取 3 穴一侧,6 穴及左右两侧穴位轮换交替使用。肺气虚型、脾阳虚型者,用①药;肾阳虚型、阴阳两虚型者,用②药。按穴位注射操作常规进行,穴位皮肤常规消毒,采用 5ml 一次性使用无菌注射器连接 6.5 号或 7 号注射针头,根据临床证型抽取药液,快速进针刺入皮下,稍做提插待有酸、麻、胀或痛等针感得气时,经回抽无血后,将上述药液徐缓注入。每次每穴注射 1ml,每周注射 2 次,10 次为 1 个疗程。并配合西医疗法、中医辨证论治及敷贴疗法、割治加埋线疗法等,治疗 3～5 个月观察疗效。

［主治与疗效］ 主治慢性支气管炎伴肺功能不全。据罗和古等介绍,临床应用该方法共治疗慢性支气管炎伴肺功能不全患者 116 例,临床治愈者 12 例,占 10.34％;疗效巩固者 26 例,占 22.41％;疗效稳定者 48 例,占 41.38％;疗效不稳定者 21 例,占 18.10％;无效 9 例,占 7.76％。总有效率达 92.24％。疗效优于单纯中药或西药治疗。

**方法 16**

［临证取穴］ 主穴:取肺俞、定喘、大椎。配穴:咳甚者,加尺泽、太渊;痰多者,加丰隆、足三里。

［选用药物］ 注射用胸腺素(胸腺肽)粉针剂 8mg(2 支),加灭菌注射用水 10ml 稀释混合均匀。

［具体操作］ 每次选一侧主、配穴共 3～5 穴。按穴位注射操作常规进行,穴位皮肤常规消毒,采用 10ml 一次性使用无菌注射器连接 6 号或 6.5 号注射针头,抽取上述混合药液,快速进针刺入皮下,稍做提插,待有酸、麻或胀等针感得气时,经回抽无血后,将上述混合药液徐缓注入。每次每穴注射 1～2ml,每日注射 1 次,10 次为 1 个疗程。

［主治与疗效］ 主治慢性支气管炎。据罗和古等介绍,临床应用该方法共治疗慢性支气管炎患者 38 例,经 3 个疗程治疗后,显效 16 例,占 42.11％;有效 21 例,占 55.26％;无效 1 例,占 2.63％。总有效率达 97.38％。

**方法 17**

［临证取穴］ 主穴:取大椎、风门(双)、肺俞(双)。配穴:脾虚型者,加脾俞(双);肾虚型者,加肾俞(双)。

［选用药物］ 自身肘静脉血 4ml。

［具体操作］ 每次主穴必取,配穴随其证型配取。按穴位注射操作常规进行,

穴位皮肤常规消毒,采用5ml一次性使用无菌注射器连接6.5号或7号注射针头,抽取自身肘静脉血,快速进针刺入皮下,稍做提插待有酸、麻或胀等针感得气时,经回抽无血后,将上述药液快速注入。其中,大椎穴注射0.5ml,风门、肺俞穴各注射0.5~0.8ml,肾俞、脾俞穴各注射0.3ml。病重者,每周注射2次,病轻者,每周注射1次,1个月为1个疗程;共治疗2个疗程。

[主治与疗效] 主治慢性支气管炎。据罗和古等介绍,临床应用该方法共治疗慢性支气管炎患者52例,临床治愈34例,占65.38%;显效12例,占23.08%;好转4例,占7.70%;无效2例,占3.85%。总有效率达96.15%。其疗效明显优于核酪注射液肌内注射组($P < 0.05$)。

**方法18**

[临证取穴] 按证型取穴。①寒证型者,取穴分2组,第1组取璇玑、中府;第2组取膻中、天突、身柱。②痰热型者,取穴分2组,第1组取天突、膏肓;第2组取肺俞、中府。③喘息型者,取穴分2组,第1组取膻中、定喘;第2组取天突、鱼际。

[选用药物] (猪脾)转移因子注射液1ml。

[具体操作] 按证型选取穴位,每次取1组一侧,2组左右两侧穴位轮换交替使用。按穴位注射操作常规进行,穴位皮肤常规消毒,采用1ml一次性使用无菌注射器连接6号或6.5号注射针头,抽取上述药液,快速进针刺入皮下,稍做提插,待有酸、麻、胀或痛等针感得气时,经回抽无血后,将上述药液徐徐注入。每次每穴注射0.5ml,每日注射1次,10次为1个疗程。

[主治与疗效] 主治慢性支气管炎。据罗和古等介绍,临床应用该方法共治疗慢性支气管炎患者82例,临床控制38例,占46.34%;显效26例,占31.71%;有效13例,占15.85%;无效5例,占6.10%。总有效率达93.90%。

**方法19**

[临证取穴] 定喘、肺俞、肾俞(均双)。

[选用药物] 鱼腥草注射液5ml。

[具体操作] 每次均取双侧穴位。按穴位注射操作常规进行,穴位皮肤常规消毒,采用5ml一次性使用无菌注射器连接6号或6.5号注射针头,抽取上述药液,快速进针刺入皮下,稍做提插待有酸、麻或胀等针感得气时,经回抽无血后,将上述药液缓缓注入,每次每穴注射0.8ml。慢性支气管炎急性发作和支气管哮喘发作期,每日注射1次;待症状缓解后,可隔日注射1次,10次为1个疗程。

[主治与疗效] 主治慢性支气管炎和支气管哮喘。据罗和古等介绍,临床应用该方法共治疗慢性支气管炎和支气管哮喘患者100例,其中慢性支气管炎患者50例,临床获愈8例,占16%;显效20例,占40%;好转19例,占38%;无效3例,占6%,总有效率达94%;支气管哮喘患者50例,临床获愈24例,占48%;显效12例,占24%;好转12例,占24%;无效2例,占4%,总有效率达96%。

**方法 20**

[临证取穴]　定喘、肺俞、脾俞、足三里、丰隆、尺泽(均双)。

[选用药物]　核酪(酪蛋白水解物)注射液 2ml。

[具体操作]　每次取 1 穴双侧,各穴轮换交替使用。按穴位注射操作常规进行,穴位皮肤常规消毒,采用 2ml 一次性使用无菌注射器连接 6 号或 6.5 号注射针头,抽取上述药液,快速进针刺入皮下,稍做提插,待有酸、麻、胀、痛或放射样等针感得气时,经回抽无血后,将上述药液缓慢注入,每次每穴注射 1ml。急性发作期隔日注射 1 次;缓解期采用冬病夏治的方法,每年三伏天及冬至前后各治疗 1 个月,每周注射 2 次。

[主治与疗效]　主治慢性支气管炎。据罗和古等介绍,临床应用该方法共治疗慢性支气管炎患者 96 例,临床治愈 42 例,占 43.75%;好转 35 例,占 36.46%;无效 19 例,占 19.79%。总有效率达 80.21%。配合超短波治疗的 96 例,总有效率为 90.60%。

**方法 21**

[临证取穴]　肺俞、肾俞、脾俞、足三里(均双)。

[选用药物]　卡介菌多糖核酸(斯奇康)注射液 1ml。

[具体操作]　每次取 1 穴位双侧,各穴轮换交替使用。按穴位注射操作常规进行,穴位皮肤常规消毒,采用 1ml 一次性使用无菌注射器连接 6 号或 6.5 号注射针头,抽取上述药液,快速进针刺入皮下,稍做提插,待有酸、麻或胀等针感得气时,经回抽无血后,将上述药液徐缓注入。每次每穴注射 0.5ml,隔日注射 1 次,15 次为 1 个疗程。并配合药罐疗法治疗。

[主治与疗效]　主治慢性支气管炎。据罗和古等介绍,临床应用该方法共治疗慢性支气管炎患者 50 例,临床控制 17 例,占 34%;显效 18 例,占 36%;有效 9 例,占 18%;无效 6 例,占 12%。总有效率达 88%。

**方法 22**

[临证取穴]　主穴:取肺俞、定喘、中府。配穴:取心俞、脾俞、肾俞(均双)。

[选用药物]　醋酸泼尼松龙磷酸钠注射液 40mg(2ml)、维生素 $B_{12}$ 注射液 0.25~0.5mg(0.5~1.0ml),加 1%盐酸普鲁卡因注射液(过敏试验阴性者)6ml 混合均匀。

[具体操作]　每次主穴均取;配穴由上而下取 1 穴,3 穴轮换交替使用,均取双侧穴位。按穴位注射操作常规进行,穴位皮肤常规消毒,采用 10ml 一次性使用无菌注射器连接 6 号或 6.5 号注射针头,抽取上述药液,快速进针刺入皮下,稍做提插,待有酸、麻、胀痛或放射样等针感得气时,经回抽无血后,将上述药液徐缓注入。每次每穴注射 1ml,每日注射 1 次,12 次为 1 个疗程。疗程间相隔 2 周。

[主治与疗效]　主治慢性支气管炎。据罗和古等介绍,临床应用该方法共治

疗慢性支气管炎患者 50 例,临床获愈 13 例,占 26%;显效 30 例,占 60%;好转 5 例,占 10%;无效 2 例,占 4%。总有效率达 96%。用同样方法共治疗支气管哮喘患者 49 例,临床获愈 12 例,占 24.49%;显效 30 例,占 61.22%;好转 5 例,占 10.20%;无效 2 例,占 4.08%。总有效率达 95.92%。

**方法 23**

[临证取穴] 足三里。

[选用药物] 香丹(复方丹参)注射液 2ml。

[具体操作] 每次取一侧,左右两侧穴位轮换交替使用。按穴位注射操作常规进行,穴位皮肤常规消毒,采用 2ml 一次性使用无菌注射器连接 6 号或 6.5 号注射针头,抽取上述药液,快速进针刺入皮下,稍做提插,待有酸、麻、胀或放射样等针感得气时,经回抽无血后,将上述药液徐缓注入。每日注射 1 次,10 次为 1 个疗程;并辅以消炎、化痰、止咳药物口服。

[主治与疗效] 主治慢性支气管炎。据罗和古等介绍,临床应用该方法共治疗慢性支气管炎患者 14 例,总有效率达 99.9%。

**方法 24**

[临证取穴] 定喘(双)。

[选用药物] 止喘灵注射液 2ml,加盐酸氯苯那敏(扑尔敏)注射液 10mg (1ml)混合均匀。

[具体操作] 在常规治疗的基础上,每次均取双侧穴位,按穴位注射操作常规进行,穴位皮肤常规消毒,采用 5ml 一次性使用无菌注射器连接 6 号或 6.5 号注射针头,抽取上述混合药液,快速进针刺入皮下,稍做提插,待有酸、麻或胀等针感得气时,经回抽无血后,将上述药液徐缓注入。每次每穴注射 1.5ml,每日注射 1 次,3 次为 1 个疗程。

[主治与疗效] 主治喘息型慢性支气管炎。据罗和古等介绍,临床应用该方法共治疗喘息型慢性支气管炎患者 100 例,好转 86 例,占 86%;稳定 14 例,占 14%。所治患者全部获效。

**方法 25**

[临证取穴] 取穴分 2 组,第 1 组取天突、肺俞、肾俞、足三里;第 2 组取大椎、百会、太渊、曲池、太溪。

[选用药物] ①丹参注射液与鱼腥草注射液各等量混合均匀;②维 $D_2$ 果糖酸钙(维丁胶性钙)注射液与亚硫酸氢钠甲萘醌(维生素 $K_3$)注射液各等量混合均匀;③核酪(酪蛋白水解物)注射液。

[具体操作] 每次取 1 组一侧,2 组左右两侧穴位轮换交替使用。若有热象者,2 组穴位交叉各取 2～3 穴一侧穴位;有寒喘和热喘时,加定喘、膻中穴。按穴位注射操作常规进行,穴位皮肤常规消毒,采用 2～10ml 一次性使用无菌注射器连

接 6 号或 6.5 号注射针头,抽取 3 种药液中的 1 种药液,3 种药液轮换交替使用;有热象时,每次抽取前 2 种药液中的 1 种药液,快速进针刺入皮下,稍做提插,待有酸、麻胀痛或放射样等针感得气时,经回抽无血后,将上述药液徐缓注入。每次每穴注射 0.5～2.0ml,每日注射 1 次,5 次为 1 个疗程。

[主治与疗效]　主治慢性支气管炎。据罗和古等介绍,临床应用该方法共治疗慢性支气管炎患者 180 例,其中慢性支气管炎急性发作患者 90 例,临床治愈 63 例,占 70.00%;显效 21 例,占 23.33%;有效 6 例,占 6.67%,所治患者全部获效。慢性支气管炎缓解期患者 90 例,临床治愈 67 例,占 74.44%;显效 18 例,占 20.00%;有效 5 例,占 5.56%,所治患者全部获效。

**方法 26**

[临证取穴]　膻中。

[选用药物]　维生素 $D_3$ 注射液 30 万 U(1ml)。

[具体操作]　独取膻中穴。按穴位注射操作常规进行,穴位皮肤常规消毒,采用 1ml 一次性使用无菌注射器连接 6 号或 6.5 号注射针头,抽取上述药液,快速进针斜刺进入皮下,稍做提插,待有酸、麻或胀痛等针感得气时,经回抽无血后,将上述药液徐缓注入使其出现皮丘,注射后用无菌棉球按压针孔数分钟,一般注射 1 次即可。

[主治与疗效]　主治慢性支气管炎。据罗和古等介绍,临床应用该方法共治疗慢性支气管炎患者 17 例,其中单纯型慢性支气管炎患者 13 例,达到临床控制标准者 6 例,占 46.15%;显效 3 例,占 29.08%;好转 4 例,占 23.53%,所治患者全部获效;慢性支气管炎喘息型患者 4 例,达到临床控制标准者 2 例,占 50.00%;显效 1 例,占 25.00%;无效 1 例,占 25.00%,有效率达 75.00%。

**方法 27**

[临证取穴]　肺俞、风门、大杼、膻中、气海、华佗夹脊$_{1～6}$。

[选用药物]　复方甘草酸铵(强力解毒敏)注射液 2ml、胸腺素(胸腺肽)粉针剂 4mg,加 1% 盐酸利多卡因注射液 5ml 混合均匀。

[具体操作]　每次取一侧 3～5 穴,大杼穴每次必取。按穴位注射操作常规进行,穴位皮肤常规消毒,采用 10ml 一次性使用无菌注射器连接 6 号或 6.5 号注射针头,抽取上述混合药液,快速进针刺入皮下,稍做提插,待有酸、麻、胀或痛等针感得气时,经回抽无血后,先在大杼穴呈多方向针刺注药 3ml,其他穴位各注药 0.5ml,隔日注射 1 次,10 次为 1 个疗程。

[主治与疗效]　主治慢性支气管炎。据罗和古等介绍,临床应用该方法共治疗慢性支气管炎患者 202 例,显效 157 例,占 77.72%;好转 34 例,占 16.83%;无效 11 例,占 5.45%。总有效率达 94.55%。又据罗和古等介绍,取定喘、肺俞、风门、大杼、膻中、气海、华佗夹脊 1～6 穴,每次选 3～5 穴(定喘穴每次必取)。采用

10ml 一次性使用无菌注射器连接 6 号或 6.5 号注射针头,抽取复方甘草酸铵(强力解毒敏)注射液 1ml,胸腺素(胸腺肽)粉针剂 4mg,加 1% 盐酸利多卡因注射液 5ml 混合均匀后,先在双侧定喘穴,各注射混合药液 3ml,其他各穴注射混合药液 0.5ml。隔日注射 1 次,10 次为 1 个疗程。共治疗支气管哮喘患者 118 例,显效 98 例,占 83.05%;好转 17 例,占 14.41%;无效 3 例,占 2.54%,总有效率达 97.46%。

**方法 28**

[临证取穴] 肺俞、喘息[位于第 7 颈椎棘突下各旁开 1 寸(同身寸)处;相当于大椎穴各旁开 1 寸(同身寸)处]。

[选用药物] 卡介苗疫苗 1 支(1ml)。

[具体操作] 每次取一侧,左右两侧穴位轮换交替使用。按穴位注射操作常规进行,穴位皮肤常规消毒,采用 1ml 一次性使用无菌注射器连接 6 号或 6.5 号注射针头,抽取上述药液,快速进针刺入皮下,稍做提插,待有酸、麻或胀等针感得气时,经回抽无血后,将上述药液徐缓注入。每次每穴注射 0.5ml,每日注射 1 次,30 次为 1 个疗程。

[主治与疗效] 主治支气管炎。据罗和古等介绍,临床应用该方法共治疗支气管炎患者 127 例,最大用药量为 90 支,最少 10 支,平均用药 26.7 支,其中 78 例患者经 2 个冬季的治疗观察,49 例患者经 1 个冬季的治疗观察,所有患者均未发生感冒及支气管炎。用药 30 支以上者,疗效较佳;少于 20 支者,临床症状可以得到缓解。

**方法 29**

[临证取穴] 膻中、肺俞、风门[位于第 2 胸椎棘突下,督脉各旁开 1.5 寸(同身寸)处]。

[选用药物] 核酪注射液 2ml;喘息型慢性支气管炎患者,加入地塞米松磷酸钠注射液 5mg(1ml)混合均匀。

[具体操作] 膻中穴每次必取;肺俞、风门穴取一侧,左右两侧穴位轮换交替使用。按穴位注射操作常规进行,穴位皮肤常规消毒,采用 2ml 或 5ml 一次性使用无菌注射器连接 6 号或 6.5 号注射针头,抽取上述药液,膻中穴快速进针平刺进入皮下 0.3 寸(同身寸),肺俞穴斜刺进入 0.5～0.8 寸(同身寸),稍做提插,待有酸、麻、胀或痛等针感得气时,经回抽无血后,将上述药液徐缓注入。每次每穴注射 0.6～1.0ml,每隔 5 日注射 1 次,6 次为 1 个疗程。

[主治与疗效] 主治慢性支气管炎。据罗和古等介绍,临床应用该方法共治疗慢性支气管炎患者 74 例,显效 44 例,占 59.46%;好转 24 例,占 32.43%;无效 6 例,占 8.11%。总有效率达 91.89%。

**方法 30**

[临证取穴] 膻中、气海[位于腹部前正中线脐下 1.5 寸(同身寸)处]、足三里

（双）。

　　[选用药物]　血淋巴转移因子2ml。

　　[具体操作]　膻中、气海穴每次必取,足三里穴取双侧。按穴位注射操作常规进行,穴位皮肤常规消毒,采用2ml一次性使用无菌注射器连接6号或6.5号注射针头,抽取上述药液,膻中穴快速进针平刺进入0.3～0.4寸(同身寸),气海、足三里穴直刺入1.0～1.5寸(同身寸),稍做提插,待有酸、麻、胀痛或放射样等针感得气时,经回抽无血后,将上述药液徐缓注入。每次每穴注射0.5ml。并配合中药穴位贴敷疗法,从夏季入伏开始,连续治疗2个月,第1个月每周治疗2次,第2个月每周治疗1次。

　　[主治与疗效]　主治慢性支气管炎。据罗和古等介绍,临床应用该方法共治疗慢性支气管炎患者210例,总有效率达90%。

　　**方法31**

　　[临证取穴]　肺俞、中府、孔最、肩中俞。

　　[选用药物]　核酪(酪蛋白水解物)注射液2ml。

　　[具体操作]　每次均取一侧,左右两侧穴位轮换交替使用。按穴位注射操作常规进行,穴位皮肤常规消毒,采用2ml一次性使用无菌注射器连接6号或6.5号注射针头,抽取上述药液,快速进针刺入皮下,稍做提插,待有酸、麻或胀等针感得气时,经回抽无血后,将上述药液徐缓注入。每次每穴注射0.5ml,每日注射1次,10次为1个疗程。疗程间相隔3～5日,连续治疗2～3个疗程。

　　[主治与疗效]　主治慢性支气管炎。据罗和古等介绍,临床应用该方法共治疗慢性支气管炎的缓解期患者12例,均取得不同程度的疗效,并有4例得到临床治愈。

　　**方法32**

　　[临证取穴]　肺俞(双)、厥阴俞(双)。

　　[选用药物]　硫酸肝素钠注射液1000U(2ml),加灭菌注射用水2ml混合均匀。

　　[具体操作]　将慢性支气管炎并发肺源性心脏病患者100例分为2组(每组50例),2组患者均给予抗感染、止咳、平喘治疗;心力衰竭患者,给予地高辛口服及毛花苷C(西地兰)、呋塞米(速尿)等药物;呼吸衰竭患者给予吸氧,间断应用小剂量呼吸兴奋药。穴位注射组患者加用穴位注射疗法,患者每次均取双侧穴位。按穴位注射操作常规进行,穴位皮肤常规消毒,采用5ml一次性使用无菌注射器连接6号或6.5号注射针头,抽取上述混合药液,快速进针刺入皮下,稍做提插待有酸、麻或胀等针感得气时,经回抽无血后,将上述药液缓慢注入。每次每穴注射1ml,隔日注射1次,10～12日(5～6次)为1个疗程。

　　[主治与疗效]　主治慢性支气管炎并发肺源性心脏病。据罗和古等介绍,临

床应用该方法共治疗 50 例,显效 31 例,占 62％;有效 14 例,占 28％;无效 5 例,占 10％,总有效率达 90％;而对照组总有效率为 74％,疗效明显优于对照组。

**方法 33**

〔临证取穴〕 尺泽(位于肘横纹中,肱二头肌腱桡侧处,与尺侧的曲泽穴平行)(双)。

〔选用药物〕 鱼腥草注射液每次 0.2mg/kg。

〔具体操作〕 每次均取双侧穴位。按穴位注射操作常规进行,穴位皮肤常规消毒,采用 2ml 或 5ml 一次性使用无菌注射器连接 6 号或 6.5 号注射针头,抽取上述药液,快速进针刺入皮下,稍做提插待有酸、麻、胀或放射样等针感得气时,经回抽无血后,将上述药液徐缓注入。每日注射 1 次,5 次为 1 个疗程。

〔主治与疗效〕 主治毛细支气管炎。据罗和古等介绍,临床应用该方法共治疗毛细支气管炎患者 38 例,平均退热时间(2.01±0.8585)日,止咳平喘时间(4.82±1.01)日,疗效明显优于鱼腥草注射液静脉滴注组($P<0.01$)。

**方法 34**

〔临证取穴〕 主穴:分 2 组,第 1 组,以咳嗽为主者,选用孔最、定喘、肺俞、足三里;第 2 组,以气喘为主者,选用膻中、定喘、肺俞、足三里。配穴:有痰者,加丰隆。

〔选用药物〕 20％黄芪注射液 8ml。

〔具体操作〕 随症选取主穴,配穴随症选取。每次取一侧,左右两侧穴位轮换交替使用。按穴位注射操作常规进行,穴位皮肤常规消毒,采用 10ml 一次性使用无菌注射器连接 6 号或 6.5 号注射针头,抽取上述药液,快速进针刺入皮下,稍做提插,待有酸、麻、胀或放射样等针感得气时,经回抽无血后,将上述药液徐缓注入。每次每穴注射 1.5～2.0ml,每周注射 2 次,共治疗 4 周,以后则每周注射 1 次,共治疗 4 周,休息 1 周后,再巩固治疗 4 周。

〔主治与疗效〕 主治慢性支气管炎。据罗和古等介绍,临床应用该方法共治疗慢性支气管炎患者 256 例,经门诊随访 6 个月,临床治愈 148 例,占 57.81％;好转 95 例,占 7.11％;无效 13 例,占 5.08％。总有效率达 94.92％。

**方法 35**

〔临证取穴〕 取穴分 2 组,第 1 组取风门、定喘(咳嗽较重者);第 2 组取天突(气喘较重者)、丰隆(痰多者)。

〔选用药物〕 核酪(酪蛋白水解物)注射液与鱼腥草注射液各等量混合均匀。

〔具体操作〕 一般情况下,每次取 1 组,2 组穴位轮换交替使用,并以随症取穴为辅。按穴位注射操作常规进行,穴位皮肤常规消毒,采用 5ml 一次性使用无菌注射器连接 6 号或 6.5 号注射针头,抽取上述药液,快速进针刺入皮下,稍做提插,待有酸、麻、胀或憋气等针感得气时,经回抽无血后,将上述药液徐缓注入。每次每穴注射 1~2ml,隔日注射 1 次,5 次(10 日)为 1 个疗程。并配合推拿疗法治疗。

[主治与疗效] 主治慢性支气管炎。据罗和古介绍,临床应用该方法共治疗慢性支气管炎患者 36 例,临床治愈 21 例,占 58.33%;好转 12 例,占 33.33%;无效 3 例,占 8.33%。总有效率达 94.44%。

**方法 36**

[临证取穴] 取穴分 2 组,第 1 组取肺俞、足三里;第 2 组取定喘、肾俞。

[选用药物] ①卡介菌多糖核酸(卡提素、斯奇康)注射液 1mg(2ml)(规格:0.5mg/1ml);②20%黄芪注射液 3ml。

[具体操作] 每次取 1 组一侧,2 组左右两侧穴位轮换交替使用。按穴位注射操作常规进行,穴位皮肤常规消毒,采用 2ml 或 5ml 一次性使用无菌注射器连接6 号或 6.5 号注射针头,抽取上述 2 种药液,快速进针刺入皮下,稍做提插待有酸、麻、胀痛或放射样等针感得气时,经回抽无血后,将上述药液徐缓注入。其中用①药注射肺俞穴,每穴注射 0.5mg(1ml),定喘穴注射 0.25mg(0.5ml);用②药于足三里、肾俞穴各注射 1.5ml。从夏天初伏日起,隔日注射 1 次,10 次为 1 个疗程。疗程间相隔 2 日,共治疗 3 个疗程。

[主治与疗效] 主治慢性支气管炎。据罗和古等介绍,临床应用该方法共治疗慢性支气管炎患者 76 例,临床治愈 43 例,占 56.58%;好转 27 例,占 35.53%;无效 6 例,占 7.90%。总有效率达 92.10%。对照组 33 例患者,采用毫针刺治,总有效率为 72.73%($P<0.01$)。

**方法 37**

[临证取穴] 肺俞、心俞、脾俞。

[选用药物] ①鱼腥草注射液 2ml,加 2%盐酸利多卡因注射液 1ml 混合均匀;②卡介菌多糖核酸(卡提素、斯奇康)注射液 1mg(2ml)。

[具体操作] 每次取一侧,左右两侧穴位轮换交替使用。痰热型者,用①药;肺虚型者,用②药。按穴位注射操作常规进行,穴位皮肤常规消毒,采用 5ml 一次性使用无菌注射器连接 6 号或 6.5 号注射针头,根据病情抽取上述 1 种药液,快速进针斜向脊柱方向刺入皮下 1 寸(同身寸),稍做提插,待有酸、麻或胀等针感得气时,经回抽无血后,将上述药液徐缓注入。每次每穴注射 1ml,隔日注射 1 次,10 次为 1 个疗程。

[主治与疗效] 主治慢性支气管炎。据罗和古等介绍,临床应用该方法共治疗慢性支气管炎患者 42 例,1 个疗程内临床治愈(所有症状消失)30 例,占71.43%;好转(1 个疗程内症状明显减轻,每年急性发作率减少 6 成以上)11 例,占26.19%;无效 1 例,占 2.38%。总有效率达 97.62%。

**方法 38**

[临证取穴] 肺俞、脾俞、肾俞(均双)。

[选用药物]　20％黄芪注射液 2ml,卡介菌多糖核酸(斯奇康)注射液 1mg
(2ml),维生素 B₁ 注射液 100mg(2ml)混合均匀。

　　[具体操作]　每次均取双侧穴位。按穴位注射操作常规进行,穴位皮肤常规
消毒,采用 10ml 一次性使用无菌注射器连接 6 号或 6.5 号注射针头,抽取上述混
合药液,快速进针向脊柱方向斜刺入皮下,稍做提插,待有酸、麻或胀等针感得气
时,经回抽无血后,将上述混合药液徐徐注入。每次每穴注射 1ml,隔日注射 1 次,
10 次为 1 个疗程。

　　[主治与疗效]　主治慢性支气管炎迁延期。据罗和古等介绍,临床应用该方
法共治疗慢性支气管炎迁延期患者 43 例,临床治愈 28 例,占 65.12％;好转 11 例,
占 25.58％;无效 4 例,占 9.90％。总有效率 90.10％,疗效明显优于单纯针灸组
(对照组)。

　　**方法 39**

　　[临证取穴]　天突。

　　[选用药物]　核酪(酪蛋白水解物)注射液 2ml。

　　[具体操作]　独取天突穴。按穴位注射操作常规进行,穴位皮肤常规消毒,采
用 2ml 一次性使用无菌注射器连接 6 号或 6.5 号注射针头,抽取上述药液,快速进
针向下斜刺 0.2 寸(同身寸)进入皮下,然后将针尖朝下紧靠胸骨后壁刺入 1.0～
1.5 寸(同身寸),稍做提插,待有酸、麻、胀或憋气等针感得气时,经回抽无血后,将
上述药液徐缓注入。隔日注射 1 次,5 次为 1 个疗程。

　　[主治与疗效]　主治慢性支气管炎。据罗和古等介绍,临床应用该方法共治
疗慢性支气管炎患者 84 例,经 2 个疗程治疗后,临床治愈 30 例,占 35.71％;显效
46 例,占 54.76％;有效 8 例,占 9.53％。所治患者全部获效。

　　**方法 40**

　　[临证取穴]　取穴分 2 组,第 1 组取肺俞、丰隆、定喘、中府;第 2 组取定喘。

　　[选用药物]　植物油注射液(取菜油、豆油、麻油或花生油中之一种,常温下静
置 24 小时后,取其上层洁清液,用 3 号或 4 号垂熔玻璃漏斗滤过,或用一般漏斗,
内置滤纸、棉花滤过 2 次,然后分装高压灭菌备用)。

　　[具体操作]　每次均取一侧,左右两侧穴位轮换交替使用。按穴位注射操作
常规进行,穴位皮肤常规消毒,采用 2ml 或 5ml 一次性使用无菌注射器连接 6.5 号
或 7 号注射针头,抽取上述药液,快速进针刺入皮下,稍做提插待有酸、麻、胀痛或
放射样等针感得气时,经回抽无血后,将上述药液徐缓注入。每次每穴注射 0.5～
1.0ml,第 1 组穴位,每周注射 2 次;第 2 组穴位,每周注射 1 次。4 次(1 个月)为 1
个疗程。

　　[主治与疗效]　主治慢性支气管炎。据罗和古等介绍,临床应用该方法共治
疗慢性支气管炎患者 169 例,近期控制 32 例,占 18.93％;显效 46 例,占 27.22％;

好转 56 例,占 33.14%;无效 35 例,占 20.71%。总有效率达 79.29%。

方法 41

[临证取穴] 主穴:取风门、肺俞;配穴:取内关、足三里(均双)。

[选用药物] ①5%~10% 当归注射液 4ml;②维生素 $B_1$ 注射液 100mg(2ml)、维生素 $B_{12}$ 注射液 0.5mg(1ml),加 10% 葡萄糖注射液 5ml 混合均匀。

[具体操作] 每次取主、配穴各 1 穴,均取双侧。单纯型者,用①药;喘息型者,用②药。按穴位注射操作常规进行,穴位皮肤常规消毒,采用 5ml 或 10ml 一次性使用无菌注射器连接 6 号或 6.5 号注射针头,抽取上述药液,主穴以 30°刺入 0.5~0.8 寸(同身寸),配穴以 90°角(垂直)刺入 0.8~1.5 寸(同身寸),稍做提插待有酸、麻、胀痛或放射样等针感得气时,经回抽无血后,根据不同病情选取上述药液徐缓注入。每次每穴注射 1~2ml,隔日注射 1 次,6 次为 1 个疗程。疗程间相隔 3 日。

[主治与疗效] 主治单纯型慢性支气管炎与喘息型慢性支气管炎。据罗和古等介绍,临床应用该方法共治疗单纯型慢性支气管炎与喘息型慢性支气管炎患者 37 例,其中单纯型患者 8 例,显效 6 例,占 75%;好转 2 例,占 25%,所治患者全部好转,总好转率达 100%;喘息型患者 29 例,显效 4 例,占 13.79%;有效 10 例,占 34.5%;好转 12 例,占 41.38%;无效 3 例,占 10.94%。总好转率达 89.06%。

方法 42

[临证取穴] 足三里(双)。

[选用药物] 20%(人)胎盘组织液 2ml。

[具体操作] 每次均取双侧穴位。按穴位注射操作常规进行,穴位皮肤常规消毒,采用 2ml 一次性使用无菌注射器连接 6 号或 6.5 号注射针头,抽取上述药液,快速进针刺入皮下,稍做提插,待有酸、麻、胀痛或放射样等针感得气时,经回抽无血后,将上述药液徐缓注入,每次每穴注射 1ml。从夏至到处暑的 2 个月内,每隔半个月进行注射治疗,配合针刺、拔罐疗法,共治疗 3 次。

[主治与疗效] 主治喘息型慢性支气管炎。据罗和古等介绍,临床应用该方法共治疗喘息型慢性支气管炎患者 47 例,治愈 10 例,占 21.2%;显效 20 例,占 42.55%;有效 9 例,占 19.15%;无效 8 例,占 17.02%。总有效率达 82.98%。

方法 43

[临证取穴] 取穴分 2 组,第 1 组取气户、丰隆、肺俞、天突、玉堂(均左侧);第 2 组取气户、孔最、肺俞、华盖、膻中(均右侧)。

[选用药物] 亚硫酸氢钠甲萘醌(维生素 $K_3$)注射液 4mg(1ml)、地塞米松磷酸钠注射液 5mg(1ml)、核酪(酪蛋白水解物)注射液 1ml;盐酸林可霉素注射液 0.3mg(1ml);2% 盐酸利多卡因注射液 1ml 混合均匀。

[具体操作] 每次取 1 组,2 组穴位轮换交替使用。按穴位注射操作常规进

行,穴位皮肤常规消毒,采用5ml一次性使用无菌注射器连接6号或6.5号注射针头,抽取上述药液,快速进针刺入皮下,稍做提插,待有酸、麻、胀痛或放射样等针感得气时,经回抽无血后,将上述药液徐缓注入。每次每穴注射1ml,隔日注射1次,8次为1个疗程。并配合辨证论治,内服中药治疗。

[主治与疗效] 主治慢性支气管炎。据罗和古等介绍,临床应用该方法共治疗慢性支气管炎患者200例,近期治愈120例,占60.0%;临床治愈40例,占20.0%;好转25例,占12.5%;有效11例,占5.5%;无效4例,占2.0%。总有效率达98.0%。

**方法44**

[临证取穴] 取穴分2组,第1组取膏肓、曲池(均双);第2组取定喘、丰隆(均双)。

[选用药物] 硫酸阿米卡星(硫酸丁胺卡那霉素)注射液0.1g(1ml),加0.5%～1%盐酸普鲁卡因注射液(过敏试验阴性者)3ml混合均匀。

[具体操作] 每次取1组双侧,2组穴位轮换交替使用。按穴位注射操作常规进行,穴位皮肤常规消毒,采用5ml一次性使用无菌注射器连接6号或6.5号注射针头,抽取上述药液,快速进针刺入皮下,稍做提插,待有酸、麻、胀痛或放射样等针感得气时,经回抽无血后,将上述药液徐缓注入。每次每穴注射1ml,每日注射1次,5～10次为1个疗程。

[主治与疗效] 主治慢性支气管炎并发感染。据罗和古等介绍,临床应用该方法共治疗慢性支气管炎并发感染患者5例,经1个疗程治疗后,所治患者全部获愈。

**方法45**

[临证取穴] 定喘、肺俞(均双)。

[选用药物] 止喘灵注射液2ml。

[具体操作] 每次取1穴双侧,2穴轮换交替使用。按穴位注射操作常规进行,穴位皮肤常规消毒,采用2ml一次性使用无菌注射器连接6号或6.5号注射针头,抽取上述药液,快速进针刺入皮下,稍做提插待有酸、麻或胀等针感得气时,经回抽无血后,将上述药液缓缓注入。每次每穴注射1ml,每日注射2次,5日为1个疗程。

[主治与疗效] 主治慢性支气管炎急性发作。据罗和古等介绍,临床应用该方法共治疗慢性支气管炎急性发作患者288例,临床治愈228例,占79.17%;有效58例,占20.14%;无效2例,占0.69%。总有效率达99.31%。治疗组疗效明显优于肌内注射组和单纯针刺组。

**方法46**

[临证取穴] 风门、大杼、大椎、肺俞。

[选用药物] 盐酸小檗碱(黄连素)注射液 2ml。

[具体操作] 每次取 2 穴一侧,4 穴轮换交替使用。按穴位注射操作常规进行,穴位皮肤常规消毒,采用 2ml 一次性使用无菌注射器连接 6 号或 6.5 号注射针头,抽取上述药液,快速进针刺入皮下,稍做提插待有酸、麻、胀或痛等针感得气时,经回抽无血后,将上述药液徐缓注入。每次每穴注射 1ml,每日注射 1 次,7～10 次为 1 个疗程,疗程间相隔 3～5 日。

[主治与疗效] 主治慢性支气管炎。据罗和古等介绍,临床应用该方法共治疗慢性支气管炎患者 83 例,临床痊愈 26 例,占 31.33％;好转 46 例,占 55.42％;无效 11 例,占 13.25％。总有效率达 86.75％。

3. 验方荟萃

**方法 1**

[临证取穴] 阿是穴[从第 7 颈椎至第 5 胸椎椎体棘突下各旁开 1.0～1.5 寸(同身寸)取穴,共取 5 对穴位]。

[选用药物] 补骨脂注射液 4ml。

[具体操作] 每次取 1 对,5 对穴位轮换交替使用。按穴位注射操作常规进行,穴位皮肤常规消毒,采用 5ml 一次性使用无菌注射器连接 6 号或 6.5 号注射针头,抽取上述药液,快速进针刺入皮下,稍做提插,待有酸、麻、胀等针感得气时,经回抽无血后,将上述药液缓缓注入。每次每穴注射 2ml。每日注射 1 次,15 次为 1 个疗程。每年可注射治疗 2～4 个疗程。

[主治与疗效] 该法具有补肾纳气的功效。可改善肾虚症状群,提高机体免疫功能。适用于咳嗽反复发作,呼多吸少,动则气促甚,痰稀白,畏寒肢冷,苔白而脉沉细无力患者的治疗。

**方法 2**

[临证取穴] 肺俞(双)、定喘(双)。

[选用药物] 20％(人)胎盘组织液 4ml。

[具体操作] 每日取 1 对,2 对穴位轮换交替使用。按穴位注射操作常规进行,穴位皮肤常规消毒,采用 5ml 一次性使用无菌注射器连接 6 号或 6.5 号注射针头,抽取上述药液,快速进针刺入皮下,稍做提插,待有酸、麻、胀等针感得气时,经回抽无血后,将上述药液徐缓注入。每次每穴注射 2ml,每日注射 1 次,15 次为 1 个疗程。

[主治与疗效] 该法具有益气、健脾、补肾的功效。适用于平素易患感冒、咳嗽痰白而黏、胸脘作闷、体倦乏力、脉缓或滑、舌苔薄白患者的治疗。

**方法 3**

[临证取穴] 咳喘甚者,取孔最、定喘、肺俞、三阴交;痰多者,取丰隆、条口、脾俞、膈俞;虚寒者,取肾俞、关元。

[选用药物] 核酪注射液 2～4ml。

[具体操作] 根据病情选取穴位,每次取一侧,左右两侧穴位轮换交替使用。按穴位注射操作常规进行,穴位皮肤常规消毒,采用 2ml 或 5ml 一次性使用无菌注射器连接 6 号或 6.5 号注射针头,抽取上述药液,快速进针刺入皮下,稍做提插,待有酸、麻、胀等针感得气时,经回抽无血后,将上述药液徐缓注入。每次每穴注射 0.5～1.0ml。出针后,局部轻揉 1 分钟。每周 2 次,4 周为 1 个疗程。

[主治与疗效] 主治慢性支气管炎。

**方法 4**

[临证取穴] 大杼(双)、风门(双)、肺俞(双)、膻中、关元。

[选用药物] 20%(人)胎盘组织液 2ml,加穿心莲注射液 2ml 混合均匀。

[具体操作] 每次大杼、风门、肺俞穴均取双侧。按穴位注射操作常规进行,穴位皮肤常规消毒,采用 5ml 一次性使用无菌注射器连接 6 号或 6.5 号注射针头,抽取上述混合药液,快速进针刺入皮下,稍做提插,待有酸、麻、胀、痛等针感得气时,经回抽无血后,将上述混合药液缓慢注入。每次每穴注射 0.5ml,每日 1 次,7 次为 1 个疗程。

[主治与疗效] 主治慢性支气管炎。

**方法 5**

[临证取穴] 大椎、肺俞、天突、风门、膻中。

[选用药物] 盐酸普鲁卡因注射液(过敏试验阴性者)5ml。

[具体操作] 每次肺俞、风门穴均取一侧,左右两侧穴位轮换交替使用。按穴位注射操作常规进行,穴位皮肤常规消毒,采用 5ml 一次性使用无菌注射器连接 6 号或 6.5 号注射针头,抽取上述药液,快速进针刺入皮下,稍做提插待有酸、麻、胀、痛、憋等针感得气时,经回抽无血后,将上述药液徐徐注入。每次每穴注射 0.5～1.0ml,隔日注射 1 次,5 次为 1 个疗程。

[主治与疗效] 主治慢性支气管炎。

**方法 6**

[临证取穴] 主穴:取肺俞(双)、天突。配穴:气喘者,加定喘。

[选用药物] ①20%(人)胎盘组织液 2ml;②0.5%盐酸普鲁卡因注射液(过敏试验阴性者)2ml;③盐酸消旋山莨菪碱(654-2)注射液 10mg(2ml)。

[具体操作] 按穴位注射操作常规进行,穴位皮肤常规消毒,采用 2ml 一次性使用无菌注射器连接 5 号皮试用灭菌注射针头,抽取其中 1 种药液注入。肺俞穴用直刺,但不宜过深;天突穴针尖向下斜刺,快速进针刺入皮下,稍做提插,待有酸、麻、胀、憋等针感得气时,经回抽无血后,将上述药液缓慢注入。每次每穴注射 0.5ml,每日 1 次,7 次为 1 个疗程。

[主治与疗效] 主治慢性支气管炎。

**方法 7**

［临证取穴］　平喘（双）、肺俞（双）。

［选用药物］　20％（人）胎盘组织液 4ml。

［具体操作］　每次取 1 穴双侧，2 穴轮换交替使用。按穴位注射操作常规进行，穴位皮肤常规消毒，采用 5ml 一次性使用无菌注射器连接 6 号或 6.5 号注射针头，抽取上述药液，快速进针刺入皮下，稍做提插待有酸、麻、胀等针感得气时，经回抽无血后，将上述药液徐缓注入。每次每穴注射 2ml。每日注射 1 次，10 次为 1 个疗程。

［主治与疗效］　主治慢性支气管炎。

**方法 8**

［临证取穴］　肺俞（双）、定喘（双）。

［选用药物］　鱼腥草注射液 2～4ml。

［具体操作］　每次取 1 穴双侧，2 穴轮换交替使用。按穴位注射操作常规进行，穴位皮肤常规消毒，采用 2ml 或 5ml 一次性使用无菌注射器连接 6 号或 6.5 号注射针头，抽取上述药液，快速进针刺入皮下，稍做提插待有酸、麻、胀等针感得气时，经回抽无血后，将上述药液缓慢注入。每次每穴注射 1～2ml，每日 1 次，连续注射 2～4 次为 1 个疗程。一般治疗 1～2 个疗程即可。

［主治与疗效］　主治慢性支气管炎。

**方法 9**

［临证取穴］　胸$_{1\sim7}$夹脊穴。

［选用药物］　复方当归注射液 4ml，加 20％黄芪注射液 2ml、20％（人）胎盘组织液 2ml 混合均匀。

［具体操作］　每次取 1 穴双侧，7 对穴位轮换交替使用。按穴位注射操作常规进行，穴位皮肤常规消毒，采用 10ml 一次性使用无菌注射器连接 6 号或 6.5 号注射针头，抽取上述混合药液，快速进针刺入皮下，稍做提插待有酸、麻、胀等针感得气时，经回抽无血后，将上述混合药液缓慢注入。每次每穴注射 1ml，每日注射 1 次，30 次为 1 个疗程。

［主治与疗效］　主治慢性支气管炎。

**方法 10**

［临证取穴］　肺俞（双）。

［选用药物］　鱼腥草注射液 2～4ml。

［具体操作］　每次均取双侧穴位。按穴位注射操作常规进行，穴位皮肤常规消毒，采用 2ml 或 5ml 一次性使用无菌注射器连接 6 号或 6.5 号注射针头，抽取上述药液，快速进针刺入皮下，稍做提插，待有酸、麻、胀等针感得气时，经回抽无血后，将上述药液缓缓注入。每次每穴注射 1～2ml，每日 1 次，7 次为 1 个疗程。

［主治与疗效］　主治慢性支气管炎，以咳嗽为主要表现者。

**方法 11**

[临证取穴]　肺俞、定喘、天突。

[选用药物]　硫酸链霉素针剂 1g(过敏试验阴性者)，加灭菌注射用水 5ml 溶解稀释混合均匀。

[具体操作]　每次天突穴均取；肺俞、定喘穴取一侧，左右两侧穴位轮换交替使用。按穴位注射操作常规进行，穴位皮肤常规消毒，采用 5ml 一次性使用无菌注射器连接 6 号或 6.5 号注射针头，抽取上述稀释药液，快速进针刺入皮下，稍做提插，待有酸、麻、胀、憋等针感得气时，经回抽无血后，将上述稀释药液徐缓注入。每次每穴注射 1ml，每日注射 1 次，7～10 次为 1 个疗程。

[主治与疗效]　主治慢支顽固性咳嗽。

[注意事项]　①硫酸链霉素针剂可引起严重的过敏反应，用前一定要做过敏试验，阳性者禁忌使用。②硫酸链霉素针剂有耳毒性反应，切忌久用，否则可造成不可逆性听力损害。

**方法 12**

[临证取穴]　定喘(双)。

[选用药物]　穿心莲注射液 4ml。

[具体操作]　每次均取双侧穴位。按穴位注射操作常规进行，穴位皮肤常规消毒，采用 5ml 一次性使用无菌注射器连接 6 号或 6.5 号注射针头，抽取上述药液，快速进针刺入皮下，稍做提插待有酸、麻、胀等针感得气时，经回抽无血后，将上述药液徐徐注入，每次每穴注射 2ml；并同时针刺大椎、肺俞、列缺 3 穴。均每日 1 次，10 次为 1 个疗程。

[主治与疗效]　主治慢性支气管炎。

**方法 13**

[临证取穴]　主穴：取肺俞、定喘。配穴：取肾俞、丰隆、曲池；脾虚痰多者，加脾俞；喘甚者，加天突、肾俞；气血两虚者，配加足三里。

[选用药物]　核酪注射液 3～4ml。

[具体操作]　每次主穴取 1 穴，配穴选 2～3 穴，均取一侧，左右两侧穴位轮换交替使用。按穴位注射操作常规进行，穴位皮肤常规消毒，采用 5ml 一次性使用无菌注射器连接 6 号或 6.5 号注射针头，抽取上述药液，快速进针刺入皮下，稍做提插，待有酸、麻、胀、憋或触电样等明显针感得气时，经回抽无血后，将上述药液徐缓注入。每次每穴注射 1ml，每周注射 2 次，5～7 次为 1 个疗程，个别重症患者可隔日注射 1 次。

[主治与疗效]　主治慢性支气管炎。

**方法 14**

[临证取穴]　主穴：取肺俞、定喘。配穴：喘甚者，加肾俞；痰多者，加丰隆(均

双)。

[选用药物]　地塞米松磷酸钠注射液4mg(2ml)、盐酸消旋山莨菪碱(654-2)注射液10mg(1ml)、20%(人)胎盘组织液2ml混合均匀。

[具体操作]　主穴每次必取,配穴随症选取,均取双侧穴位。按穴位注射操作常规进行,穴位皮肤常规消毒,采用5ml一次性使用无菌注射器连接6号或6.5号注射针头,抽取上述混合药液,快速进针刺入皮下,稍做提插,待有酸、麻、胀或放射样等针感得气时,经回抽无血后,将上述混合药液徐缓注入。每次每穴注射0.8ml,每周注射2次,一般连用2周为1个疗程。并同时配合应用特定穴位埋磁法、外敷膏药法、内服中药法一起施治。

[主治与疗效]　主治慢性支气管炎。

**方法15**

[临证取穴]　①急性发作期,取天突;②肺气虚型,取肺俞、心俞、定喘、脾俞、肾俞、足三里、血海(均双);③脾肾阳虚型,取命门、大椎、脾俞、肾俞、心俞、定喘、三阴交、内关(均双)。

[选用药物]　10%当归注射液2ml,加盐酸消旋山莨菪碱注射液10mg(1ml)混合均匀。

[具体操作]　每次随症(证)选取穴位,各取1穴,有双侧穴位者取双侧。按穴位注射操作常规进行,穴位皮肤常规消毒,采用5ml一次性使用无菌注射器连接6号或6.5号注射针头,抽取上述混合药液,快速进针刺入皮下,稍做提插,待有酸、麻、胀痛或放射样等针感得气时,经回抽无血后,将上述药液徐缓注入。急性发作期,在天突穴注射1~2ml,每日注射1次,10次为1个疗程。双侧穴位者,每次每穴注射1.5ml。缓解期每年三伏天及冬至前后各治疗2个疗程。

[主治与疗效]　主治慢性支气管炎。

**方法16**

[临证取穴]　主穴:取定喘(双)。配穴:喘甚气急者,加膈脊($T_7$夹脊);痰多者,加脾脊($T_{11}$夹背);体虚者,加肾脊($L_2$夹脊)。

[选用药物]　徐长卿注射液2ml,加5%葡萄糖注射液2ml混合均匀。

[具体操作]　主穴每次必取,配穴随症选取。按穴位注射操作常规进行,穴位皮肤常规消毒,采用5ml一次性使用无菌注射器连接6号或6.5号注射针头,抽取上述混合药液,快速进针刺入皮下,稍做提插,待有酸、麻、胀痛等针感得气时,经回抽无血后,将上述药液缓缓注入。每次每穴注射1ml,每日或隔日注射1次,5~10次为1个疗程,疗程间相隔3~5日。

[主治与疗效]　主治慢性支气管炎。

**方法17**

[临证取穴]　定喘、大杼、风门、肺俞(均双)。

[选用药物]　①维生素 $B_1$ 注射液 100～200mg(2～4ml);②20％(人)胎盘组织液 2～4ml。

[具体操作]　每次由上而下按序取 1 穴或 2 穴,均取双侧。按穴位注射操作常规进行,穴位皮肤常规消毒,采用 2ml 或 5ml 一次性使用无菌注射器连接 6 号或 6.5 号注射针头,抽取上述 1 种药液,快速进针刺入皮下,稍做提插,待有酸、麻或胀等针感得气时,经回抽无血后,将上述药液徐缓注入。每次每穴注射 0.5ml,隔日注射 1 次,5～7 次为 1 个疗程。

[主治与疗效]　主治慢性支气管炎。

**方法 18**

[临证取穴]　大椎、肺俞、膏肓俞。

[选用药物]　核酪(酪蛋白水解物)注射液 2ml。

[具体操作]　大椎穴每次必取,肺俞、膏肓俞穴取一侧,左右两侧穴位轮换交替使用。按穴位注射操作常规进行,穴位皮肤常规消毒,采用 2ml 一次性使用无菌注射器连接 6 号或 6.5 号注射针头,抽取上述药液,快速进针刺入皮下,稍做提插,待有酸、麻、胀或痛等针感得气时,经回抽无血后,将上述药液徐缓注入。每次每穴注射 0.6～0.7ml,隔日注射 1 次,7～10 次为 1 个疗程。

[主治与疗效]　主治慢性支气管炎。

**(二)全息注射疗法**

1. 笔者经验

[临证取穴]　耳穴肺、气管、神门、肾上腺、咽喉。

[选用药物]　20％(人)胎盘组织液 1ml。

[具体操作]　每次均取一侧耳穴,左右两侧耳穴轮换交替使用。按全息注射操作常规进行,耳穴皮肤常规消毒,采用 1ml 一次性使用无菌注射器连接 5 号或 5.5 号皮试用灭菌注射针头,抽取上述药液,快速进针刺入耳穴,稍做提插待有酸、麻或痛等针感得气时,经回抽无血后,将上述药液徐缓注入。每次每穴注射 0.1～0.2ml,每日注射 1 次,7～10 次为 1 个疗程。

[主治与疗效]　主治慢性支气管炎。笔者临床应用该方法共治疗慢性支气管炎患者 77 例,临床治愈 60 例,占 77.92％;好转 17 例,占 22.08％。所治患者全部获效。

2. 验方荟萃

**方法 1**

[临证取穴]　主穴:取耳穴肺、神门、气管;配穴:取耳穴平喘、大肠、脾、肾。

[选用药物]　0.25％～1％盐酸普鲁卡因注射液(过敏试验阴性者)1ml。

[具体操作]　每次选一侧主、配穴各 2 穴,左右两侧耳穴轮换交替使用。按全息注射操作常规进行,耳穴皮肤常规消毒,采用 2ml 一次性使用无菌注射器连接

4.5 号或 5 号皮试用灭菌注射针头,抽取上述药液,快速进针刺入皮下,稍做提插,待针感得气时,将上述药液缓缓注入。每次每穴注射 0.2ml。每日注射 1 次,2 周为 1 个疗程。

［主治与疗效］　主治慢性支气管炎。

**方法 2**

［临证取穴］　耳穴肺、气管、神门、肾上腺、咽喉。

［选用药物］　鱼腥草注射液 2ml。

［具体操作］　每次取一侧,左右两侧耳穴轮换交替使用。按穴位注射操作常规进行,穴位皮肤常规消毒,采用 2ml 一次性使用无菌注射器连接 4.5 号或 5 号皮试用注射针头,抽取上述药液,快速进针刺入耳穴,稍做提插,待有酸、麻、胀或痛等针感得气时,经回抽无血后,将上述药液缓慢注入。每次每穴注射 0.2~0.3ml,每日注射 1 次,5~7 次为 1 个疗程。

［主治与疗效］　主治慢性支气管炎。

【辅助治疗】

1. 注意气候变化,重视防寒保暖,避免感冒。平素易于感冒者,配合做预防感冒保健操,白天面部迎香穴按摩,晚间下肢足三里穴艾灸。

2. 慢性久咳肺气虚弱者,可配合做气功或保健呼吸操,以提高肺的通气功能,增强抗病能力。

3. 应注意饮食、情感方面的摄生。忌食生冷、肥厚、辛辣、过咸食物,戒除烟、酒等刺激品,避免接触刺激性气体。

4. 保健呼吸操

(1)由胸式呼吸改为腹式呼吸。

(2)凡做吸气动作时,必须紧闭口唇,单用鼻腔吸气;凡做呼气动作时,均应张口呼气。

(3)可因人、因时、因地制宜地逐步增加肺部活动量。

(4)要经常坚持锻炼活动

摩鼻:①用两手示指上下按摩鼻翼两旁的"迎香"穴及鼻梁两侧 10~20 次。②以右手掌心按摩鼻尖"素髎"穴,方向从右向左,10~20 次,再从相反方向按摩 10~20 次。

扩胸:①左胸向左跨出半步(与肩同宽),两臂向上举起,同时用力吸气。②双臂回收至胸前,同时用力呼气,左脚收回原处仍成立正姿势。③先左后右,左右交替重复以上动作,连做 4 次。

按腹:①左足向左跨出半步,两臂侧举,掌心向上,头略后仰,同时用力吸气。②两臂迅速收回按腹(以右手覆盖左手),上身略向前屈,同时用力呼气。③左足收回,两手放下仍成立正姿势。④先左后右,左右交替重复以上动作,连做 4 次。

握拳:①两手握拳屈臂置于胸前(拳心向内),两臂同时向上后方摆动连续做 3 次,随着两臂摆动同时用力吸气。②按以上动作,两臂向相反方向摆动,连续做 3 次,同时用力呼气。③两臂放下恢复立正姿势。④依照上述次序再做 3 遍。

下蹲:①左足向左跨出半步(与肩同宽),两臂从前至侧上举,同时用力吸气。②两臂徐徐从前放下(掌心向下)并下蹲,同时用力呼气。③徐徐起立,左足收回仍成立正姿势。④依照上述次序再做 3 遍,先左后右交替进行。

**【预防和调理】**

**(一)预防**

慢性支气管炎和阻塞性肺气肿的主要预防措施,包括以下几方面。①避免吸烟:已吸烟者应立即戒烟。②避免或减少有害粉尘、烟雾或气体吸入。③预防呼吸道感染:包括病毒、支原体或细菌等。④对慢性支气管炎患者进行肺通气功能监测。⑤预防感冒和流感。⑥加强营养,改善体质。

**(二)调理**

**1. 生活调理**

(1)加强身体锻炼活动,增强抗病能力。如坚持跑步、散步、太极拳或练气功;开展身体耐寒锻炼,从夏日开始用冷水擦身;体质较强者,冬天也可用冷水擦身或淋浴。

(2)加强劳动保护,改善环境卫生。

(3)戒除烟酒嗜好,减少室内空气中的灰尘与有害气体。

(4)忌食辛辣肥腻之品,并减少食盐用量。

(5)腹式呼吸锻炼,有利于改善通气功能和增强体质。

(6)保持情绪开朗乐观,注意房间空气流通。

(7)及时治疗上呼吸道感染。气候变冷而受凉感冒是引起急性发作的基本诱因,故及时治疗感冒以及根治鼻炎、咽喉炎、慢性扁桃体炎等上呼吸道感染对预防本病发作有重要意义。

**2. 饮食调理**  饮食宜清淡,给予营养丰富易消化吸收的食物,如软饭、烂饭、米粥、面条、面包、鲜奶,但增加营养应注意不要急于求成,要循序渐进,进食要有规律,有节制,宜少食多餐,忌暴饮、暴食,避免进食生冷、寒冷、肥腻及辛辣燥热食物,配合中药食疗,更能调脾肺肾,扶正固本,提高机体抗病能力。

可作为食疗的药材有百合、白果、杏仁、罗汉果、川贝母、核桃仁、陈皮、佛手、丁香、人参、党参、茯苓、山药、芡实、当归、黄芪、蛤蚧、麦冬、沙参、莲子、雪耳、冬虫夏草,并配合猪瘦肉、鸡肉、龟、鳖、鱼胶、燕窝等食物。

(1)山药脂枣炖胎盘:山药 30g,补骨脂 15g,大枣 5 枚,生姜 3 片,新鲜胎盘(紫河车)1 具,胎盘(紫河车)洗净,盐擦,入开水中烫煮片刻,再用冷水漂洗多次,切成小块状,入锅内加白酒、姜汁各适量炒透,再移至锅内,加清水适量,隔水炖熟后服食,分 2 次服用。治疗慢性支气管炎缓解期,证属肺脾肾虚型者。

(2)剑花煲猪肺:剑花 20g,猪肺 250g,加水适量,煲汤,盐、油少量调味,饮汤食肉。治疗慢性支气管炎缓解期,症见肺热咳嗽,口干,咳痰白稠难出者。

(3)灵芝羊肉汤:灵芝 15g,羊肉 120g,生姜 3 片。加水适量,煲汤,油、盐少许调味,饮汤食肉。治疗慢性支气管炎缓解期,证属肺肾阳虚型者。

(4)冬虫夏草炖鹌鹑:冬夏虫草 2g,鹌鹑 2 只,生姜 3 片,蜜枣 3 枚。上料加水 200ml,加盐、油各少许调味,用文火炖 2 小时,饮汤食肉。治疗慢性支气管炎缓解期,证属肺阴不足型者,症见气促不足以息,气短咳不多,无痰,舌质红、少苔者。

(5)人参蛤蚧散:吉林人参 0.25g,蛤蚧 1 对,紫河车(胎盘)1.75g。按此比例研成细末,装瓶密闭备用。每次取服 1.5～3.0g,每日 1～3 次。治疗慢性支气管炎缓解期,证属肺肾阴虚型者,症见气促动则加剧,盗汗,腰酸膝软者。

(6)杏仁猪肺汤:猪肺 250g,杏仁 10g。将猪肺切成小块,清洗干净,与杏仁加清水适量煲汤,将好时冲入姜汁 1～2 汤匙,用食盐调味后即成。饮汤食猪肺,每日 2 次,随量服食。适用于慢性支气管炎,证属肺气亏虚型者。

(7)鲫鱼杏仁红糖汤:鲫鱼 1 尾,甜杏仁 9g,红糖适量。将鲫鱼去鳞、鳃及内脏,洗干净后与甜杏仁共入锅内,加水适量煮熟,调入红糖稍煮即成。每日 1 剂,经常服食。治疗慢性支气管炎,证属痰浊内阻型者,症见咳嗽、多痰气促、形体消瘦等。

(8)枸杞炖猪心:枸杞子 10g,鲜猪心 1 枚。将猪心洗净、晾干后和枸杞子一起用文火煮 1 小时左右,加少许盐调味。每日 1 剂,经常性服食。适用于慢性支气管炎,证属肾气亏虚型者。

3. 精神调理

(1)加强健康教育,使患者家属了解和掌握日常自我护理技能,避免精神刺激和过劳。

(2)缓解期患者应加强体育锻炼,重视呼吸操、太极拳、缩唇式呼吸等康复措施。

【按评】 慢性支气管炎,是呼吸系统常见的、反复发作的慢性疾病。病程漫长,随着病情的不断演变,可进一步发展成为慢性阻塞性肺气肿和肺源性心脏病,其严重威胁着人们的健康和生命。现代西医学对本病的常规治疗,主要是针对现有症状进行恰当的处理。然而,本病的治疗关键,在于尽量减少或避免其复发。中医学在这一方面有其独特的治疗优势。中医学认为,本病的发生与肺脾肾三脏密切相关。其治疗大法为祛邪、扶正、益肺、健脾、补肾。由于肺脾肾三脏的功能得到加强,"正气存内,邪不可干",其病则不治自愈。穴位注射疗法所选穴位均有其上述功效,又结合使用抗菌消炎或可提高人体免疫功能的药物,共同作用于机体内,使针与药的作用更好地得到发挥,从而达到了治疗目的。据报道,张然军应用兔脑垂体提取液行穴位注射,共治疗慢支患者 100 例,所治患者全部获效;如邱云应用

5％当归与盐酸消旋山莨菪碱(654-2)注射液混合做穴位注射,共治疗慢支患者 176 例,总有效率达 97.7％;又如张锡荣应用亚硫酸氢钠甲萘醌(维生素 $K_3$)和利多卡因注射液做穴位注射,治疗慢支患者 120 例,其有效率达 97％。由此可见,应用注射疗法治疗慢性支气管炎,疗效确切、可靠,具有广泛的临床应用价值。这无疑为防治慢性支气管炎开辟了一条新的捷径。

# 第四节　支气管哮喘

支气管哮喘,简称"哮喘"。是由外源性或内在的过敏原或非过敏原等因素,致使支气管平滑肌痉挛、黏膜肿胀、分泌物增加,从而发生不可逆性阻塞为特点的常见的变态反应性疾病。春秋两季发病率较高,可发生于任何年龄,但以 12 岁以前开始发病者居多。

支气管哮喘的得病、发病过程迄今尚未完全阐明。但目前已公认它是一种多因子而致的疾病。从免疫学观点来观察,支气管哮喘的本质是支气管抗原产生的一系列过敏反应,主要是由 IgE 介导的Ⅰ型变态反应,占 50％～80％,多发生于具有"过敏体质"的患者。自主神经系统中交感神经与副交感神经功能的相对平衡,对维持支气管平滑肌正常张力十分重要,自主神经系统功能异常可引起神经源性炎症从而导致呼吸道过敏性增强。随着药理学者提出了药物作用机制的"受体学说"以来,人们认识到 β 肾上腺素能受体功能低下是支气管哮喘发病的基本原因。分子生物学研究还发现,支气管哮喘的发病与 cAMP 和 cGMP 在有关细胞内相互平衡关系失调有关。另有部分患者,是在一些非特异性刺激下发生哮喘,如冷的空气的刺激或运动或情绪波动时等;另有少数女性患者与月经或产后有关,这又与呼吸道过敏性增强有关。鉴于支气管哮喘患者活检支气管黏膜、肺普遍存在着以嗜酸粒细胞、肥大细胞反应为主的气道慢性炎症,即使是在疾病的缓解期也有轻度炎症改变,故近年来一些学者又提出哮喘是一种炎症性疾病;遗传学研究表明,多数支管哮喘患者有家族遗传史,支气管哮喘的病因多数是在遗传的基础上受到体内外某些因素而激发。

临床上通常将支气管哮喘分为内源性哮喘、外源性哮喘和混合性哮喘,较为少见的还有药物性哮喘和运动性哮喘等类型。

在中医学,支气管哮喘属"哮证"范畴。

【病因病机】

(一)中医学病因病机

中医学通过对本病的长期观察,根据发作时痰气相击,哮鸣有声,而黏痰一经咳出,或经祛痰治疗后病即迅速缓解,从而认为,宿痰伏于体内,遇某种诱因而触发,以致痰气搏击于气道,是哮喘发作的基本病理。而痰的产生,责之于肺虚不能布散津液;脾虚失运,水谷不能化为精微;肾虚不能蒸化水液,久之津液而成痰。宿痰内伏于肺,亦即所潮之"伏饮",而成为发病的"夙根"。后因感受外邪,或其他诱因促使发作。《内经》曰:"诸气膹郁,皆属于肺",即说明哮喘之病机及病变部位。"宿痰内伏"是本病反复发作的物质基础,每逢外界因素(六淫之邪)影响,即所谓外邪侵袭人体肌表或从口鼻而入,外邪犯肺,则伏痰与外邪搏结,气为痰阻,肺失肃降,哮喘复发;又因伤于情志、疲劳过度或饮食不节,皆能使气机逆乱,肺气失于肃降,搏触内伏之痰而发病,正如《脉因证治·哮喘病》所云:"痰饮留伏,结成窠臼,潜伏于内,偶有七情之犯,饮食之伤,或外行时令风寒束其肌表,则哮喘之症作矣"。《景岳全书·喘促》亦云:"喘有夙根,遇寒即发,或遇劳即发者,亦名哮喘"。

发作期的基本病理变化为"伏痰"遇感引触,痰随气升,气因痰阻,相互搏结,壅塞气道,肺管狭窄,通畅不利,肺气宣降失常,引动停积之痰,而致痰鸣如吼,气息喘促。《证治汇补·哮病》曰:"哮即痰喘之久常发者,因内有壅塞之气,外有非时之感,膈有胶固之痰,三者相合,闭拒气道,搏击有声,发为哮病"。即谓此意。若病因于寒,素体阳虚,痰从寒化,属寒痰为患,则发为冷哮;病因于热,素体阳盛,痰从热化,属热痰为患,则表现为热哮。若长期反复发作,寒痰伤及脾肾之阴,热痰耗灼肺肾之刚,则可从实转虚,平素表现肺、脾、肾等脏虚弱之候,若一旦大发作不能及时控制,则表现为邪实与正虚错综并见,严重者因肺不能治理调节心血的运行,命门之火不能上济于心,则心阳同时受累,甚至发生"喘脱"之危候。

**(二)西医学病因病理**

支气管哮喘的发病原因,目前尚不完全清楚,但已肯定大多数与过敏反应有关。具有过敏体质的人,当机体接触某些致敏物质(抗原)后,便产生特异性抗体,以后若再接触同一抗原,即可发生抗原-抗体反应,导致哮喘发作。

1. 病因与发病原理

(1)外源性(吸入性)哮喘:致敏原来自体外,这是支气管哮喘的主要发病原因。外来致敏原,主要包括吸入花粉、屋尘(包括螨及其代谢产物)、真菌孢子、某些生产性粉尘及动物毛屑等。此外,进食鱼、虾、蟹及蛋类,接触油漆、染料亦可致敏。发病者多为儿童和青年,往往有荨麻疹、湿疹、过敏性鼻炎等过敏病史。外源性致敏原进入体内,可产生大量的特异性抗体——免疫球蛋白E(IgE),附着在支气管黏膜的肥大细胞及血液嗜碱粒细胞上。若患者再次接触同一抗原,抗原即与附着在肥大细胞表面的 IgE 相结合,发生过敏反应,使肥大细胞破坏,释出多种生物活性物质,如慢反应素(SRS-A)、组织胺、5-羟色胺、缓激肽等,引起支气管平滑肌痉挛,黏膜充血水肿,黏液腺分泌增加,使细支气管管腔狭窄,肺的通气功能不畅而发生以呼气性为主的呼吸困难,导致哮喘发作。

(2)内源性(感染性)哮喘:致敏原来自体内,为细菌和病毒感染的产物,多在成年起病,其发病原理尚不清楚。有人认为,上述细菌或病毒产物,促使β淋巴细胞产生抗体-免疫球蛋白M(IgM),组成抗原-抗体复合物,沉积于支气管黏膜下微血管处,在外体参与下,发生过敏反应,破坏粒细胞,释出慢反应素等(已证实为嗜碱细胞、肥大细胞及中性粒细胞,细胞壁上磷脂类物质经磷脂作用后,缩化成花生四烯酸,后者通过环氧酶途径和脂氧酶途径引起一系列的代谢过程),引起支气管平滑肌痉挛,黏膜充血水肿,黏液分泌增加而导致哮喘发作。

2. 神经精神性(神经反射性)哮喘  神经反射性哮喘是一个常见的现象,寒风刺激呼吸道黏膜,可通过神经反射而引起哮喘,对鲜花过敏者,有时见及纸花也能引起发作,表明条件反射与发病有关。此外,尚有情绪激动、过度疲劳、妊娠、月经前期、营养不良等,也是致病的因素。哮喘病史较长者,常系内源性与外源性过敏混合存在的结果。

3. 病理和病理生理  早期病变有支气管黏膜嗜酸性粒细胞及淋巴细胞浸润,支气管平滑肌痉挛,通气不畅,黏膜充血水肿和分泌增加,使管腔更加狭窄,以致呼吸困难而发生哮喘病。因支气管肺内气体交换大受障碍,吸气更加困难,空气潴留于肺泡内而使肺泡膨胀,哮喘发作后即可恢复原状。严重病变有支气管黏液腺体肥大增生,基底膜增厚变性和纤毛上皮细胞损伤、脱落,支气管管壁增厚,常发阻塞性肺气肿;部分患者可因小支气管内痰液阻塞而造成局部不张;急剧发作时可并发气胸。

小支管在吸气时舒张、呼气时缩小,这是正常的生理功能。当哮喘发作时,由于上述生理功能受到影响,使呼气更为困难,因而呼气时间延长。同时肺泡压力加大,肺泡扩大,使整个肺过度充气。初期阶段,当发作终止时,可恢复原状,若长期反复发作,则导致肺泡扩大破裂而融合,肺泡间质组织弹力降低,最后发生肺气肿。与此同时,长期的支气管黏膜充血水肿、肥厚,加重了管腔的狭窄,增加了呼吸困难。更重要的是慢性炎症损害了黏膜纤毛的清除功能,更增加了感染的机会。炎症使呼吸更加困难,削弱通气和换气的功能,以致逐渐发生缺氧和二氧化碳潴留。根据对哮喘持续状态而死亡的患者之病理所见,肺有明显的膨胀而不见萎陷,是由于支气管及延续至终末细支气管内有黏稠的痰栓阻塞所致。病理组织学的主要表现是支气管平滑肌肥厚、黏膜水肿、基底膜增厚、黏膜下层有炎细胞浸润,尤其是嗜伊红细胞,肺实质内纤维化及肺泡间质的破坏。出乎预料的是哮喘患者死亡前未发生哮喘,而是由于其他疾病死亡的患者,却与哮喘持续状态而死亡的患者病理改变相似。小气道(<2mm的管径支气管)为痰栓所阻塞,可以解释哮喘患者的肺功能(小气道肺功能)长期持续异常,如最大呼气中期流速减少及肺泡动脉血氧差[$P(A\text{-}a)O_2$]增加。

长期的肺气肿就会使肺毛细血管壁增厚,肺血管床减少,因而肺动脉压增高,加重右心的负担,终至形成肺源性心脏病,使心肺功能都处于衰竭状态。

【诊断要点】

1. **本病的临床特点** 突然发生,反复发作,带哮鸣音的呼气性呼吸困难。病情严重者,有急性肺气肿体征:两肺满布哮鸣音,且常有缺氧和二氧化碳潴留的表现。

2. **临床上常将本病分为 3 个类型** ①过敏型(外源性哮喘):本型的临床特点是多见于青少年,发病季节明显(春秋多见),发作前可有鼻痒、喷嚏、流涕和咳嗽等过敏表现,发病快,持续时间短,好转后体征消退明显,全身情况较好;②感染型(内源性哮喘):本型的临床特点是多见于中、老年患者,常继发于呼吸道感染之后,发病季节不明显,起病较慢,持续时间较长,症状较重,好转后体征消退较慢,干、湿啰音可持续一段时间;③混合型:本型的临床特点是上述两型表现都兼有之,病史都较长,常并发阻塞性肺气肿,哮喘经常发作而无明显的缓解季节。

3. **哮喘持续状态** 哮喘发作严重,持续 24 小时以上者,称哮喘持续状态。常由于过敏原持续存在,感染未得到有效控制,痰液堵塞小支气管,体液耗损过多,精神紧张或有严重并发症等因素所致,患者喘息和呼吸困难严重,常有明显缺氧、发绀、休克及呼吸衰竭等危重表现,此时体检哮鸣音反而减弱或消失。应积极抢救,才能转危为安。

4. **鉴别** ①本病应与心源性哮喘相鉴别:后者常于夜间发生,咳血样泡沫痰,两肺底可闻及大量湿啰音,有心脏病史,并有心脏病体征。②应与慢性喘息型支气管炎相鉴别:后者多见于老年人,发病缓慢,先有支气管炎病史,然后才有哮喘发作,发病时,两肺底常有湿啰音,血和痰中嗜酸性粒细胞不多。这些均与支气管哮喘有所不同。③应与支气管肺癌相鉴别:肺癌病史都不长,气急发作不明显,哮鸣音多局限,支气管解痉药止喘效果不佳等,可有助于鉴别。

【中医证型】

1. **发作期**

(1)寒哮证:初起可有发热恶寒、头痛,喉痒、咳嗽,咳痰清稀,继而呼吸困难,喘憋气逆,喘促加剧,喉中哮鸣有声,胸膈满闷如窒如塞,咳不甚,咳痰量少、色白,稀薄带有泡沫,或呈黏沫状,不得平卧,面色晦滞或苍白或青灰,口不渴、喜热饮,形寒怕冷,天冷或受寒易发,舌质淡红、苔白滑,脉浮紧。

(2)热哮证:头痛发热汗出,胸闷气促,喘而气粗息涌,张口抬肩不得平卧,喉中痰鸣如吼,胸高肋胀,咳呛频作,咳痰黏浊稠厚,或黄或白黏,咳出困难,烦躁不安,面赤口渴、口苦,喜于冷饮,不恶寒,大便秘结,舌质红、苔黄腻,脉滑数。

(3)痰哮证:喘哮胸满,无法平卧,痰涎壅盛,喉如曳锯,痰黏难咳,舌苔厚浊,脉滑实。

(4)肝火证:喘息反复发作,常因情志不遂而诱发,喉中哮鸣有声,呛咳有痰,心烦易怒,胸胁胀满,舌质红、苔薄黄,脉弦滑。

（5）血瘀证：哮喘反复发作，呼吸急促，喉中哮鸣有声，口唇发绀，咳嗽胸痛，痰色红或紫红，舌质暗或边有瘀点、瘀斑，苔厚腻或薄，脉涩。

（6）阴虚痰热证：喘急气促，或哮喘持续发作，咳呛痰少，质黏起沫，口燥咽干，五心烦热，面颊颧红，午后潮热，夜间盗汗，喜饮，舌质红、苔薄白，脉细数。

本证多见于有肺结核病史者。

（7）阳虚痰盛证：哮喘持续存在，虽不似实证气闭之喘甚，亦胸憋难以平卧，痰多色白，畏寒怕冷，心悸，自汗，神疲乏力，腰酸膝软，耳鸣、耳聋，面色苍白或虚浮，舌质淡、苔薄白或中根部略带黄，脉细弱无力。本证多见于长期依赖糖皮质激素者。

（8）阳气暴脱危重证：哮喘持续时，突然吐泻，肉瞤筋惕，神疲气短，面色发绀，张口抬肩，鼻扇气促，四肢厥冷，汗出如油，舌色紫暗、苔白滑，脉微欲绝。

2. 缓解期

（1）肺虚证：平时自汗，怕风，易患感冒，常因气候变化而诱发。发作前常打喷嚏，鼻塞不通，时流清涕，气短声低，咳痰清稀色白，或喉中常有哮鸣声，面白无华，舌质淡、苔薄白，脉虚细。

（2）脾虚证：食少纳呆，胸脘痞满，大便稀软，多食油腻则易腹泻，常因饮食不当而诱发，身倦神怠，气浅气短，语音无力，痰多质稠，舌质淡、苔薄腻或白腻，脉细软。

（3）肾虚证：喘促气短，动则更甚，吸气不利，痰吐起沫，或痰少质黏，心慌意乱，耳鸣脑转，腰酸腿软，劳累后而易发作，或见畏寒，肢冷，自汗，面色苍白，舌质淡而胖嫩、苔薄白，脉沉细。

【治疗方法】

（一）穴位注射疗法

1. 笔者经验

［临证取穴］ 膻中。

［选用药物］ ①0.1％盐酸肾上腺素注射液 0.5ml；②20％（人）胎盘组织液 2ml。

［具体操作］ 急性发作期，按穴位注射操作常规进行，穴位皮肤常规消毒，采用 1ml 一次性使用无菌注射器连接 6 号或 6.5 号注射针头，抽取①药，快速进针斜刺进入皮下，稍做提插，待有酸、麻、胀等针感得气时，经回抽无血后，将①药缓缓注入，每次每穴注射 0.5ml。哮喘缓解期，采用 2ml 一次性使用无菌注射器连接 6 号或 6.5 号注射针头，抽取②药，快速进针斜刺进入皮下，稍做提插待有酸、麻、胀等针感得气时，经回抽无血后，将②药缓缓注入，每次每穴注射 2ml。均每日注射 1 次，7 次为 1 个疗程。

［主治与疗效］ 主治支气管哮喘。笔者临床应用该方法共治疗支气管哮喘患者 75 例，临床治愈 65 例，有效 7 例，无效 3 例。治愈率达 86.67％，总有效率达 96.00％。

2. 临床采菁

**方法1**

[临证取穴] 大杼(双)、膈关、魂门。

[选用药物] 维生素 $B_1$ 注射液 200mg(4ml)。

[具体操作] 每次大杼穴均取双侧。按穴位注射操作常规进行,穴位皮肤常规消毒,采用 5ml 一次性使用无菌注射器连接 6 号或 6.5 号注射针头,抽取上述药液,快速进针刺入皮下,稍做提插,待有酸、麻、胀等针感得气时,经回抽无血后,将上述药液缓缓注入。每次每穴注射 50mg(1ml),每日注射 1 次,7 次为 1 个疗程。

[主治与疗效] 主治支气管哮喘。据吴瀚文报道,临床应用该方法共治疗支气管哮喘患者 8 例,临床治愈 5 例,有效 2 例,无效 1 例。治愈率达 62.5%,总有效率达 87.5%。

**方法2**

[临证取穴] 身柱(双)。

[选用药物] 灭菌注射用水(蒸馏水)2～3ml。

[具体操作] 独取双侧身柱穴。按穴位注射操作常规进行,穴位皮肤常规消毒,采用 2ml 或 5ml 一次性使用无菌注射器连接 6 号或 6.5 号注射针头,抽取上述药液,快速进针刺入皮下,稍做提插,待有酸、麻、胀等针感得气时,经回抽无血后,将上述药液徐缓注入。每次每穴注射 1～1.5ml,每日注射 1 次,10 次为 1 个疗程。

[主治与疗效] 主治慢性支气管哮喘。据锦州市第二医院报道,临床应用该方法共治疗慢性支气管哮喘患者 487 例,总有效率达 91.99%。

**方法3**

[临证取穴] 八华穴[背部两锁骨中线间的距离折作 8 寸,以 2 寸作边三角形,顶角置大椎穴,其下二角(平高)是穴,再将此三角形顶角置此两穴连线中点,其下二角又得 2 穴,反复 4 次,共得 8 穴]。

[选用药物] 维 $D_2$ 果糖酸钙(维丁胶性钙)注射液 1ml。

[具体操作] 每次取 1 穴,各穴轮换交替使用。按穴位注射操作常规进行,穴位皮肤常规消毒,采用 1ml 一次性使用无菌注射器连接 6 号或 6.5 号注射针头,抽取上述药液,快速进针刺入皮下,稍做提插,待有酸、麻、胀等针感得气时,经回抽无血后,将上述药液徐缓注入。每日注射 1 次,10 次为 1 个疗程。

[主治与疗效] 主治支气管哮喘。据唐桂文报道,临床应用该方法共治疗支气管哮喘患者 56 例,经 3 年以上观察,其中有 35 例患者,治愈后未再复发。另外 21 例患者也有不同程度的好转,总有效率达 100%。

**方法4**

[临证取穴] 喘息[位于第 7 颈椎旁开 1 寸(同身寸)处]、气喘[位于第 7 颈椎旁开 2 寸(同身寸)处]、合谷。

［选用药物］ 盐酸消旋山莨菪碱(654-2)注射液 15mg(1.5ml)。

［具体操作］ 每次取一侧,左右两侧穴位轮换交替使用。按穴位注射操作常规进行,穴位皮肤常规消毒,采用 2ml 一次性使用无菌注射器连接 6 号或 6.5 号注射针头,抽取上述药液,快速进针刺入皮下,稍做提插,待有酸、麻、胀或触电样等明显针感得气时,经回抽无血后,将上述药液徐缓注入。每次每穴注射 5mg(0.5ml)。

［主治与疗效］ 主治哮喘。据常得新报道,临床应用该方法治疗哮喘患者,所治患者 3 分钟后呼吸困难大减,2 小时后哮喘终止,连续注射 3 日,诸症皆除。

**方法 5**

［临证取穴］ 肺俞、膻中、内关、足三里、三阴交。

［选用药物］ 自身静脉血。

［具体操作］ 每次取 2 穴一侧,各穴轮换交替使用。采血前,采用 5ml 一次性使用无菌注射器连接 6.5 号或 7 号注射针头先抽吸血液抗凝剂 1ml,再从患者自身肘部抽取静脉血 3ml,混合均匀后备用。按穴位注射操作常规进行,穴位皮肤常规消毒,快速进针刺入皮下,稍做提插,待有酸、麻、胀或触电样等明显针感得气时,经回抽无血后,将上述自身静脉血迅速注入。每次每穴注射 0.5～1.0ml。每周注射 2 次,4 次为 1 个疗程。

［主治与疗效］ 主治支气管哮喘。据李学中报道,一般经该方法治疗 1～2 个疗程即可显效,可见哮喘发作停止或明显减轻。

**方法 6**

［临证取穴］ 定喘、肺俞。

［选用药物］ 盐酸异丙嗪注射液 25mg(1ml)。

［具体操作］ 每次取一侧,左右两侧穴位轮换交替使用,于每晚睡前注射。按穴位注射操作常规进行,穴位皮肤常规消毒,采用 2ml 一次性使用无菌注射器连接 6 号或 6.5 号注射针头,抽取上述药液,快速进针刺入皮下,稍做提插,待有酸、麻、胀等针感得气时,经回抽无血后,将上述药液徐缓注入。每次每穴注射 12.5mg(0.5ml),7 日为 1 个疗程。待症状控制后,改为每次注射 1 穴,每穴注射上述药液 12.5mg(0.5ml)。每日注射 1 次,5～7 次为 1 个疗程。

［主治与疗效］ 主治慢性支气管哮喘。据李焕堂报道,临床应用该方法共治疗慢性支气管哮喘患者 38 例,总有效率达 87%。

**方法 7**

［临证取穴］ 定喘、足三里。

［选用药物］ 亚硫酸氢钠甲萘醌(维生素 $K_3$)注射液 4mg(1ml)。

［具体操作］ 每次取一侧,左右两侧穴位轮换交替使用。按穴位注射操作常规进行,穴位皮肤常规消毒,采用 1ml 一次性使用无菌注射器连接 6 号或 6.5 号注

射针头,抽取上述药液,快速进针刺入皮下,稍做提插,待有酸、麻、胀或触电样等明显针感得气时,经回抽无血后,将上述药液缓慢注入。每次每穴注射 2mg (0.5ml),每日注射 1 次,4 次为 1 个疗程,疗程间相隔 3 日。

［主治与疗效］　主治慢性支气管哮喘。据林卓友报道,临床应用该方法共治疗慢性支气管哮喘患者 51 例,临床治愈 32 例,占 62.75％;好转 13 例,占 25.49％;无效 6 例,占 11.76％。总有效率达 88.24％。

**方法 8**

［临证取穴］　肺俞。

［选用药物］　亚硫酸氢钠甲萘醌(维生素 $K_3$)注射液 8mg(2ml)。

［具体操作］　每次取一侧,左右两侧穴位轮换交替使用。嘱患者取坐位,充分显露背部。按穴位注射操作常规进行,穴位皮肤采用 2％碘酊、75％乙醇常规消毒,采用 2ml 一次性使用无菌注射器连接 5～6 号注射针头,抽取上述药液,快速垂直进针刺入针头的 2/3 深度,稍做提插,待有酸、麻、胀等针感得气时,经回抽无血后,将上述药液缓慢注入。每次每穴注射 4mg(1ml),每日注射 1 次,5 次为 1 个疗程。部分病情顽固的患者,间隔半年后,再进行第 2 个疗程的治疗。

［主治与疗效］　主治支气管哮喘。据王建新报道,临床应用该方法治疗支气管哮喘患者,总有效率达 86.2％。

**方法 9**

［临证取穴］　风门(双)、肺俞(双)、厥阴俞(双)。

［选用药物］　醋酸泼尼松龙混悬液 50mg(2ml),加 0.5％盐酸普鲁卡因注射液(过敏试验阴性者,阳性者改用利多卡因注射液)至 10ml 混合均匀。

［具体操作］　先取两侧穴位作针灸治疗,待症状稍有缓解后,再取上述混合药液做穴位注射。做穴位注射时,每次选 2 穴双侧。按穴位注射操作常规进行,穴位皮肤常规消毒,采用 10ml 一次性使用无菌注射器连接 6 号或 6.5 号注射针头,抽取上述药液,快速进针刺入皮下,稍做提插,待有酸、麻、胀等针感得气时,经回抽无血后,将上述药液缓慢注入。每 5 日注射 1 次,连续注射 3 次为 1 个疗程。

［主治与疗效］　主治神经性哮喘。据苏安山报道,临床应用该方法治疗神经性哮喘患者,所治患者经随访 3 年,未见复发。

**方法 10**

［临证取穴］　足三里。

［选用药物］　20％黄芪注射液 2ml。

［具体操作］　每次取一侧,左右两侧穴位轮换交替使用。按穴位注射操作常规进行,穴位皮肤常规消毒,采用 2ml 一次性使用无菌注射器连接 6 号或 6.5 号注射针头,抽取上述药液,快速进针刺入皮下,稍做提插,待有酸、麻、胀或触电样等明显针感得气时,经回抽无血后,将上述药液缓慢注入(8 岁以下儿童,药量减半),隔

日注射 1 次,5 次为 1 个疗程。疗程间相隔 4 日。治疗 3 个疗程后,于次年三伏天再治疗 3 个疗程。

[主治与疗效] 主治小儿哮喘。据林卓友报道,临床应用该方法共治疗哮喘患儿 47 例,临床治愈 31 例,占 65.96%;好转 10 例,占 21.28%;无效 6 例,占12.77%。总有效率达 87.23%。

**方法 11**

[临证取穴] 肺俞(双)、内关(双)。

[选用药物] 哮立停注射液[由盐酸消旋山莨菪碱(654-2)注射液 10mg(1ml)、止喘灵注射液 2ml 组成]。

[具体操作] 于发作期间的每日早晨注射。每次均取双侧穴位,按穴位注射操作常规进行,穴位皮肤常规消毒,采用 5ml 一次性使用无菌注射器连接 6 号或6.5 号注射针头,抽取上述混合药液,快速进针刺入皮下,稍做提插待有酸、麻、胀或放射样等明显针感得气时,经回抽无血后,将上述药液缓慢注入,每次每穴注射0.75ml。每 3 日注射 1 次,2 次为 1 个疗程。如注射后夜间仍有轻度哮喘发生,可于每晚 10:00 左右,采用上述药液再做肌内注射 1 次。并可配合内服中药汤剂治疗。

[主治与疗效] 主治支气管哮喘。据王炳炎报道,临床应用该方法共治疗支气管哮喘患者 30 例,缓解 22 例,占 73%;缓解维持时间:6 个月以上者 2 例;9 个月以上者 12 例;12 个月以上者 16 例。缓解期间,可服用盐酸山莨菪碱(654-2)片或莨菪浸膏片维持。

**方法 12**

[临证取穴] 肺俞(双)、心俞(双)。

[选用药物] 盐酸消旋山莨菪碱(654-2)注射液 10mg(1ml)、盐酸氯丙嗪注射液 5mg(1ml)混合均匀。

[具体操作] 每次均取双侧穴位。按穴位注射操作常规进行,穴位皮肤常规消毒,采用 2ml 一次性使用无菌注射器连接 5 号或 5.5 号皮试用灭菌注射针头,抽取上述混合药液,为防止引起气胸并减少疼痛,针尖朝脊柱方法向呈 45°快速斜刺进入皮下,稍做提插待有酸、麻、胀等针感得气时,经回抽无血后,取上述混合药液的 1/4 分别注入上述 4 穴。注射结束,记录呼吸困难及听诊哮鸣音程度,做血气分析,全血黏度比测定。注射后,分别于 5 分钟、10 分钟、20 分钟、30 分钟、60 分钟及5 小时、24 小时、48 小时、72 小时,观察呼吸困难的变化情况,并听诊哮鸣音的变化情况,待达满意疗效后,则复查血气分析,全血黏度比测定。

[主治与疗效] 主治支气管哮喘。据辛洪涛报道,临床应用该方法共治疗支气管哮喘患者 13 例,显效 11 例,有效 2 例。显效率达 84.62%,总有效率达100%。

**方法 13**

［临证取穴］　肺俞(双)、膻中。

［选用药物］　地塞米松磷酸钠注射液 4mg(2ml),加盐酸普鲁卡因注射液(过敏试验阴性者)40mg(2ml)混合均匀。

［具体操作］　膻中穴每次必取,肺俞穴取双侧。按穴位注射操作常规进行,穴位皮肤常规消毒,采用 5ml 一次性使用无菌注射器连接 5.5 号或 6 号注射针头,抽取上述混合药液,快速进针刺入皮下,稍做提插,待有酸、麻、胀、痛等针感得气时,经回抽无血后,将上述混合药液注入。先在两侧肺俞穴各注射 1ml,尔后在膻中穴注射 2ml,每周注射 2 次,2 周(4 次)为 1 个疗程。

［主治与疗效］　主治慢性支气管哮喘。据李瑞玉报道,临床应用该方法共治疗慢性支气管哮喘患者 150 例,最短者治疗 1 个疗程,最长者治疗 4 个疗程。显效 82 例,占 54.7%;有效 66 例,占 44%;无效 2 例,占 1.3%,总有效率达 98.7%。这其中,病程 4 年以下者 82 例,有效率达 100%;病程 4 年以上者 62 例,有效率达 96.8%。

［注意事项］　针尖刺入穴位,稍做提插得气后,经回抽无血,再缓慢注药。

**方法 14**

［临证取穴］　主穴取肺俞、大椎、定喘。配穴,体虚者,加足三里;经久不愈者,加膏肓。

［选用药物］　地塞米松磷酸钠注射液 5mg(1ml),加盐酸消旋山莨菪碱(654-2)注射液 10mg(2ml)混合均匀。

［具体操作］　每次取 3～4 穴。双侧穴位者,先取一侧,左右两侧穴位轮换交替使用。按穴位注射操作常规进行,穴位皮肤常规消毒,采用带 6 号注射针头的 5ml 一次性使用无菌注射器吸取上述混合药液,术者左手拇、示(食)二指固定穴位,右手持一次性使用无菌注射器快速进针刺入皮下,稍做提插待有酸、麻、胀或触电样等明显针感得气时,经回抽无血后,将上述混合药液缓慢注入。每次每穴注射 0.5～1.0ml。每日注射 1 次,6 次为 1 个疗程。

［主治与疗效］　主治支气管哮喘。据李兴华报道,临床应用该方法共治疗支气管哮喘患者 182 例,经 19 个疗程治疗后,显效 135 例,占 74.18%;有效 28 例,占 15.38%;无效 19 例,占 10.44%,总有效率达 89.56%,多数患者在用药后 3～10 分钟见效。

**方法 15**

［临证取穴］　定喘(双)。

［选用药物］　注射用重组人干扰素 α-2a 100 万 U,加灭菌注射用水 2ml 溶解稀释混合均匀。

［具体操作］　每次均取双侧穴位。按穴位注射操作常规进行,穴位皮肤常规

消毒,采用 2ml 一次性使用无菌注射器连接 6 号或 6.5 号注射针头,抽取上述药液,快速进针刺入 1.5～2.0cm,稍做提插,待有酸、麻、胀痛或放射样等针感得气时,经回抽无血后,将上述药液徐缓注入。每次每穴注射 1ml,隔日注射 1 次,2 周次为 1 个疗程。

［主治与疗效］ 主治支气管哮喘。据闫怀土等报道,临床应用该方法共治疗支气管哮喘患者 72 例,临床痊愈 22 例,占 30.56％;显效 29 例,占 40.28％;有效 15 例,占 20.83％;无效 6 例,占 8.33％。总有效率达 91.67％。又据罗和古等介绍,采用人白细胞干扰素注射液 1.5 万 U,注射双侧定喘穴,每穴注射 0.75 万 U,每周注射 2 次,3 周为 1 个疗程。共治疗支气管哮喘患者 50 例,经 3 个疗程治疗后,临床治愈 9 例,占 18％;显效 24 例,占 48％;好转 14 例,占 28％;无效 3 例,占 6％。总有效率达 94％。

［禁忌证］

(1)以下情况禁用本品:①对重组人干扰素 α-2a 或其制剂成分过敏者;②心肌梗死病史或其他严重心血管病史者;③严重的肝、肾或骨髓功能不正常者;④癫痫及中枢神经系统功能损伤者;⑤伴有晚期失代偿性肝病或肝硬化的肝炎患者;⑥正在接受或近期内接受免疫抑制药治疗的慢性肝炎患者;⑦即将接受同种异体骨髓移植的 HLA 抗体识别相关的慢性髓性白血病患者;⑧有自身免疫性疾病史者或器官移植后正在接受免疫抑制药治疗者。

(2)孕妇、哺乳期妇女、儿童,皆不宜使用。

［注意事项］

(1)本品冻干制剂溶解后如出现浑浊、沉淀等异常现象,则不得使用。

(2)以注射用水溶解时应沿瓶壁注入,以免产生气泡,溶解后宜于当日用完,不得放置保存。

(3)冰箱内 2～8℃条件下冷藏,不可冷冻。

**方法 16**

［临证取穴］ 定喘、肺俞、足三里。

［选用药物］ 卡介菌多糖核酸(卡提素、斯奇康)注射液 1mg(2ml)(规格:0.5mg/ml)。

［具体操作］ 每次取一侧,左右两侧穴位轮换交替使用。于每年小暑后至秋分前,可略提前或延后数日,初伏期间注射 2 次,中伏期间注射 2 次,末伏期间注射 2 次。按穴位注射操作常规进行,穴位皮肤常规消毒,采用 2ml 一次性使用无菌注射器连接 6 号或 6.5 号注射针头,抽取上述药液,快速进针刺入皮下,稍做提插待有酸、麻、胀痛或放射样等针感得气时,经回抽无血后,将上述药液徐缓注入。每次每穴注射 0.5～0.7ml,每日注射 1 次,7～10 次为 1 个疗程。

［主治与疗效］ 主治支气管哮喘。据沈利华报道,临床应用该方法共治疗支

气管哮喘患者 32 例,临床痊愈 3 例,占 9.37％;显效 11 例,占 34.37％;有效 13 例,占 40.62％;无效 5 例,占 15.62％。总有效率达 84.36％。又据罗和古等介绍,采用卡介菌多糖核酸(卡提素、斯奇康)注射液 0.75～1.5mg(1.5～3.0ml),注射一侧足三里、肺俞、定喘穴,两侧穴位轮换交替使用。每次每穴注射 0.25～0.5mg(0.5～1.0ml),每周注射 2 次,10 次为 1 个疗程。共治疗支气管哮喘患者 35 例,临床治愈 22 例,占 62.86％;显效 6 例,占 17.14％;有效 5 例,占 14.29％;无效 2 例,占 5.71％。总有效率达 94.29％,明显优于卡介菌多糖核酸(卡提素、斯奇康)注射液肌内注射组(总有效率为 57.14％)与单纯针刺组(总有效率为 51.43％),穴位注射组血清免疫球蛋白 IgE 明显降低,补体 C3 上升,T 淋巴细胞 $CD4^+$ 升高,$CD4^+$/$CD8^+$ 比值减小。

**方法 17**

[临证取穴] 身柱(双)、肺俞(双)、定喘(双)。

[选用药物] ①氢化可的松(皮质醇)注射液 5mg(1ml);②氨茶碱注射液 0.5g(2ml);③灭菌注射用水(蒸馏水)2ml。

[具体操作] 每次均取双侧穴位。按穴位注射操作常规进行,穴位皮肤常规消毒,采用 1ml 或 2ml 一次性使用无菌注射器连接 6 号或 6.5 号注射针头,抽取上述药液,快速进针刺入皮下,稍做提插,待有酸、麻或胀等针感得气时,经回抽无血后,将上述药液徐徐注入。其中身柱、肺俞穴注射①药,每次每穴注射 1.25mg(0.25ml);定喘、肺俞穴注射②药,每次每穴注射 0.125g(0.5ml);身柱、定喘穴注射③药,每次每穴注射 0.5ml。每日注射 1 次,7 次为 1 个疗程。3 种药液轮换交替进行。

[主治与疗效] 主治支气管哮喘。据刘波报道,临床应用该方法共治疗支气管哮喘患者 8 例,经治疗 1 个疗程后,显效 6 例,占 75％;有效 2 例,占 25％,总有效率达 100％,所治患者全部获效。

**方法 18**

[临证取穴] 定喘(双)。

[选用药物] 鱼腥草注射液 4ml。

[具体操作] 每次均取双侧穴位。按穴位注射操作常规进行,穴位皮肤常规消毒,采用 5ml 一次性使用无菌注射器连接 6 号或 6.5 号注射针头,抽取上述药液,快速进针刺入 0.5cm,再缓慢向深部刺入 1cm,稍做提插,待有酸、麻或胀等针感得气时,经回抽无血后,将上述药液徐缓注入。每次每穴注射 2ml,每日注射 1 次。待哮喘停止后,改为隔日注射 1 次,剂量同上,双侧穴位注射。10 次为 1 个疗程。

[主治与疗效] 主治支气管哮喘。据王伟报道,临床应用该方法共治疗支气管哮喘患者 260 例,近期治愈 206 例,占 79.23％;好转 42 例,占 16.15％;未愈 12

例,占 4.62%。痊愈的 206 例患者中,注射 1 次喘止 52 例,占 25.24%;注射 2 次喘止 86 例,占 41.74%;注射 3 次喘止 62 例,占 30.10%,且大部分患者在 3 日内喘止。

**方法 19**

[临证取穴]　主穴取定喘;配穴取肺俞、风门、大杼、膻中、气海、胸$_{1\sim6}$夹脊穴。

[选用药物]　复方甘草酸铵(强力解毒敏注射液)2ml(1 支)、注射用胸腺素(胸腺肽)4mg(1 支),加盐酸利多卡因注射液 0.1g(5ml)溶解稀释混合均匀。

[具体操作]　每次均取双侧穴位。按穴位注射操作常规进行,穴位皮肤常规消毒,采用 10ml 一次性使用无菌注射器连接 6 号或 6.5 号注射针头,抽取上述混合药液,快速进针刺入皮下,稍做提插,待有酸、麻、胀痛或放射样等针感得气时,经回抽无血后,将上述混合药液徐缓注入。其中主穴每次每穴注射 1.5ml,配穴每次每穴注射 0.5ml,相隔 2 日注射 1 次,7 次(21 日)为 1 个疗程。

[主治与疗效]　主治支气管哮喘。据王新成报道,临床应用该方法治疗支气管哮喘患者,取效颇佳。

**方法 20**

[临证取穴]　肺俞(双)、风门(双)、大椎。

[选用药物]　维生素 K$_1$ 注射液 30mg(3ml)。

[具体操作]　大椎每次必取;肺俞、风门穴每次均取双侧。按穴位注射操作常规进行,穴位皮肤常规消毒,采用 5ml 一次性使用无菌注射器连接 6 号或 6.5 号注射针头,抽取上述药液,快速进针刺入皮下,稍做提插,待有酸、麻、胀痛或放射样等针感得气时,经回抽无血后,将上述药液徐缓注入。每次每穴注射 5mg(0.5ml),每日注射 1 次,10 次为 1 个疗程。

[主治与疗效]　主治支气管哮喘。据朱会友报道,临床应用该方法治疗支气管哮喘患者,每取良效。

**方法 21**

[临证取穴]　肺俞(双)、心俞(双)。

[选用药物]　盐酸消旋山莨菪碱注射液 10mg(1ml),加盐酸氯丙嗪(冬眠灵)注射液 5mg(0.5ml)混合均匀。

[具体操作]　每次均取双侧穴位。按穴位注射操作常规进行,穴位皮肤常规消毒,采用 2ml 一次性使用无菌注射器连接 4.5 号或 5 号皮试用注射针头,抽取上述混合药液,快速进针刺入皮下(为防止发生气胸并减少疼痛,针尖朝脊柱方面成 45°斜刺进入),稍做提插,待有酸、麻、胀等针感得气时,经回抽无血后,将上述药液徐缓注入,每次每穴注射 0.75ml。并记录呼吸困难及听诊哮鸣音程度,做血气分析,全区黏度比等检查。每日注射 1 次,5～7 次为 1 个疗程。

穴位注射后分别于 5 分钟、10 分钟、20 分钟、30 分钟、60 分钟及 5 小时、24 小时、48 小时、72 小时观察呼吸困难变化情况,并听诊哮鸣音变化情况,待达满意疗效则复查血气分析、全血黏度比。

[主治与疗效]　主治支气管哮喘。据辛洪涛报道,临床应用该方法治疗支气管哮喘患者 13 例,显效 11 例,占 84.62%;有效 2 例,占 15.38%。所治患者全部获效。

**方法 22**

[临证取穴]　大椎、定喘(双)、肺俞(双)。

[选用药物]　盐酸消旋山莨菪碱(654-2)注射液 5mg(0.5ml)、氨茶碱注射液 0.125g(2ml)、地塞米松磷酸钠注射液 2.5mg(0.5ml),加盐酸利多卡因注射液 20mg(2ml)混合均匀,组成"四联针药液"。

[具体操作]　大椎穴每次必取,定喘、肺俞穴均取双侧。按穴位注射操作常规进行,穴位皮肤常规消毒,采用 5ml 一次性使用无菌注射器连接 6 号或 6.5 号注射针头,抽取上述四联针药液,快速进针刺入皮下,稍做提插待有酸、麻或胀等针感得气时,经回抽无血后,将上述四联针药液徐缓注入。每次每穴注射 1ml,每日注射 1次,3~5 次为 1 个疗程。对照组患者取左、右侧臀大肌,各注射上述四联针药液 1/2 剂量。

[主治与疗效]　主治急性重症支气管哮喘。据罗和古等介绍,临床应用该方法共治疗急性重症支气管哮喘患者 44 例,治疗组与对照组各 22 例,治疗组总有效率(95%)与对照组(62%)相比较,有显著性差异($P<0.05$)。上述四联针药液穴位注射是治疗重症支气管哮喘发作的理想方法之一,一般穴位注射 2 小时后,可出现明显的治疗作用。

**方法 23**

[临证取穴]　定喘、百劳[位于项部,第 5、6 颈椎两侧之颈项肌下端,即后发际下 1 寸(同身寸),从正中线各旁开 1 寸(同身寸);当大椎穴上 2 寸(同身寸),再外开 1 寸(同身寸)处]。

[选用药物]　醋酸泼尼松龙注射液 25mg(2ml)、维 $D_2$ 果糖酸钙(维丁胶性钙)注射液 1ml 混合均匀。

[具体操作]　每次均取一侧,左右两侧穴位轮换交替使用。按穴位注射操作常规进行,穴位皮肤常规消毒,采用 5ml 一次性使用无菌注射器连接 6 号或 6.5 号注射针头,抽取上述混合药液,快速进针刺入皮下,稍做提插,待有酸、麻或胀等针感得气时,经回抽无血后,将上述混合药液徐缓注入。每次每穴注射 1.5ml,每日注射 1 次,5~7 次为 1 个疗程。并配合穴位贴敷疗法同治。

[主治与疗效]　主治支气管哮喘。据罗和古等介绍,临床应用该方法共治疗支气管哮喘患者 78 例,临床治愈 20 例,占 25.64%;临床控制 38 例,占 48.72%;好转 18 例,占 23.08%;无效 2 例,占 2.56%。总有效率达 97.44%。

**方法 24**

[临证取穴] 主穴取肺俞、大椎、定喘。配穴,体虚者,配加足三里;经久不愈者,配加膏肓。

[选用药物] 地塞米松磷酸钠注射液 5mg(2.5ml)、盐酸消旋山莨菪碱注射液 10mg(1ml)混合均匀。

[具体操作] 配穴随症选取,每次共取 3~4 穴,双侧穴位者取一侧,左右两侧穴位轮换交替使用。按穴位注射操作常规进行,穴位皮肤常规消毒,采用 5ml 一次性使用无菌注射器连接 6 号或 6.5 号注射针头,抽取上述混合药液,快速进针刺入皮下,稍做提插,待有酸、麻或胀等针感得气时,经回抽无血后,将上述混合药液徐缓注入。每次每穴注射 0.5~1.0ml,每日注射 1 次,6 次为 1 个疗程。

[主治与疗效] 主治支气管哮喘。据罗和古等介绍,临床应用该方法共治疗支气管哮喘患者 182 例,显效 135 例,占 74.18%;有效 28 例,占 15.38%;无效 19 例,占 10.44%。总有效率达 99.56%。

**方法 25**

[临证取穴] 定喘、肺俞、忠阳(位于背部,第 5 胸椎棘突下凹陷两侧各旁开一横指处;亦即当督脉神道穴微上方两侧约一横指处)、肾俞、足三里、丰隆(均双)。

[选用药物] 醋酸曲安奈德(醋酸确炎舒松-A)注射液 10mg(1ml)。

[具体操作] 每次取 1 穴双侧,各穴轮换交替使用。按穴位注射操作常规进行,穴位皮肤常规消毒,采用 1ml 一次性使用无菌注射器连接 6 号或 6.5 号注射针头,抽取上述药液,快速进针刺入皮下,稍做提插,待有酸、麻、胀痛或放射样等针感得气时,经回抽无血后,将上述药液缓慢注入。每次每穴注射 5mg(0.5ml),每隔 3 日注射 1 次,6 次为 1 个疗程。

[主治与疗效] 主治过敏性哮喘。据罗和古等介绍,临床应用该方法共治疗过敏性哮喘患者 34 例,临床控制 25 例,占 73.53%;显效 7 例,占 20.59%;好转 2 例,占 5.88%。所治患者全部获效。

**方法 26**

[临证取穴] 喘息[位于第 7 颈椎棘突下各旁开 1 寸(同身寸)处;当大椎穴各旁开 1 寸(同身寸) 处](双)。

[选用药物] 维拉帕米(异搏定)注射液 10mg(4ml)。

[具体操作] 每次均取双侧穴位。按穴位注射操作常规进行,穴位皮肤常规消毒,采用 5ml 一次性使用无菌注射器连接 6 号或 6.5 号注射针头,抽取上述药液,快速进针刺入皮下,稍做提插,待有酸、麻、胀痛或放射样等针感得气时,经回抽无血后,将上述药液徐缓注入。每次每穴注射 2ml,每日注射 1 次,5~7 次为 1 个疗程。

[主治与疗效] 主治支气管哮喘。据罗和古等介绍,临床应用该方法共治疗

支气管哮喘患者 42 例,临床控制 18 例,占 42.86%;显效 15 例,占 35.71%;好转 6 例,占 14.29%;无效 3 例,占 7.14%。总有效率达 92.86%。与维拉帕米注射液 10mg(4ml),加入 10% 葡萄糖注射液 500ml 中静脉滴注组以及氨茶碱注射液 0.25g(2ml)和(或)地塞米松磷酸钠注射液 10mg(2ml),加入 10% 葡萄糖注射液 500ml 中静脉滴注组相比较,其显控率和总有效率均明显高于后两组($P<0.05$、$P<0.01$)。

**方法 27**

[临证取穴]　主穴:取风门(双)、肺俞(双);配穴:取曲池(双)。

[选用药物]　①维生素 $B_6$ 注射液 100mg(2ml)、亚硫酸氢钠甲萘醌(维生素 $K_3$)注射液 8mg(2ml)混合均匀;②硫酸庆大霉素 4 万 U(1ml)。

[具体操作]　每次均取双侧穴位。寒哮患者,按穴位注射操作常规进行,穴位皮肤常规消毒,采用 5ml 一次性使用无菌注射器连接 6 号或 6.5 号注射针头,抽取上述药液,快速进针刺入皮下,稍做提插待有酸、麻、胀痛或放射样等针感得气时,经回抽无血后,将上述药液徐缓注入,每次每穴注射 1ml。热哮患者加用②药,采用 1ml 一次性使用无菌注射器连接 6 号或 6.5 号注射针头,抽取②药注入双侧配穴。每次每穴注射 2 万 U(0.5ml)。第 1 个疗程,每日注射 1 次;第 2 个疗程,隔日注射 1 次,10 次为 1 个疗程。

[主治与疗效]　主治支气管哮喘。据罗和古等介绍,临床应用该方法共治疗支气管哮喘患者 121 例,经 2 个疗程治疗后,临床缓解 47 例,占 38.84%;显效 58 例,占 47.93%;有效 13 例,占 10.74%;无效 3 例,占 2.48%。总有效率达 97.52%。

**方法 28**

[临证取穴]　合谷(双)。

[选用药物]　0.9% 氯化钠(生理盐水)注射液 2ml。

[具体操作]　每次均取双侧穴位。按穴位注射操作常规进行,穴位皮肤常规消毒,采用 2ml 一次性使用无菌注射器连接 6 号或 6.5 号注射针头,抽取上述药液,快速进针刺入皮下,稍做提插,待有酸、麻、胀痛或放射样等针感得气时,经回抽无血后,将上述药液徐缓注入。每次每穴注射 1ml,每日注射 1 次,7 次为 1 个疗程。

[主治与疗效]　主治支气管哮喘急性发作。据罗和古等介绍,临床应用该方法共治疗支气管哮喘急性发作患者 40 例,临床治愈 22 例,占 55.0%;显效 13 例,占 32.5%;有效 2 例,占 0.5%;无效 3 例,占 7.5%。总有效率达 92.5%。

**方法 29**

[临证取穴]　天突、定喘、肺俞、肾俞。

[选用药物]　盐酸西咪替丁(甲氰咪胍)注射液 0.4g(4ml),加 2% 盐酸利多卡

因注射液 1ml 混合均匀。

[具体操作] 天突穴每次均取,其他 3 穴均取双侧。按穴位注射操作常规进行,穴位皮肤常规消毒,采用 5ml 一次性使用无菌注射器连接 6 号或 6.5 号注射针头,抽取上述混合药液,快速进针刺入皮下,稍做提插待有酸、麻、胀或憋气等针感得气时,经回抽无血后,将上述混合药液徐缓注入。其中天突穴注射药液 1ml,定喘、肺俞 4 穴各注射药液 0.7ml,肾俞 2 穴各注射药液 0.6ml。隔日注射 1 次,3 次为 1 个疗程。

[主治与疗效] 主治支气管哮喘。据罗和古等介绍,临床应用该方法共治疗支气管哮喘患者 35 例,显效 25 例,占 71.43%;有效 9 例,占 25.71%;无效 1 例,占 2.86%。总有效率达 97.14%。

**方法 30**

[临证取穴] 取穴分 2 组,第 1 组取膻中、定喘(双);第 2 组取肺俞(双)、大椎。

[选用药物] 转移因子注射液 1U(2ml)。

[具体操作] 膻中、大椎穴每次必取,定喘、肺俞穴均取双侧。每次取 1 组,2 组穴位轮换交替使用。按穴位注射操作常规进行,穴位皮肤常规消毒,采用 2ml 一次性使用无菌注射器连接 6 号或 6.5 号注射针头,抽取上述药液,快速进针刺入皮下(膻中穴平刺进针),稍做提插待有酸、麻或胀痛等针感得气时,经回抽无血后,将上述药液缓慢注入。每次每穴注射 0.6~0.7ml,每日注射 1 次,2 周为 1 个疗程。

[主治与疗效] 主治小儿型支气管哮喘。据罗和古等介绍,临床应用该方法共治疗小儿支气管哮喘患者 40 例,显效 20 例,占 50.0%;有效 15 例,占 37.5%;无效 5 例,占 12.5%。总有效率达 87.5%。疗效明显优于沙丁胺醇(舒喘灵)口服治疗组($P<0.05$)。

**方法 31**

[临证取穴] 肺俞、脾俞、肾俞(均双)。

[选用药物] 卡介菌多糖核酸(卡提素)注射液 1mg(2ml)。

[具体操作] 每次取 1 穴双侧,3 穴轮换交替使用。按穴位注射操作常规进行,穴位皮肤常规消毒,采用 5ml 一次性使用无菌注射器连接 6 号或 6.5 号注射针头,抽取上述药液,快速进针刺入皮下,稍做提插待有酸、麻或胀等针感得气时,经回抽无血后,将上述药液徐缓注入。每次每穴注射 0.5 mg(1ml),隔日注射 1 次,18 次为 1 个疗程。

[主治与疗效] 主治支气管哮喘。据罗和古等介绍,临床应用该方法共治疗支气管哮喘患者 58 例,经 2 个疗程治疗后,临床控制 19 例,占 32.76%;显效 30 例,占 51.72%;有效 6 例,占 10.34%;无效 3 例,占 5.17%。总有效率达 94.83%。

**方法 32**

[临证取穴] 曲池(双)。

[选用药物] 复方蛤青注射液 2ml、免疫球蛋白 A 激活剂注射液 1ml 混合均匀。

[具体操作] 每次均取双侧风池穴。按穴位注射操作常规进行,穴位皮肤常规消毒,采用 2ml 一次性使用无菌注射器连接 6 号或 6.5 号注射针头,抽取上述混合药液,快速进针刺入皮下,稍做提插,待有酸、麻、胀或放射样等针感得气时,经回抽无血后,将上述混合药液徐徐注入。每次每穴注射 1ml,每隔 2 日注射 1 次,6 次为 1 个疗程。

[主治与疗效] 主治支气管哮喘。据罗和古等介绍,临床应用该方法共治疗支气管哮喘患者 76 例,临床治愈 37 例,占 48.68%;好转 30 例,占 39.47%;无效 9 例,占 11.84%。总有效率达 88.16%。

**方法 33**

[临证取穴] 大椎、肺俞(双)、陶道、厥阴俞(双)、身柱、心俞(双)、四椎下、督俞(双)。

[选用药物] 阳性变应原(如尘螨浸出液等)注射液 1ml。

[具体操作] 应用穴位脱敏法治疗变态反应性哮喘,每次取 12 穴中之 1 穴。按穴位注射操作常规进行,穴位皮肤常规消毒,采用 1ml 一次性使用无菌注射器连接 6 号或 6.5 号注射针头,抽取上述药液,快速进针刺入皮下,稍做提插,待有酸、麻或胀等针感得气时,经回抽无血后,将上述药液徐缓注入。首次每穴注射剂量不超过 0.2ml(皮试浓度),每周注射皮下 1 穴,注射完 12 个穴位为 1 个疗程。以后注射剂量和浓度逐渐递增,如有不良反应,下次注射可酌减或维持上周的浓度或剂量。治疗 2 个疗程后,每 2 周注射 1 次。

[主治与疗效] 主治变态反应性支气管哮喘。据罗和古等介绍,临床应用该方法共治疗变态反应性支气管哮喘患者 82 例,基本控制 20 例,占 24.39%;显效 17 例,占 20.73%;好转 38 例,占 46.34%;无效 7 例,占 9.15%,总有效率达 90.85%,与 0.9%氯化钠(生理盐水)穴注组及阳性变应原上臂皮下脱敏治疗组相比较,疗效明显高于后 2 组($P < 0.01$)。又据罗和古等介绍,临床采用阳性变应原(如尘螨浸出液等)注射液 1ml 于大椎、百会、肺俞、神庭、上星、陶道、头临泣、厥阴俞、风池、身柱、心俞、百会、四椎下、督俞等穴,轮流每周注射 1 次,共治疗变态反应性鼻炎伴发哮喘患者 419 例。采用 0.9%氯化钠(生理盐水)注射液于相同穴位注射(对照 1 组)419 例患者,采用阳性变应原浸出液于上臂皮下非穴位注射(对照 2 组)419 例患者,各组均治疗 12 次为 1 个疗程,治疗 3 个疗程后连续随访 3 年。显效率与总有效率,在治疗组分别达 68.26%、97.85%,对照 1 组为 20.05%、62.29%;对照 2 组分别为 24.82%、51.31%。

**方法 34**

[临证取穴]　天突、定喘(双)、足三里(双)、肺俞(双)。

[选用药物]　①0.1％盐酸普鲁卡因注射液(过敏试验阴性者)2ml；②盐酸异丙嗪注射液12.5mg(0.5ml)；③20％黄芪注射液0.5ml；④香丹(复方丹参)注射液0.5ml。

[具体操作]　天突穴每次必取，其他3穴均取一侧，左右两侧穴位轮换交替使用。按穴位注射操作常规进行，穴位皮肤常规消毒，采用1ml或2ml一次性使用无菌注射器连接6号或6.5号注射针头4支，分别抽取上述4种药液，快速进针刺入皮下，稍做提插待有酸、麻、胀或憋等针感得气时，经回抽无血后，将上述药液徐缓注入。其中①药注入天突穴，②注入定喘穴，③药注入足三里穴，④药注入肺俞穴，每日注射1次，7次为1个疗程。

[主治与疗效]　主治咳嗽变异性哮喘。据罗和古等介绍，临床应用该方法共治疗咳嗽变异性哮喘患者32例，显效19例，占59.38％；好转11例，占34.38％；无效2例，占6.25％，总有效率达93.75％。对照组32例患者，采用氨茶碱、酮替芬口服治疗，总有效率为71.88％。两组疗效差异显著($P<0.05$)，且穴位注射组复发率低。

**方法 35**

[临证取穴]　定喘、肺俞、天突、足三里、丰隆。

[选用药物]　①醋酸曲安奈德(康宁克通 A)混悬液8mg(0.8ml)；②气管炎菌苗注射液1ml；③核酪(酪蛋白水解物)注射液2ml；④10％当归注射液2ml；⑤鱼腥草注射液2ml。

[具体操作]　有双侧穴位者每次均取双侧。按穴位注射操作常规进行，穴位皮肤常规消毒，采用1ml或2ml一次性使用无菌注射器连接6号或6.5号注射针头5支，分别抽取上述5种药液，快速进针刺入皮下，稍做提插，待有酸、麻、胀痛或放射样等针感得气时，经回抽无血后，将上述5种药液依次分别注入上述5穴。每周注射2次，8次为1个疗程。

[主治与疗效]　主治支气管哮喘。据罗和古等介绍，临床应用该方法共治疗支气管哮喘患者220例，经3个疗程治疗后，临床治愈178例，占80.91％；显效35例，占15.91％；有效5例，占2.27％；无效2例，占0.91％。总有效率达99.09％。

**方法 36**

[临证取穴]　取穴分2组，第1组取足三里(双)、天突、肺俞(单)；第2组取足三里(双)、定喘(双)、丰隆(双)。

[选用药物]　①灭活草分枝杆菌制剂(乌体林斯)2支(规格：每支1.72μg/ml)；②20％黄芪注射液10ml；③鱼腥草注射液10ml。

[具体操作]　先取1组，2组穴位轮换交替使用。按穴位注射操作常规进行，

穴位皮肤常规消毒,采用 10ml 一次性使用无菌注射器连接 6 号或 6.5 号注射针头 2 支,分别抽取②、③药液,快速进针刺入皮下,稍做提插待有酸、麻、胀痛或放射样等针感得气时,经回抽无血后,将上述药液徐缓注入,其中,足三里穴每穴注射②药 5ml;丰隆穴每穴注射③药 5ml。隔日注射 1 次,10 次为 1 个疗程。2 组穴位注射后,再采用 2ml 一次性使用无菌注射器连接 6 号或 6.5 号注射针头,抽取①药,天突穴快速进针向下斜刺入,其他穴直刺入皮下,稍做提插,待有酸、麻、胀或憋等针感得气时,经回抽无血后,将上述①药徐缓注入,其中,天突、肺俞穴各注射 0.5ml,两侧定喘穴各注射 0.5ml。

[主治与疗效]  主治支气管哮喘。据罗和古等介绍,临床应用该方法共治疗支气管哮喘患者 32 例,临床治愈 12 例,占 37.50%;临床控制 15 例,占 46.88%;显效、好转各 2 例,各占 6.25%;无效 1 例,占 3.13%,总有效率达 96.87%。临床疗效与肺功能改善情况明显优于采用酮替芬、茶碱(舒弗美)口服,倍氯米松(必可酮)及沙丁胺醇(喘乐宁)交替吸入组。

**方法 37**

[临证取穴]  敏感点或反应物部位。

[选用药物]  2% 盐酸普鲁卡因注射液(过敏试验阴性者,阳性者改用 2% 利多卡因注射液)2ml、盐酸氨茶碱注射液 0.125g(1ml)、地塞米松磷酸钠注射液 2.5mg(0.5ml)、氢溴酸东莨菪碱注射液 0.1~0.2mg(0.3~0.7ml)或盐酸消旋山莨菪碱(654-2)注射液 5mg(0.5ml)混合均匀,组成"四联针注射液"。

[具体操作]  先查明敏感点或反应物部位,并做好标记。按穴位注射操作常规进行,穴位皮肤常规消毒,采用 5ml 一次性使用无菌注射器连接 6 号或 6.5 号注射针头,抽取上述"四联针"注射液,快速进针刺入皮下,稍做提插,待有酸、麻或胀痛等针感得气时,经回抽无血后,将上述"四联针"药液徐缓注入。每日注射 1 次,3~5 次为 1 个疗程。

[主治与疗效]  主治哮喘持续状态。据罗和古等介绍,临床应用该方法共治疗哮喘持续状态患者 14 例,其中 12 例症状完全缓解,肺部哮鸣音及痰鸣音消失,2 例症状明显缓解。所治患者全部获效。

**方法 38**

[临证取穴]  主穴:取风门、肺俞。配穴:脾虚型者,加脾俞、足三里;肾虚型者,加肾俞。

[选用药物]  自身静脉血 3~5ml。

[具体操作]  主穴每次均取,配穴随证选取;均取一侧,左右两侧穴位轮换交替使用。按穴位注射操作常规进行,穴位皮肤常规消毒,采用 5ml 一次性使用无菌注射器连接 6.5 号或 7 号注射针头,抽取上述血液,快速进针刺入皮下,稍做提插,待有酸、麻、胀痛或放射样等针感得气时,经回抽无血后,将上述药液快速注入。每

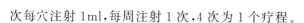 

次每穴注射 1ml,每周注射 1 次,4 次为 1 个疗程。

[主治与疗效] 主治支气管哮喘。据罗和古等介绍,临床应用该方法共治疗支气管哮喘患者 42 例,经 2 个疗程治疗后,临床治愈 15 例,占 35.71%;好转 23 例,占 54.76%;无效 4 例,占 9.52%。总有效率达 90.48%。

**方法 39**

[临证取穴] 定喘(双)、肺俞(双)。

[选用药物] 盐酸氨茶碱注射液 0.25g(2ml)、盐酸消旋山莨菪碱注射液 10mg(1ml)、地塞米松磷酸钠注射液 5mg(1ml),加 2%盐酸普鲁卡因注射液(过敏试验阴性者,阳性者改用 2%盐酸利多卡因注射液)2ml 混合均匀。

[具体操作] 每次均取双侧穴位。按穴位注射操作常规进行,穴位皮肤常规消毒,采用 10ml 一次性使用无菌注射器连接 6 号或 6.5 号注射针头,抽取上述混合药液,快速进针刺入皮下,稍做提插,待有酸、麻或胀痛等针感得气时,经回抽无血后,将上述药液徐缓注入。每次每穴注射 1.5ml,隔日注射 1 次,7 次为 1 个疗程。

[主治与疗效] 主治支气管哮喘。据罗和古等介绍,临床应用该方法共治疗支气管哮喘患者 53 例,临床治愈 42 例,占 79.25%,有效 10 例,占 18.87%;无效 1 例,占 1.89%。总有效率达 98.11%。又据罗和古等介绍,治疗重症支气管哮喘患者,在综合治疗的基础上,采用氨茶碱注射液 50mg、地塞米松磷酸钠注射液 5mg、盐酸消旋山莨菪碱注射液 5mg、盐酸利多卡因注射液 40mg 混合均匀后,于双侧肺俞、定喘穴行穴位注射,每日注射 2 次,共治疗 3 日。共抢救治疗重症支气管哮喘患者 58 例,临床控制 54 例,占 93.10%;显效 3 例,占 5.17%;无效 1 例,占 1.72%,总有效率达 98.28%。单纯综合治疗组 53 例患者,临床控制 39 例,占 73.58%;显效 6 例,占 11.32%;无效 8 例,占 15.09%。总有效率为 84.91%。

**方法 40**

[临证取穴] 定喘(双)。

[选用药物] 自体静脉血 1.5ml,加醋酸曲安奈德混悬液 5mg(0.5ml)。

[具体操作] 每次均取双侧穴位。按穴位注射操作常规进行,穴位皮肤常规消毒,采用 2ml 一次性使用无菌注射器连接 6.5 号或 7 号注射针头,抽取上述混合药液,快速进针刺入皮下,稍做提插,待有酸、麻或胀等针感得气时,经回抽无血后,将上述药液快速注入。每次每穴注射 1ml,每周注射 2 次,待临床症状控制后,改为每周 1 次,3 个月为 1 个疗程。

[主治与疗效] 主治支气管哮喘。据罗和古等介绍,临床应用该方法共治疗支气管哮喘患者 36 例,临床治愈 15 例,占 41.67%;好转 18 例,占 50.00%;无效 3 例,占 8.33%。总有效率达 91.67%。

**方法 41**

[临证取穴] 主穴:取膻中、肺俞。配穴:发热者,加大椎;喘重者配加天突;痰多者,加丰隆;脾虚者,加脾俞、足三里;肾虚者,加肾俞、关元。

[选用药物] 卡介菌多糖核酸(卡提素)注射液 1ml。

[具体操作] 每次取 1 穴或 2 穴。按穴位注射操作常规进行,穴位皮肤常规消毒,采用 1ml 一次性使用无菌注射器连接 6 号或 6.5 号注射针头,抽取上述药液,快速进针刺入皮下,稍做提插待有酸、麻、胀痛或放射样等针感得气时,经回抽无血后,将上述药液徐缓注入。每次每穴注射 0.1ml,每月注射 1 次,6 次为 1 个疗程。

[主治与疗效] 主治儿童型支气管哮喘。据罗和古等介绍,临床应用该方法共治疗儿童型支气管哮喘患者 63 例,显效 25 例,占 39.68%;有效 28 例,占 44.44%;无效 10 例,占 15.87%。总有效率达 84.13%。

**方法 42**

[临证取穴] 天突、定喘(双)。

[选用药物] 磷酸川芎嗪注射液 40mg(2ml),加 2%盐酸普鲁卡因注射液(过敏试验阴性者,阳性者改用 1%盐酸利多卡因注射液)1ml 混合均匀。

[具体操作] 天突穴每次均取,定喘穴取双侧。按穴位注射操作常规进行,穴位皮肤常规消毒,采用 5ml 一次性使用无菌注射器连接 6 号或 6.5 号注射针头,抽取上述混合药液,天突快速进针向下斜刺进入皮下,定喘直刺入皮下,稍做提插,待有酸、麻、胀或憋等针感得气时,经回抽无血后,将上述混合药液徐缓注入。每次每穴注射 1ml,隔日注射 1 次,10 次为 1 个疗程。对照组患者采用氨茶碱注射液 0.25g(2ml),加入 2%盐酸普鲁卡因注射液(过敏试验阴性者,阳性者改用 1%盐酸利多卡因注射液)1ml 混合均匀后,于上述相同穴位进行注射。

[主治与疗效] 主治支气管哮喘。据罗和古等介绍,设治疗组与对照组作治疗对比观察,治疗组 36 例患者中,临床治愈 6 例,占 16.67%;显效 14 例,占 38.89%;好转 14 例,占 38.89%;无效 2 例,占 5.56%,总有效率达 94.44%。对照组 20 例患者中,临床治愈 2 例,占 10.00%;显效 4 例,占 20.00%;好转 10 例,占 50.00%;无效 4 例,占 20.00%,总有效率为 80.00%。两组疗效相比较,治疗组明显优于对照组。单项疗效相比较,治疗组的平喘、止咳、消减肺部啰音等各项指标均较对照组为佳,经统计学处理,均有显著性差异($P<0.05$)。

**方法 43**

[临证取穴] 足三里(双)。

[选用药物] 卡介菌多糖核酸(卡提素)注射液 1ml。

[具体操作] 独取双侧足三里穴。按穴位注射操作常规进行,穴位皮肤常规消毒,采用 1ml 一次性使用无菌注射器连接 6 号或 6.5 号注射针头,抽取上述药

液,快速进针刺入皮下,稍做提插,待有酸、麻、胀痛或放射样等针感得气时,经回抽无血后,将上述药液徐缓注入。每次每穴注射 0.5ml,每周注射 1 次,4 次为 1 个疗程,连续治疗 3 个月。

[主治与疗效] 主治支气管哮喘。据罗和古等介绍,临床应用该方法治疗支气管哮喘患者,经上述治疗后血清 IL-5 和 ECP 含量明显降低,且明显优于肌内注射组($P<0.05$),说明该方法具有较为明显地改善气道炎症的作用。又据罗和古等介绍,采用卡介菌多糖核酸(卡提素)注射液 1ml 于双侧足三里穴注射,每次每穴注射 0.5ml。自立秋或发病日开始注射,至次年立夏停止为 1 个疗程,发作期隔日注射 1 次,缓解期每周注射 2 次。共治疗支气管哮喘患者 10 例,8 例患者近期与远期疗效均为临床控制,2 例患者获近期临床控制。所治患者均获临床控制疗效。

**方法 44**

[临证取穴] 足三里。

[选用药物] 脱敏注射液[内含室内粉尘、夏秋季花粉、多价真菌(Ⅰ、Ⅱ、Ⅲ)、蒿属花粉、春季花粉(Ⅰ、Ⅱ、Ⅲ)、豚草花粉、尘螨、棉花、蚕丝、枕垫料、多价羽毛、多价兽毛及其垫料等的脱敏注射液]。

[具体操作] 设治疗组与对照组作治疗观察。治疗组 39 例患者,每次取一侧,左右两侧穴位轮换交替使用。按穴位注射操作常规进行,穴位皮肤常规消毒,采用 1ml 一次性使用无菌注射器连接 5 号或 5.5 号皮试用注射针头,抽取上述药液,快速进针刺入皮下,稍做提插,待有酸、麻、胀痛或放射样等针感得气时,经回抽无血后,将上述药液徐缓注入。注射剂量,一般从 $10^{-7}\sim10^{-6}$ 浓度 0.1ml 开始,以后每周注射 2 次,逐次增加剂量($0.2\sim0.9$ml),并逐渐增加浓度($10^{-6}\sim10^{-2}$),最后以 $10^{-2}$ 浓度 0.5ml,每周注射 1 次作为维持量。对照组 30 例患者给予常规上臂三角肌处皮下注射脱敏注射液,两组剂量与用药时间原则上保持一致,疗程均为 $0.5\sim1.5$ 年。每次每穴注射 ml,每日注射 1 次,$5\sim7$ 次为 1 个疗程。

[主治与疗效] 主治过敏性哮喘。据罗和古等介绍,临床应用该方法共治疗过敏性哮喘患者 69 例(治疗组 39 例、对照组 30 例),总有效率:治疗组达 92.31%,对照照组为 70.00%。随访 1 年以上,治疗组仅 3 例复发,对照组有 13 例复发。脱敏注射液穴位注射能明显降低患者血清总 IgE 值,促进特异性 IgE 转阴,使 SIgA 值升高,嗜酸性粒细胞绝对值下降,肺功能得到恢复。

**方法 45**

[临证取穴] 定喘、肺俞。

[选用药物] 支气管炎菌苗 $0.2\sim1.5$ml。

[具体操作] 每次 1 穴,2 穴轮换交替使用。按穴位注射操作常规进行,穴位皮肤常规消毒,采用 1ml 或 2ml 一次性使用无菌注射器连接 6 号或 6.5 号注射针头,抽取上述药液,快速进针刺入皮下,稍做提插待有酸、麻、胀痛或放射样等针感

得气时,经回抽无血后,将上述药液徐缓注入。第1次取1穴一侧穴位,注射药液0.2ml;1周后若无特殊反应,第2次仍取1穴一侧穴位,注射药液0.4ml;第3、4次,又取1穴一侧穴位,分别注射0.6ml、0.8ml药液;第5、6次,取1穴双侧穴位,分别注射1.0ml、1.2ml药液;第7、8次,抽取1.5ml药液,于1穴双侧注射。每周注射1次,共注射治疗8次。

[主治与疗效] 主治支气管炎及支气管哮喘。据罗和古等介绍,临床应用该方法共治疗支气管炎及支气管哮喘患者22例,临床治愈8例,占36.36%;显效13例,占59.09%;无效1例,占4.55%。总有效率达94.45%。

**方法46**

[临证取穴] 膻中、肺俞、定喘。

[选用药物] 地塞米松磷酸钠注射液5mg(1ml)、氨茶碱注射液0.125g(1ml)、盐酸消旋山莨菪碱注射液2.5mg(0.4ml)混合均匀。

[具体操作] 膻中穴每次必取;肺俞、定喘穴取一侧,左右两侧穴位轮换交替使用。按穴位注射操作常规进行,穴位皮肤常规消毒,采用5ml一次性使用无菌注射器连接6号或6.5号注射针头,抽取上述混合药液,膻中穴平刺,肺俞穴向脊柱方向斜刺,定喘穴直刺,快速进针刺入皮下,稍做提插,待有酸、麻或胀等针感得气时,经回抽无血后,将上述混合药液徐缓注入。每次每穴注射0.8ml,每日注射1次,7次为1个疗程。疗程间相隔2日。

[主治与疗效] 主治支气管哮喘。据罗和古等介绍,临床应用该方法共治疗支气管哮喘患者42例,经2个疗程治疗后,显效35例,占83.33%;好转6例,占14.29%;无效1例,占2.38%。总有效率达97.62%。

**方法47**

[临证取穴] 定喘、肺俞、曲池(均双)。

[选用药物] ①地塞米松磷酸钠注射液5mg(1ml)、亚硫酸氢钠甲萘醌(维生素$K_3$)注射液4mg(1ml)混合均匀;②硫酸庆大霉素注射液8万U(2ml)。

[具体操作] 先取双侧定喘、肺俞穴。按穴位注射操作常规进行,穴位皮肤常规消毒,采用2ml一次性使用无菌注射器连接6号或6.5号注射针头,抽取①药,快速进针刺入皮下,稍做提插,待有酸、麻或胀等针感得气时,经回抽无血后,将上述①药徐缓注入,每次每穴注射0.5ml。再取双侧曲池穴,采用2ml一次性使用无菌注射器连接6号或6.5号注射针头,抽取②药,快速进针刺入皮下,稍做提插,待有酸、麻、胀或放射样等针感得气时,经回抽无血后,将上述②药徐缓注入,每次每穴注射1ml。每周注射2次,10次为1个疗程。

[主治与疗效] 主治支气管哮喘。据罗和古等介绍,临床应用该方法共治疗支气管哮喘患者50例,经1个疗程治疗后,显效29例,占58%;有效16例,占32%;无效5例,占10%。总有效率达90%。经穴注治疗后,血浆cAMP含量显著

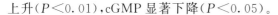

上升($P<0.01$),cGMP 显著下降($P<0.05$)。

**方法 48**

[临证取穴] 取穴分 2 组,第 1 组取肺俞或肺俞附近的压痛点;第 2 组取迎香(均双)。

[选用药物] ①醋酸曲安奈德混悬液 10mg(1ml)、盐酸消旋山莨菪碱(654-2)注射液 10mg(1ml)、20%胎盘组织液 2ml、1%盐酸利多卡因注射液 2ml 混合均匀;②醋酸曲安奈德混悬液 10mg(1ml)、维生素 $B_{12}$ 注射液 0.5mg(1ml)、1%盐酸利多卡因注射液 2ml 混合均匀。

[具体操作] 每次均取双侧穴位。第 1 次治疗时取第 1 组穴位。按穴位注射操作常规进行,穴位皮肤常规消毒,采用 10ml 一次性使用无菌注射器连接 6 号或 6.5 号注射针头,抽取①药,快速进针向脊柱方向斜刺入皮下,稍做提插待有酸、麻或胀等针感得气时,经回抽无血后,将①药徐缓注入,每次每穴注射 3ml。间隔 2 周后,取第 2 组穴位,用②药注射。

[主治与疗效] 主治支气管哮喘。据罗和古等介绍,临床应用该方法共治疗支气管哮喘患者 53 例,临床治愈 22 例,占 41.51%;显效 23 例,占 43.40%;好转 6 例,占 11.32%;无效 2 例,占 3.77%。总有效率达 96.23%。

**方法 49**

[临证取穴] 肺俞(双)、风门(双)、大椎。

[选用药物] 亚硫酸氢钠甲萘醌(维生素 $K_3$)注射液 10mg(2.5ml)。

[具体操作] 大椎穴每次必取,肺俞、风门穴均取双侧。按穴位注射操作常规进行,穴位皮肤常规消毒,采用 5ml 一次性使用无菌注射器连接 6 号或 6.5 号注射针头,抽取上述药液,快速进针刺入皮下,稍做提插,待有酸、麻或胀痛等针感得气时,经回抽无血后,将上述药液徐缓注入。每次每穴注射 0.5ml,每日注射 1 次,10 次为 1 个疗程。

[主治与疗效] 主治支气管哮喘。据罗和古等介绍,临床应用该方法共治疗支气管哮喘患者 50 例,经 1~3 个疗程治疗后,显效 30 例,占 60%;有效 18 例,占 36%;无效 2 例,占 4%。总有效率达 96%。

**方法 50**

[临证取穴] 宁喘[位于大椎穴各旁开 3 寸(同身寸)处](双)。

[选用药物] 0.25%氨茶碱注射液 0.1ml,加灭菌注射用水 0.9ml 混合均匀。

[具体操作] 每次均取双侧穴位。按穴位注射操作常规进行,穴位皮肤常规消毒,采用 1ml 一次性使用无菌注射器连接 5.5 号或 6 号注射针头,抽取上述混合药液,快速进针刺入皮下,稍做提插,待有酸、麻或胀等针感得气时,经回抽无血后,将上述混合药液徐缓注入。每次每穴注射 0.5ml,每日注射 1 次,5~7 次为 1 个疗程。并同时用毫针针刺列缺、太渊、合谷穴以及大椎、大杼、肺俞穴。

[主治与疗效]　主治儿童型支气管哮喘。据罗和古等介绍,临床应用该方法共治疗儿童型支气管哮喘患者 258 例,临床治愈 137 例,占 53.10%;显著显效 58 例,占 22.48%;显效 37 例,占 14.34%;有效 13 例,占 5.04%;无效 13 例,占 5.04%。总有效率达 94.96%。

**方法 51**

[临证取穴]　肺俞、膈俞、足三里、丰隆(均双)。

[选用药物]　核酪(酪蛋白水解物)注射液 4ml。

[具体操作]　于每年冬至后 1 个月开始穴注,每次均取双侧穴位。按穴位注射操作常规进行,穴位皮肤常规消毒,采用 5ml 一次性使用无菌注射器连接 6 号或 6.5 号注射针头,抽取上述药液,快速进针刺入皮下,稍做提插,待有酸、麻、胀痛或放射样等针感得气时,经回抽无血后,将上述药液徐缓注入。每次每穴注射 0.5ml,每周注射 3 次,共注射治疗 12 次。连续注射治疗 3 年,并配合每年三伏天穴位灸贴。

[主治与疗效]　主治支气管哮喘。据罗和古等介绍,临床应用该方法共治疗支气管哮喘患者 112 例,临床治愈 15 例,占 13.39%;显效 29 例,占 25.89%;好转 51 例,占 45.54%;无效 17 例,占 15.18%。总有效率达 84.82%。

**方法 52**

[临证取穴]　天府[位于上臂前外侧面上部,在腋前皱襞上端向外的水平线下 3 寸(同身寸),肱二头肌外缘有沟处。简便取穴法:上臂向前平举,俯头正当鼻尖接触上臂内侧处;垂臂时该穴与乳头平齐]、足三里(先左侧)。

[选用药物]　10%～20% 黄芪注射液 2ml。

[具体操作]　先取右侧天府、左侧足三里穴,后取左侧天府、右侧足三里穴。如此 2 穴轮换交替进行。按穴位注射操作常规进行,穴位皮肤常规消毒,采用 2ml 一次性使用无菌注射器连接 6 号或 6.5 号注射针头,抽取上述药液,快速进针刺入皮下,稍做提插,待有酸、麻、胀或触电样等明显针感得气时,经回抽无血后,将上述药液徐缓注入。每次每穴注射 1ml,每周注射 1 次,5～7 次为 1 个疗程。

[主治与疗效]　主治儿童型支气管哮喘。据罗和古等介绍,临床应用该方法共治疗儿童型支气管哮喘患儿 101 例,对减少哮喘发作、减轻病情等方面有近期疗效。3 年后随访,基本治愈 67 例,占 66.34%;显效 7 例,占 6.93%;有效 11 例,占 10.89%;无效 16 例,占 15.84%。总有效率达 84.16%。

**方法 53**

[临证取穴]　大椎、肺俞、天突、膻中、肺俞、足三里等穴。

[选用药物]　10%～20% 黄芪注射液 2ml、清开灵注射液 2ml 混合均匀。

[具体操作]　每次取 3 穴,有双侧穴位者取一侧,左右两侧穴位轮换交替使用。按穴位注射操作常规进行,穴位皮肤常规消毒,采用 5ml 一次性使用无菌注射

器连接 6 号或 6.5 号注射针头,抽取上述混合药液,快速进针刺入皮下(天突穴向下斜刺,膻中穴平刺),稍做提插,待有酸、麻、胀痛或放射样等针感得气时,经回抽无血后,将上述混合药液徐缓注入。每次每穴注射 1.3ml,每隔 3 日注射 1 次,10次为 1 个疗程。

[主治与疗效] 主治支气管哮喘。据罗和古等介绍,临床应用该方法共治疗支气管哮喘(治疗 60 例,结果治愈 21 例,显效 30 例,有效 6 例,总有效率 95%。对照组 46 例用胸腺肽穴位注射,总有效率 89%)。

**方法 54**

[临证取穴] 足三里。

[选用药物] 维生素 $B_{12}$ 注射液 0.5mg(1ml)、20%(人)胎盘组织液(2ml)、5%~10%当归注射液 2ml、三磷腺苷(ATP)粉针剂 20mg、辅酶Ⅰ(辅酶 A)粉针剂50U 稀释混合均匀。

[具体操作] 每次取一侧,左右两侧穴位轮换交替使用。按穴位注射操作常规进行,穴位皮肤常规消毒,采用 5ml 一次性使用无菌注射器连接 6 号或 6.5 号注射针头,抽取上述混合药液,快速进针刺入皮下,稍做提插待有酸、麻、胀痛或放射样等针感得气时,经回抽无血后,将上述混合药液徐缓注入。每次每穴注射 5ml,每日注射 1 次,10 次为 1 个疗程,平均治疗 5 个疗程。

[主治与疗效] 主治支气管哮喘。据罗和古等介绍,临床应用该方法共治疗支气管哮喘患者 60 例,临床治愈 26 例,占 43.33%;好转 34 例,占 56.67%。所治患者均获良效。

**方法 55**

[临证取穴] 取穴分 2 组,第 1 组取天突、定喘、肺俞;第 2 组取肾俞、足三里(均双)。

[选用药物] ①醋酸曲安奈德混悬液 10mg(1ml),加灭菌注射用水 4ml 混合均匀;②10%~20%黄芪注射液 4ml。

[具体操作] 每次均取双侧穴位。按穴位注射操作常规进行,穴位皮肤常规消毒,采用 5ml 一次性使用无菌注射器连接 6 号或 6.5 号注射针头 2 支,分别抽取①、②药,快速进针刺入皮下,稍做提插待有酸、麻、胀痛或放射样等针感得气时,经回抽无血后,将上述药液徐缓注入。其中①药注入第 1 组穴位,每次每穴注射1ml,每月注射 1 次,3 个月为 1 个疗程;另取②药注入第 2 组穴位,每周注射 1 次,6个月为 1 个疗程。

[主治与疗效] 主治支气管哮喘。据罗和古等介绍,临床应用该方法共治疗支气管哮喘患者 56 例,临床控制 38 例,占 67.86%,随访 2 年治愈 30 例,占53.57%,复发 12 例,占 21.43%。疗效明显优于倍氯米松(必可酮)喷雾吸入,加特布他林(博利康尼)口服组。

**方法 56**

[临证取穴]　定喘(双)、合谷(双)、膻中。

[选用药物]　自身肘静脉血 5ml。

[具体操作]　膻中穴每次必取,定喘、合谷穴均取双侧。按穴位注射操作常规进行,穴位皮肤常规消毒,采用 5ml 一次性使用无菌注射器连接 6.5 号或 7 号注射针头,抽取自身肘静脉血 5ml,快速进针刺入皮下,稍做提插待有酸、麻、胀痛或放射样等针感得气时,经回抽无血后,将自身肘静脉血快速注入。每次每穴注射 1ml,每隔 3 日注射 1 次,3 次为 1 个疗程。

[主治与疗效]　主治支气管哮喘。据罗和古等介绍,临床应用该方法共治疗支气管哮喘患者 108 例,临床控制 48 例,占 44.44%;显效 22 例,占 20.37%;好转 26 例,24.07%;无效 12 例,占 11.11%。总有效率达 88.89%。

**方法 57**

[临证取穴]　主穴:取定喘、肺俞、风门、大杼。配穴:脾虚型者,加脾俞、足三里;肾虚型者,加肾俞;痰多者,加丰隆。

[选用药物]　自体肘静脉血 2ml、丙种球蛋白注射液 1ml 混合均匀。

[具体操作]　每次取一对同名穴位。按穴位注射操作常规进行,穴位皮肤常规消毒,采用 5ml 一次性使用无菌注射器连接 6.5 号或 7 号注射针头,抽取上述混合药液,快速进针刺入皮下,稍做提插待有酸、麻、胀痛或放射样等针感得气时,经回抽无血后,将上述药液快速注入。每次每穴注射 1.5ml,隔日注射 1 次,5 次为 1 个疗程,疗程间相隔 10 日。

[主治与疗效]　主治支气管哮喘。据罗和古等介绍,临床应用该方法共治疗支气管哮喘患者 30 例,经 3 个疗程治疗后,临床控制 13 例,占 43.33%;显效 7 例,占 23.33%;好转 8 例,占 26.67%;无效 2 例,占 6.67%。说明临床控制率、显效率均高于西药组、单纯自血穴位注射组和单纯丙种球蛋白穴位注射组。

**方法 58**

[临证取穴]　肺俞(双)、膻中。

[选用药物]　地塞米松磷酸钠注射液 4mg(2ml),加盐酸普鲁卡因注射液(过敏试验阴性者)40mg(2ml)混合均匀。

[具体操作]　膻中穴每次必取,肺俞穴取双侧。按穴位注射操作常规进行,穴位皮肤常规消毒,采用 5ml 一次性使用无菌注射器连接 6 号或 6.5 号注射针头,抽取上述混合药液,快速进针刺入皮下(膻中穴平刺),稍做提插,待有酸、麻或胀痛等针感得气时,经回抽无血后,先在两侧肺俞穴各注射 1ml,后在膻中穴注射 2ml,每周注射 2 次,2 周(4 次)为 1 个疗程。

[主治与疗效]　主治慢性支气管哮喘。据罗和古等介绍,临床应用该方法共治疗慢性支气管哮喘患者 150 例,最短者治疗 1 个疗程,最长治疗 4 个疗程。显效

82 例，占 54.67%；有效 66 例，占 44.00%；无效 2 例，占 1.33%。总有效率达 98.67%。其中病程在 4 年以下者 82 例，有效率达 100%；病程在 4 年以上者 62 例，总有效率达 96.77%。

［注意事项］　注射盐酸普鲁卡因前应先做过敏试验，阴性者方可进行注射。

**方法 59**

［临证取穴］　定喘、肺俞、膏肓（均双）。

［选用药物］　盐酸消旋山莨菪碱注射液 5mg（1ml）、二羟丙茶碱（喘定）注射液 125mg（1ml）、地塞米松注射液磷酸钠注射液 2.5mg（0.5ml），加 2% 盐酸普鲁卡因注射液（过敏试验阴性者，阳性者改用 1% 盐酸利多卡因注射液）2ml 混合组成"止喘注射液"。

［具体操作］　治疗组 110 例患者，每次均取双侧穴位。按穴位注射操作常规进行，穴位皮肤常规消毒，采用 5ml 一次性使用无菌注射器连接 6 号或 6.5 号注射针头，抽取上述混合药液，快速进针刺入皮下，稍做提插，待有酸、麻或胀痛等针感得气时，经回抽无血后，将上述药液徐缓注入。其中定喘穴，每次每穴注射 1ml，肺俞、膏肓，每次每穴注射 0.5ml，一般患者每日注射 1 次，危重患者每日注射 2 次。5～7 次为 1 个疗程。对照组 98 例患者，采用地塞米松磷酸钠注射液 10mg 静脉注射，每日 1 或 2 次。两组患者均连续用药 3 日，超过 3 日未中止发作者，视为无效。

［主治与疗效］　主治支气管哮喘持续状态。据罗和古等介绍，临床应用该方法共治疗支气管哮喘持续状态患者 110 例，显效 90 例，占 81.82%；有效 12 例，占 10.91%；无效 8 例，占 7.27%，总有效率达 92.73%；而对照组 98 例患者，显效 52 例，占 53.06%；有效 24 例，占 24.49%；无效 22 例，占 22.45%，总有效率为 77.55%。

**方法 60**

［临证取穴］　合谷（双）。

［选用药物］　盐酸肾上腺素（副肾素）注射液 0.2mg（0.2ml）。

［具体操作］　每次独取双侧合谷穴。按穴位注射操作常规进行，穴位皮肤常规消毒，采用 1ml 一次性使用无菌注射器连接 5 号或 5.5 号皮试用注射针头，抽取上述药液，快速进针刺入皮下，稍做提插，待有酸、麻、胀痛或放射样等针感得气时，经回抽无血后，将上述药液徐缓注入。每次每穴注射 0.1mg（0.1ml），每日注射 1 次或 2 次，中病即止。

［主治与疗效］　主治哮喘持续状态。据罗和古等介绍，临床应用该方法共治疗哮喘持续状态患者 11 例，有效 10 例，占 90.91%；无效 1 例，占 9.09%。

3. 验方荟萃

**方法 1**

［临证取穴］　肺俞。

［选用药物］　亚硫酸氢钠甲萘醌(维生素 K$_3$)注射液 8mg(2ml)。

［具体操作］　先取一侧肺俞穴。按穴位注射操作常规进行,穴位皮肤常规消毒,采用 2ml 一次性使用无菌注射器连接 6 号或 6.5 号注射针头,抽取上述药液,快速进针刺入皮下,稍做提插待有酸、麻、胀等针感得气时,经回抽无血后,将上述药液徐缓注入。每次每穴注射 8mg(2ml)。待 8~10 小时,症状若仍未缓解,可在另一侧穴位重新注射 8mg(2ml)。以后每日注射 1 次或 2 次,14 日为 1 个疗程。

［主治与疗效］　主治支气管哮喘。

［不良反应］　部分患者注射后有轻微头胀、面热,有时有恶心症状,一般 10 分钟后可自然消失。

**方法 2**

［临证取穴］　肺俞、大杼、肾俞、大椎。

［选用药物］　①地塞米松磷酸钠注射液 4mg(2ml);②5％当归注射液 2ml。

［具体操作］　大椎穴每次必取;肺俞、大杼、肾俞取一侧,左右两侧穴位轮换交替使用。按穴位注射操作常规进行,穴位皮肤常规消毒,采用 2ml 一次性使用无菌注射器连接 6 号或 6.5 号注射针头,抽取其中 1 种药液,快速进针刺入皮下,稍做提插待有酸、麻、胀或放射样等明显针感得气时,经回抽无血后,将上述药液缓慢注入。每次每穴注射 0.5ml,每日注射 1 次,7 次为 1 个疗程。

［主治与疗效］　主治支气管哮喘。

**方法 3**

［临证取穴］　喘息穴[位于第 7 颈椎各旁开 1 寸(同身寸)处]、气喘穴[位于第 7 颈椎各旁开 2 寸(同身寸)处]、合谷穴。

［选用药物］　盐酸消旋山莨菪碱(654-2)注射液 15mg(3ml)。

［具体操作］　每次取一侧,左右两侧穴位轮换交替使用。按穴位注射操作常规进行,穴位皮肤常规消毒,采用 5ml 一次性使用无菌注射器连接 6 号或 6.5 号注射针头,抽取上述药液,快速进针刺入皮下,稍做提插,待有酸、麻、胀或触电样等明显针感得气时,经回抽无血后,将上述药液缓缓注入。每次每穴注入 5mg(1ml),每日注射 1 次,中病即止。

［主治与疗效］　主治支气管哮喘。治疗 30 分钟后见效。据报道,一般患者经注射 3 次即可明显好转,或获得痊愈。

**方法 4**

［临证取穴］　大杼(双)、膈关[位于第 7 胸椎棘突下各旁开 3 寸(同身寸)处;当督脉至阳穴各旁开 3 寸(同身寸)处]、魂门[位于第 9 胸椎棘突下各旁开 3 寸(同身寸)处]。

［选用药物］　维生素 B$_1$(盐酸硫胺)注射液 200mg(4ml)。

［具体操作］　每次大杼穴均取双侧;膈关、魂门穴取一侧,左右两侧穴位轮换

交替使用。按穴位注射操作常规进行,穴位皮肤常规消毒,采用 5ml 一次性使用无菌注射器连接 6 号或 6.5 号注射针头,抽取上述药液,快速进针刺入皮下,稍做提插,待有酸、麻或胀痛等针感得气时,经回抽无血后,将上述药液徐缓注入。每次每穴注射 1ml,每日注射 1 次,7 次为 1 个疗程。

[主治与疗效] 主治支气管哮喘。

**方法 5**

[临证取穴] 定喘(双)。

[选用药物] ①生地黄注射液 2ml;②制附子注射液 2ml。

[具体操作] 每次均取双侧穴位。按穴位注射操作常规进行,穴位皮肤常规消毒,采用 2ml 一次性使用无菌注射器连接 6 号或 6.5 号注射针头,抽取其中 1 种药液,快速进针刺入皮下,稍做提插待有酸、麻、胀等针感得气时,经回抽无血后,将上述 2 种药液轮换交替缓慢注入。每次每穴注射 1ml,隔日注射 1 次,10 次为 1 个疗程。

[主治与疗效] 主治支气管哮喘。

**方法 6**

[临证取穴] 肺俞、膏肓、定喘、合谷、列缺。

[选用药物] ①20%(人)胎盘组织液 4ml;②0.1%盐酸肾上腺素注射液 1ml。

[具体操作] 每次均取一侧,左右两侧穴位轮换交替使用。支气管哮喘缓解期,在肺俞、膏肓、合谷、列缺穴中选 2 穴。按穴位注射操作常规进行,穴位皮肤常规消毒,采用 5ml 一次性使用无菌注射器连接 6 号或 6.5 号注射针头,抽取①药,快速进针刺入皮下,稍做提插待有酸、麻、胀、痛或触电样等明显针感得气时,经回抽无血后,每次每穴注射 1～2ml;当哮喘急性发作时,取定喘穴,采用 1ml 一次性使用无菌注射器连接 6 号或 6.5 号注射针头,抽取②药,快速进针刺入皮下,稍做提插,待有酸、麻、胀、痛或触电样等明显针感得气时,经回抽无血后,每次每穴注射②药 0.1～0.2ml。均每日注射 1 次,10 次为 1 个疗程。

[主治与疗效] 主治支气管哮喘。

**方法 7**

[临证取穴] 肺俞、膏肓、定喘、合谷、列缺。

[选用药物] ①(人)胎盘组织液 4ml;②地龙注射液 4ml;③0.1%盐酸肾上腺素注射液 1ml;④卤碱注射液 2ml。

[具体操作] 每次选 2 穴一侧,各穴及两侧穴位轮换交替使用。按穴位注射操作常规进行,穴位皮肤常规消毒,采用 1～5ml 一次性使用无菌注射器连接 6 号或 6.5 号注射针头,根据不同的临床症状,抽取上述药液,快速进针刺入皮下,稍做提插,待有酸、麻、胀、痛或触电样等明显针感得气时,经回抽无血后,每次每穴注射①药或②药 1～2ml,也可采用④药注射,每次每穴注射 0.3～0.5ml,每日注射 1

次,10 日为 1 个疗程。当哮喘发作时,在定喘穴注射③药 0.1~0.2ml。

[主治与疗效]　主治支气管哮喘。

**方法 8**

[临证取穴]　天突、水突(双)(位于胸锁乳突肌前缘,人迎穴与气舍穴连线之中点处)。

[选用药物]　0.5%盐酸普鲁卡因注射液(过敏试验阴性者)5~10ml。

[具体操作]　天突穴每次必取,水突穴取双侧。按穴位注射操作常规进行,穴位皮肤常规消毒,采用 5ml 或 10ml 一次性使用无菌注射器连接 6 号或 6.5 号注射针头,抽取上述药液,快速进针刺入皮下,稍做提插,待有酸、麻、胀、憋等明显针感得气时,经回抽无血后,将上述药液缓缓注入。每次每穴注射 1.5~3.0ml。每日注射 1 次,10~20 次为 1 个疗程。

[主治与疗效]　主治支气管哮喘。

**方法 9**

[临证取穴]　定喘、中府、膻中。

[选用药物]　0.1%盐酸肾上腺素注射液 1ml。

[具体操作]　于哮喘发作时,3 穴中选 2 穴一侧,左右两侧穴位轮换交替使用。按穴位注射操作常规进行,穴位皮肤常规消毒,采用 1ml 一次性使用无菌注射器连接 6 号或 6.5 号注射针头,抽取上述药液,快速进针刺入皮下,稍做提插待有酸、麻、胀、痛等明显针感得气时,经回抽无血后,将上述药液徐缓注入。每次每穴注射 0.1~0.2ml,中病即止。

[主治与疗效]　主治急性支气管哮喘。

**方法 10**

[临证取穴]　天突、定喘、胸$_{1~7}$夹脊穴。

[选用药物]　①0.1%盐酸肾上腺素注射液 1ml;②20%(人)胎盘组织液 2ml;③10%~20%黄芪注射液 4ml。

[具体操作]　按穴位注射操作常规进行,穴位皮肤常规消毒后,当哮喘发作时,取天突、定喘穴,采用 1ml 一次性使用无菌注射器连接 6 号或 6.5 号注射针头,抽取①药,快速进针刺入皮下,稍做提插,待有酸、麻、胀、憋等针感得气时,经回抽无血后,将药液缓慢注入,每次每穴注射 0.1~0.2ml。当哮喘缓解期时,取胸$_{1~7}$夹脊穴中的 1 对穴位,6 对穴位轮换交替使用。采用 2ml 或 5ml 一次性使用无菌注射器连接 6 号或 6.5 号注射针头,抽取②药或③药,快速进针刺入皮下,稍做提插,待有酸、麻、胀、憋等针感得气时,经回抽无血后,将②药 2ml 缓慢注入,每次每穴注射 1ml;或③药 4ml 徐缓注入,每次每穴注射 2ml。均每日注射 1 次,30 次为 1 个疗程。

[主治与疗效]　主治支气管哮喘。

**方法 11**

[临证取穴] 定喘[位于大椎穴各旁开 0.5 寸(同身寸)处]、外定喘[位于大椎穴各旁开 1.5 寸(同身寸)处]、中喘[位于第 5、第 6 胸椎棘突间各旁开 0.5 寸(同身寸)处]、肺俞。

[选用药物] 维 $D_2$ 果糖酸钙(维丁胶性钙)注射液 1ml。

[具体操作] 每次取 1 穴双侧,4 穴轮换交替使用。按穴位注射操作常规进行,穴位皮肤常规消毒,采用 1ml 一次性使用无菌注射器连接 6 号或 6.5 号注射针头,抽取上述药液,快速进针刺入皮下,稍做提插,待有酸、麻、胀等针感得气时,经回抽无血后,将上述药液缓慢注入。每次每穴注射 0.5ml,每日注射 1 次,10 次为 1 个疗程。

[主治与疗效] 主治支气管哮喘缓解期。

[注意事项] 在定喘穴注射时,快速进针后,针尖斜向脊柱方向继续刺入,当触及横突时,稍做退针后,再将上述药液缓慢推入。

**方法 12**

[临证取穴] 天突、天窗[(双);位于曲颊下、扶突穴后 0.5 寸处,平甲状软骨(喉结旁开 3.5 寸)于胸锁乳突肌后缘处取穴]。

[选用药物] 0.5%盐酸普鲁卡因注射液(过敏试验阴性者)5~10ml。

[具体操作] 每次取 1 穴,2 穴轮换交替使用;天窗穴每次均取双侧。按穴位注射操作常规进行,穴位皮肤常规消毒,采用 5ml 或 10ml 一次性使用无菌注射器连接 6 号或 6.5 号注射针头,抽取上述药液,快速进针刺入皮下,稍做提插,待有酸、麻、胀、憋等针感得气时,经回抽无血后,将上述药液缓缓注入。每次每穴注射 5~10ml,每晚注射 1 次。

[主治与疗效] 主治支气管哮喘发作期。

[注意事项] 盐酸普鲁卡因穴位注射后,多数患者感到很累、思睡,故最好在睡前注射。个别患者还有头晕、胸闷等不适,应注意观察,一般 5~10 分钟可自行消失。

**方法 13**

[临证取穴] 定喘(双)。

[选用药物] 补骨脂注射液 4ml(每 2ml 含原生药 4g)。

[具体操作] 每次均取双侧穴位。按穴位注射操作常规进行,穴位皮肤常规消毒,采用 5ml 一次性使用无菌注射器连接 5 号短注射针头,抽取上述药液,快速垂直进针刺入皮下,稍做提插,待有酸、麻、胀等针感得气时,经回抽无血后,将上述药液徐缓注入。每次每穴注射 2ml,每日注射 1 次或 2 次,5~7 次为 1 个疗程。

[主治与疗效] 主治支气管哮喘。

**方法 14**

[临证取穴] 胸$_{1~6}$夹脊穴(均双)。

　　[选用药物]　20%(人)胎盘组织液 1ml 或氨茶碱注射液 1mg(1ml),加 1%盐酸普鲁卡因注射液(过敏试验阴性者)1ml 混合均匀。

　　[具体操作]　每次取 1 穴双侧,由上而下选取,逐日更换。按穴位注射操作常规进行,穴位皮肤常规消毒,采用 2ml 一次性使用无菌注射器连接 6 号或 6.5 号注射针头,抽取上述混合药液,快速进针刺入皮下,稍做提插待有酸、麻、胀等针感得气时,经回抽无血后,将上述混合药液缓缓注入。每次每穴注射 1ml,每日注射 1次,6 次为 1 个疗程。

　　[主治与疗效]　主治支气管哮喘。

　　**方法 15**

　　[临证取穴]　定喘(双)、肺俞(双)。

　　[选用药物]　自身静脉血 3ml,加维生素 C 注射液 100mg(2ml)混合均匀。

　　[具体操作]　每次取 1 穴双侧,2 穴轮换交替使用。按穴位注射操作常规进行,穴位皮肤常规消毒,采用 5ml 一次性使用无菌注射器连接 6 号或 6.5 号注射针头,抽取上述混合药液,快速进针刺入皮下,稍做提插,待有酸、麻、胀等针感得气时,经回抽无血后,将上述混合药液缓缓注入。每次每穴注射 2.5ml。每周注射 2次,4 周为 1 个疗程。

　　[主治与疗效]　主治支气管哮喘。

　　**方法 16**

　　[临证取穴]　定喘、肺俞、天突、膻中、中府、孔最、丰隆、身柱。

　　[选用药物]　盐酸氯苯那敏(扑尔敏)注射液 2ml,加灭菌注射用水至 5ml 混合均匀。

　　[具体操作]　每次取背部 1 穴配加孔最穴为一组穴位;或取胸部 1 穴配加丰隆穴为另一组穴位,两组穴位轮换交替使用。按穴位注射操作常规进行,穴位皮肤常规消毒,采用 10ml 一次性使用无菌注射器连接 6 号或 6.5 号注射针头,抽取上述混合药液,快速进针刺入皮下,稍做提插待有酸、麻、胀、憋、痛或放射样等明显针感得气时,经回抽无血后,将上述混合药液缓慢注入。每次每穴注射 1ml,每日注射 1 次,10 次为 1 个疗程。

　　[主治与疗效]　主治支气管哮喘。

　　**方法 17**

　　[临证取穴]　肺俞、定喘、合谷、列缺(均双)。

　　[选用药物]　①20%(人)胎盘组织液 4ml 或地龙注射液 4ml;②0.1%盐酸肾上腺素注射液 1ml。

　　[具体操作]　每次均取双侧穴位。哮喘缓解期,每次在肺俞、合谷、列缺穴中选 2 穴。按穴位注射操作常规进行,穴位皮肤常规消毒,采用 1～5ml 一次性使用无菌注射器连接 6 号或 6.5 号注射针头,抽取①药,快速进针刺入皮下,稍做提插,

待有酸、麻、胀或触电样等明显针感得气时,经回抽无血后,将上述药液徐缓注入,每次每穴注射 1ml,每日注射 1 次,10 次为 1 个疗程。当哮喘发作时,则在定喘穴注射②药 0.1~0.2ml,每日注射 1 次,中病即止。

[主治与疗效] 主治支气管哮喘。

**方法 18**

[临证取穴] 取穴分 2 组,第 1 组取定喘、膻中、中府;第 2 组取气舍[位于颈部,锁骨内侧端上缘,胸锁乳突肌的胸骨头与锁骨头及锁骨所构成之凹陷处(即锁骨上小窝处);即在人迎穴直下、天突穴旁开 1.5 寸(同身寸)处](双)、气堂(位于胸骨柄颈静脉切迹上方陷中之两侧,锁骨与胸骨之关节部陷中处;即天突穴之两侧处)。

[选用药物] ①0.1%盐酸肾上腺素注射液;②20%(人)胎盘组织液或维生素 B 族注射液。

[具体操作] 哮喘发作期,取第 1 组穴位,按穴位注射操作常规进行,穴位皮肤常规消毒,采用 1ml 一次性使用无菌注射器连接 6 号或 6.5 号注射针头,抽取①药,快速进针刺入皮下,稍做提插,待有酸、麻、胀、痛等针感得气时,经回抽无血后,将药液缓慢注入,每次每穴注射 0.1~0.2ml,每日注射 1 次,中病即止。哮喘缓解期,取第 2 组穴位,按穴位注射操作常规进行,穴位皮肤常规消毒,采用 2ml 一次性使用无菌注射器连接 6 号或 6.5 号注射针头,抽取②药,快速进针刺入皮下,稍做提插,待有酸、麻、胀、痛等针感得气时,经回抽无血后,将药液缓慢注入,每次每穴注射 0.2~0.3ml。每日注射 1 次,5~7 次为 1 个疗程。

[主治与疗效] 主治支气管哮喘。

**方法 19**

[临证取穴] 喘息(双)[位于第 7 颈椎棘突下各旁开 1 寸(同身寸)处;当大椎穴各旁开 1 寸(同身寸)处]。

[选用药物] 维拉帕米(异搏定)注射液 10mg(4ml)。

[具体操作] 每次均取双侧穴位。按穴位注射操作常规进行,穴位皮肤常规消毒,采用 5ml 一次性使用无菌注射器连接 6 号或 6.5 号注射针头,抽取上述药液,快速进针刺入皮下,稍做提插,待有酸、麻、胀等针感得气时,经回抽无血后,将上述药液徐缓注入。每次每穴注射 5mg(2ml),每日注射 1 次,中病即止。

[主治与疗效] 主治支气管哮喘。

**方法 20**

[临证取穴] 定喘(双)、肺俞(双)、肾俞(双)、足三里(双)、丰隆(双)。

[选用药物] 醋酸曲安奈德混悬液 10mg(1ml)。

[具体操作] 每次取 1 穴或 2 穴双侧,各穴轮换交替使用。按穴位注射操作常规进行,穴位皮肤常规消毒,采用 1ml 一次性使用无菌注射器连接 6 号或 6.5 号

注射针头,抽取上述药液,快速进针刺入皮下,稍做提插,待有酸、麻、胀或触电样等明显针感得气时,经回抽无血后,将上述药液徐缓注入。每次每穴注射 2.5～5.0mg(0.25～0.5ml),每隔 3 日注射 1 次,6 次为 1 个疗程。疗程间相隔 1 个月。

[主治与疗效]　主治慢性支气管哮喘。

**方法 21**

[临证取穴]　定喘、肺俞、肾俞。

[选用药物]　①地塞米松磷酸钠注射液 5mg(1ml);②核酪注射液 2ml。

[具体操作]　每次选一侧,左右两侧穴位轮换交替使用。

急性发作期,取定喘、肺俞穴,按穴位注射操作常规进行,穴位皮肤常规消毒,采用 1ml 一次性使用无菌注射器连接 6 号或 6.5 号注射针头,抽取①药,快速进针刺入皮下,稍做提插,待有酸、麻、胀等针感得气时,经回抽无血后,将①药缓慢注入。每次每穴注射 2.5mg(0.5ml),每日注射 1 次,3～5 次为 1 个疗程;并配合服用中药,处方:冬虫夏草 4g,蛤蚧 4g,黄芪 18g,共研为粗末,以水煎后,分 3 次温服,每日 1 剂。

哮喘缓解期,取肾俞、肺俞穴,采用 2ml 一次性使用无菌注射器连接 6 号或 6.5 号注射针头,抽取②药,快速进针刺入皮下,稍做提插,待有酸、麻、胀等针感得气时,经回抽无血后,将②药徐缓注入,每次每穴注射 1ml,每日注射 1 次,10～15 次为 1 个疗程,一般需治疗 2 个疗程。并用平喘散(即冬虫夏草、蛤蚧、黄芪)口服,1 次 15g,每日 2 次,用温开水吞服,可连服 2 个月。间隔 1 周后,再服用 1 个疗程(3 个月),每日口服 2 次。

[主治与疗效]　主治支气管哮喘。

**方法 22**

[临证取穴]　主穴:取肺俞、定喘。配穴:痰多者,加脾俞、丰隆;喘甚者,加天突、肾俞;气血双虚者,加足三里;兼外感者,加曲池。

[选用药物]　核酪注射液 4ml。

[具体操作]　每次取主、配穴各 1 穴,各穴轮换交替使用。按穴位注射操作常规进行,穴位皮肤常规消毒,采用 5ml 一次性使用无菌注射器连接 6 号或 6.5 号注射针头,抽取上述药液,快速进针刺入皮下,稍做提插,待有酸、麻、胀、憋或触电样等明显针感得气时,经回抽无血后,将上述药液缓缓注入。每次每穴注射 2ml,每周注射 2 次。个别重症患者可隔日注射 1 次,3 周为 1 个疗程。

[主治与疗效]　主治慢性支气管哮喘。

**方法 23**

[临证取穴]　肺俞(双)、扶突(双)、旁廉泉(位于甲状软骨切迹上凹陷与平胸锁乳突肌前缘联线之中点处)(双)、膻中。

[选用药物]　地塞米松磷酸钠稀释液[从 0.9%氯化钠 500ml 中,抽吸将要加

入的地塞米松磷酸钠注射液 20mg 的液体(4ml)后,兑入地塞米松磷酸钠注射液 20mg(4ml),配制成每 100ml 0.9％氯化钠含有 4mg 地塞米松磷酸钠的溶液〕14ml。

[具体操作] 膻中穴每次必取,其他 3 穴均取双侧。按穴位注射操作常规进行,穴位皮肤常规消毒,采用 20ml 一次性使用无菌注射器连接 5 号皮试用灭菌注射针头,抽取上述混合药液,快速进针刺入皮下,稍做提插,待有酸、麻、胀、痛等针感得气时,经回抽无血后,将上述混合药液徐缓注入。每次每穴注入 2ml。每周注射 2～3 次,15 次为 1 个疗程。

[主治与疗效] 主治支气管哮喘。

**方法 24**

[临证取穴] 肺俞(双)。

[选用药物] 鱼腥草注射液 4ml。

[具体操作] 每次均取双侧穴位。按穴位注射操作常规进行,穴位皮肤常规消毒,采用 5ml 一次性使用无菌注射器连接 6 号或 6.5 号注射针头,抽取上述药液,快速进针刺入皮下,稍做提插,待有酸、麻、胀痛或放射样等针感得气时,经回抽无血后,将上述药液徐缓注入。每次每穴注射 2ml,隔日注射 1 次,10 次为 1 个疗程。

[主治与疗效] 主治支气管哮喘。

**方法 25**

[临证取穴] ①发作期:取天突、定喘、肺俞;②缓解期:取胸$_{1～7}$夹脊穴、肺俞、膏肓俞、脾俞、肾俞。

[选用药物] ①0.1％盐酸肾上腺素注射液 1ml;②20％(人)胎盘组织液 2～4ml;③20％黄芪注射液 2～4ml。

[具体操作] 根据病情选取穴位及 1 种药液,每次选 3～5 穴。按穴位注射操作常规进行,穴位皮肤常规消毒,采用 1～5ml 一次性使用无菌注射器连接 6 号或 6.5 号注射针头,抽取上述药液,快速进针刺入皮下,稍做提插,待有酸、麻、胀或痛等针感得气时,经回抽无血后,将上述药液徐缓注入。每次每穴注射 0.2～1.0ml,每周注射 2～3 次,6～10 次为 1 个疗程。

[主治与疗效] 主治支气管哮喘。

**方法 26**

[临证取穴] 主穴:取肺俞、大椎、风门。配穴:寒饮伏肺型者,加太渊、尺泽、合谷、定喘,以疏风散寒、化痰平喘;痰热壅肺型者,加尺泽、孔最、天突、膻中、丰隆,以清肺化痰、降气平喘;肺脾气虚型者,加脾俞、中脘、足三里,以健脾益肺、化痰平喘;肺肾阴虚型者,加肾俞、关元、太溪,以滋阴益肺、补肾纳气;心肾阳虚型者,加心俞、肾俞、内关、关元,以温肾纳气、强心固脱。

[选用药物] 鱼腥草注射液 2ml、20%（人）胎盘组织液 2ml 混合均匀。

[具体操作] 每次主、配穴共 4～5 穴，配穴随证选取，有两侧穴位者均取一侧，左右两侧穴位轮换交替使用。按穴位注射操作常规进行，穴位皮肤常规消毒，采用 5ml 一次性使用无菌注射器连接 6 号或 6.5 号注射针头，抽取上述混合药液，快速进针刺入皮下，稍做提插，待有酸、麻、胀痛或放射样等针感得气时，经回抽无血后，将上述混合药液徐缓注入。每次每穴注射 0.8～1.0ml，隔日注射 1 次，7～10 次为 1 个疗程。

[主治与疗效] 主治支气管哮喘。

**（二）全息注射疗法**

1. 临床采菁

**方法 1**

[临证取穴] 耳穴平喘点（双）。

[选用药物] 哮喘菌苗注射液 1ml（每 1ml 含菌株 20 个）。

[具体操作] 每次均取双侧耳穴。按穴位注射操作常规进行，穴位皮肤常规消毒，采用 1ml 蓝芯针柄的卡介苗皮试用一次性使用无菌注射器连接 4.5 号或 5 号皮试用灭菌注射针头，抽取上述药液注入。初次注射 0.05～0.1ml，以后逐渐递增，维持量为 0.3ml。每周注射 2 次，10 次为 1 个疗程。

[主治与疗效] 主治慢性支气管哮喘。据罗和古等介绍，临床应用该方法共治疗慢性支气管哮喘患者 22 例，总有效率达 90.27%。

**方法 2**

[临证取穴] 耳穴肺区（双）。

[选用药物] 0.1%盐酸肾上腺素注射液 1ml。

[具体操作] 每次均取双侧耳穴。按全息注射操作常规进行，耳穴皮肤常规消毒，采用 1ml 一次性使用无菌注射器连接 5 号或 5.5 号皮试用注射针头，抽取上述药液，快速进针刺入耳穴内，稍做提插，待有胀痛等针感得气时，经回抽无血后，将上述药液徐缓注入。每次每穴注射 0.1～0.2ml，每日注射 1 次，中病即止。

[主治与疗效] 主治支气管哮喘急性发作。据罗和古等介绍，临床应用该方法共治疗支气管哮喘急性发作患者 64 例，显效 38 例，占 59.38%；有效 22 例，占 34.38%；无效 4 例，占 6.25%。总有效率达 93.75%。

**方法 3**

[临证取穴] 手掌面咳喘点[位于手掌面示（食）指关节尺侧处]（双）。

[选用药物] 核酪（酪蛋白水解物）注射液 1ml。

[具体操作] 每次均取双侧掌面穴。按全息注射操作常规进行，掌面皮肤常规消毒，采用 1ml 一次性使用无菌注射器连接 5 号或 5.5 号皮试用注射针头，抽取上述药液，快速进针刺入掌面，稍做提插，待有酸、麻、胀痛等针感得气时，经回抽无

血后,将上述药液徐缓注入。每次每穴注射 0.5ml,每日注射 1 次,3 次为 1 个疗程。

[主治与疗效] 主治婴幼儿型支气管哮喘。据罗和古等介绍,临床应用该方法共治疗婴幼儿型支气管哮喘患儿 428 例,共获效 415 例,总有效率达 96.96%,明显优于不用穴位注射组(84.90%,$P<0.05$)。

2. 验方荟萃

**方法 1**

[临证取穴] 对屏尖、肾上腺、气管、皮质下、交感、枕。

[选用药物] ①1%盐酸肾上腺素注射液 1ml;②20%(人)胎盘组织液 2ml。

[具体操作] 每次取一侧 3～5 穴,左右两侧耳穴轮换交替使用。发作期用①药,缓解期用②药。按全息注射操作常规进行,耳穴皮肤常规消毒,采用 1ml 或 ml 一次性使用无菌注射器连接 5 号或 5.5 号皮试用注射针头,抽取上述 1 种药液,快速进针刺入耳穴,稍做提插,待有酸、麻、胀或痛等针感得气时,经回抽无血后,将上述药液缓慢注入。每次每穴注射 0.1～0.3ml,发作期每日注射 1 次,缓解期隔日注射 1 次,3～7 次为 1 个疗程。

[主治与疗效] 主治支气管哮喘。

**方法 2**

[临证取穴] 哮喘穴[位于双手中、食(示)指之间,掌指关节处](均双)。

[选用药物] 盐酸消旋山莨菪碱注射液 5mg(1ml)、地塞米松磷酸钠注射液 5mg(1ml)、亚硫酸氢钠甲萘醌(维生素 K₃)注射液 4mg(1ml),加 2%盐酸利多卡因注射液 1ml 混合均匀。

[具体操作] 每次均取双侧手穴。按全息注射操作常规进行,手穴皮肤常规消毒,采用 5ml 一次性使用无菌注射器连接 5 号或 5.5 号皮试用注射针头,抽取上述混合药液,快速进针刺入皮下,稍做提插,待有酸、麻或胀痛等针感得气时,经回抽无血后,将上述混合药液徐缓注入,每次每穴注射 1ml,并立即做穴位按摩 3～5分钟。治疗 10～15 分钟后,症状得到改善,30 分钟后测氧饱和度($SaO_2$)上升到0.70～0.90,脉搏由原来的 90～120 次/分钟,下降至 70～90 次/分钟。

[主治与疗效] 主治支气管哮喘。

**(三)局部注射疗法**

[适应证] 支气管哮喘。

[注射部位] 背部"敏感点"及"反应物"处。

[选用药物] 四联针[由 2%盐酸普鲁卡因注射液(过敏试验阴性者)2ml、氨茶碱注射液 0.125g(1ml)、地塞米松磷酸钠注射液 2.5mg(1ml)、异丙东莨菪碱注射液 10～20mg(0.5～1.0ml)或盐酸消旋山莨菪碱注射液 5～10mg(0.5～1.0ml)组成]。

［具体操作］  患者哮喘发作时,多有背部(肩胛间区)硬、胀、凉、痛等异常感觉,触之有肌紧张度增高,皮肤温度降低,有团块状或条索状突起物(称为反应物)。某些区域局部压之有酸、胀、痛、麻感(称为敏感点)。先在患者背部反复按摩"敏感点"及"反应物"后,患者即感呼吸通畅、全身舒适。再按摩2分钟后,即给予按压部位注射上述"四联针"药液,将上述药液在几个点上分别注射,进针推药前,提拉针头要有麻胀感时,才能注射药物。

［临床疗效］  据刘书盈报道,临床应用该方法共治疗哮喘持续状态患者14例,症状完全缓解、肺哮鸣音及痰鸣音消失者12例,起效时间一般在注射后2～10分钟;另2例症状明显得到缓解。

［不良反应］  其中有4例患者出现轻微口干、头晕、恶心、心悸等症状,10分钟后咳出较多胶冻样痰块,随即症状得到缓解。

### (四)封闭注射疗法

［适应证］  支气管哮喘。

［注射部位］  颈迷走神经处。

［选用药物］  2%盐酸普鲁卡因注射液(过敏试验阴性者)4ml、盐酸消旋山莨菪碱(654-2)注射液5mg(0.5ml)混合均匀。

［具体操作］  患者取仰卧位,做左或右侧颈动脉三角区皮肤常规消毒。取颈动脉搏明显处下方法约2cm处作为穿刺部位。局部皮肤常规消毒后,取10ml一次性使用无菌注射器连接6号或6.5号注射针头抽吸上述混合药液,自穿刺点朝后内水平方法向刺入,深度2cm左右,经抽吸无回血,并证实进针后,术者有一种特殊的阻力感,患者眼睛流泪,口内生津,声音嘶哑,针尖在迷走神经内侧后,即缓慢将上述药液注入。封闭注射完毕,嘱患者休息片刻即可。一般每日注射1次,5～7次为1个疗程。外源性哮喘一般治疗1个疗程,内源性哮喘一般治疗2～3个疗程。

［临床疗效］  据黄雅云报道,临床应用该方法共治疗支气管哮喘患者46例,其中合并慢性支气管炎、肺气肿者40例,合并肺源性心脏病者6例。结果,优良(支气管哮喘症状消失,两肺无哮鸣音)30例,占65%;显效(支气管哮喘症状明显减轻,两肺哮鸣音减低)10例,占22%;有效(支气管哮喘症状有所减轻,但两肺仍满布哮鸣音)6例,占13%。出院后,随防3～12个月,复发8例,复发率17%,有轻度的支气管哮喘发作。

［影响疗效的因素］  ①患者病程越短,疗效就越好;对年龄超过75岁的患者,禁用盐酸普鲁卡因注射液,而应改用利多卡因注射液。②外源性哮喘比内源性哮喘疗效为佳。③对内源性哮喘在封闭注射时,加用硫酸庆大霉素注射液4万U(1ml);对于外源性哮喘,则加用氯苯那敏(扑尔敏)注射液4mg(1ml),这样可提高疗效。④封闭注射部位及深度不正确者无效。

[注意事项] ①封闭前,应做盐酸普鲁卡因过敏试验,过敏试验阳性者可改用1％利多卡因注射液;②操作一定要轻柔,准确无误;③封闭注药时,速度宜慢。约50％的患者于封闭后出现刺激性干咳、胸闷、心率减慢及血压下降 10～20mmHg(1.33～2.67kPa)。这是迷走神经受刺激及颈动脉窦过敏的缘故。一般卧床休息片刻即可恢复正常。

【辅助治疗与预防和调理】

**(一)辅助治疗**

1. 属于过敏体质的患者,应避免接触致敏原和进食引发过敏的食物。

2. 气候变化时,应及时增添衣物,避免受凉感冒。

3. 平常要注意休息,避免过于疲劳。

4. 注意饮食结构,增加营养成分。忌食辛辣厚味、烟酒、鱼虾、甲鱼、螃蟹等。

5. 稳定情绪,消除紧张心理,避免不良精神刺激,对哮喘有一定的预防作用。

6. 加强体育锻炼活动,以增强身体素质。

**(二)预防**

由于支气管哮喘的发病与过敏因素有关,因而要注意致病因素对身体的袭击,重视饮食调理,加强身体抗病能力,避免发病,为此应注意下述几点。

1. **注意气候的影响** 哮喘每因气候突然变化,特别是寒冷空气的刺激而诱发,有学者统计,冬季发病占 47％,说明气候的变化、气压的改变、寒冷空气的刺激对发病有明显的影响,故每当气温变化剧烈时要及时增添衣被,注意避免感冒,防止外邪诱发致病。

2. **慎戒接触可诱发哮喘的各种因素** 如煤气、杀虫气雾剂、农药、汽油、油漆及屋尘、蟑螂、花粉等过敏原;吸烟者要坚决戒烟。

3. **冬病夏治** 在夏天(三伏天)施行天灸疗法,据有关研究资料表明,总有效率可高达 70％～90％,是预防哮喘的一个较好方法。

**(三)调理**

1. 生活调理

(1)注意保暖:在哮喘发作之时,由于咳喘呼吸困难,患者往往全身汗出,甚至大汗淋漓,汗出湿衣,此时应及时更换内衣,注意保暖,以免受凉。

(2)避免过度劳累和精神刺激。

(3)加强身体锻炼,增强抗病能力。

(4)注意气候变化,重视防寒保暖,避免感冒。

(5)环境空气宜清新,保持室内空气流通。避免烟尘刺激,吸烟者要戒除。

(6)避免粉尘、花粉、异味气体的吸入,消除一切诱发因素。

(7)哮喘发作时,应及时治疗;平时可长期服用切合具体情况的扶正固本中药,但严禁杂药乱投,损伤正气。

2. 饮食调理 饮食宜清淡,忌肥甘厚味、生冷、辛辣,以杜绝生痰之源。对以往曾产生过敏而发的食品,如鱼、虾、蟹等应绝对禁忌。临床上哮喘缓解期药膳疗法通常以补益为主,补肺、补脾、补肾;一般不宜进食生冷、寒凉之品,不宜进食鱼、虾、蟹、鲤鱼等"发物"。支气管哮喘合并感染时,因有咳痰困难、口干、口苦等症状,故燥热、生痰的饮食亦不宜。

可作为饮食治疗的药材与食物有杏仁、紫苏(子)、生姜、罗汉果、百合、白果、川贝、枇杷果、核桃仁、青皮、陈皮、佛手、丁香、胡椒、椒目、人参、茯苓、山药、莲子、芡实、当归、黄芪、川芎、冬虫夏草、蛤蚧、紫河车、淫羊藿,以及竹丝鸡(乌鸡)、鹌鹑、乳鸽、麻雀、鹧鸪、斑鸠、羊肉、猪肺、猫肉、鳄鱼肉、飞鼠等。

(1)罗汉果煲瘦肉:罗汉果1/6枚,瘦肉120g。加清水适量,煲汤,熟后盐、油调味,饮汤食肉。每日1剂,经常性服食。具有润肺养阴作用。治疗哮喘缓解期,证属肺阴不足型者,症见口干舌涸,干咳无痰,喉中痒痛不适等。

(2)剑花煲猪肺:剑花(霸王花)20g,猪肺120g。加清水适量,煲汤,盐、油少许调味后,饮汤食肉。每日1剂,经常性服食。具有清热补肺的功用。用治哮喘缓解期,证属肺热咳嗽型者,症见口干、口苦、痰白稠较难咳嗽出者。

(3)胡椒煲猪肚:胡椒10粒,猪肚(猪胃)120g。加水适量,煲汤,用盐、油少许调味后,饮汤食肉。每日1剂,经常性服食。用治支气管哮喘缓解期,证属胃气虚寒型者,症见食少、泛酸、嗳气、上腹隐痛等。

(4)当归生姜羊肉汤:当归15g,生姜3片,羊肉120g。上料加清水适量,煲汤,用盐、油少许调味后,饮汤食肉。用治支气管哮喘发作缓解期,证属气血不足型者,症见气促懒言、面白无华、唇色淡白、胃纳呆滞、大肉瘦削等。

(5)人参蛤蚧散:吉林人参0.25g,蛤蚧1对,紫河车(人胎盘)1.75g。按此比例取药研成细末,装瓶备用。每次取服1.5~3.0g,每日服用1~3次。用治哮喘缓解期,证属肺肾阴虚不足型者,症见气促动则加剧、自汗盗汗、说话中气不足、伴腰膝酸软等。

(6)冬虫夏草炖鸡:冬虫夏草5g,竹丝鸡(乌鸡)75g,生姜3片,蜜枣1枚。加清水180ml,入盐、油少许调味,用文火炖2小时后,饮汤食肉。用治支气管哮喘缓解期,证属肺阴不足型者,症见气促不足以息、气短咳嗽不多、无痰、舌质红少苔者。

患者可根据上述食谱的制作办法,每次选用药材1种,肉类1种,可制成很多炖品与汤料,适用于哮喘缓解期,身体虚弱的患者。

3. 精神调理

(1)哮喘患者应避免精神刺激和过度劳累,因精神刺激、过劳均可导致哮喘发作和不利肌体的康复。

(2)在缓解期,青少年患者应适当参加体育活动以促进身心的发育,老年患因身体抵抗力差,可参加太极拳、气功等健身活动,以增加肺活量,减少发病,有利于肺功能的改善,增加身体抗病能力。

【按评】 支气管哮喘属呼吸系统常见病、多发病、难治病。古人曰:"外科不治癣,内科不治喘",也正是这个道理。现代西医学对本病的治疗,主要是对症处理,使用消炎、定喘的药物,但只能缓解症状,无法达到根治的目的。近年来,各地开展的各种注射疗法,其药物大多采用解痉平喘的糖皮质激素类注射液、地龙、盐酸消旋山莨菪碱(654-2)、亚硫酸氢钠甲萘醌(维生素 $K_3$)等注射液;还选用了具有扶正作用、提高人体免疫功能的(人)胎盘组织液、核酪、黄芪、生地黄、制附子、当归等注射液,并采用了具有健脾、益肺、壮肾、化痰、平喘的足三里、肺俞、肾俞、定喘等腧穴。针药合用,既能提高临床疗效,又具有减少或预防复发的功效。

穴位注射疗法对支气管哮喘确有良好的预防及治疗作用。据沈利华报道,临床应用本文方法 16 治疗后,患者 CD8[+] 升高($P<0.01$),而 CD4[+]/CD8[+] 比值降至正常,IgG 明显下降($P<0.01$),C3 升高($P<0.05$),说明三伏天穴位注射可增强细胞免疫力,调整人体 T 细胞亚群,改善肾上腺皮质功能,降低过敏性反应,达到增强人体抵抗能力,减少感染而防止咳喘发作的目的。又据倪伟医师报道,临床采用卡介菌多糖核酸(卡提素)注射液注射足三里穴,经注射治疗后,患者血清 IL-5 和 ECP 含量明显降低($P<0.01$,$P<0.05$);且明显优于肌内注射组($P<0.05$)。充分说明具有显著的改善气道变应性炎症的作用。

据王伟等医师的观察,大多数支气管哮喘患者可在定喘穴行穴位注射 3 日内哮喘停止,但须巩固治疗 10～20 次,如果即刻停止穴位注射,易使病情复发。哮喘正在发作的患者,人多数在行穴位注射 30 分钟后哮喘停止,但对感染型哮喘者,则疗效欠佳,需配合抗炎药物同时治疗。据闫怀土观察,穴位注射疗法对哮喘病肾虚型患者,疗效欠佳。但总的来说,穴位注射疗法治疗支气管哮喘,在临床上有着广泛的应用前景,值得努力探索研究。

需要指出的是,黄雅云等采用封闭颈迷走神经的方法来治疗支气管哮喘,其有效率高达 100%,经 3～12 个月的随访,其复发率仅为 17%,且都为轻度复发。实为一种行之有效的、确切的治疗方法。

总而言之,到目前为止,注射疗法治疗支气管哮喘,临床应用者甚多,其方法也有多种,到目前为止,有穴位注射疗法、局部注射疗法,还有封闭注射疗法等,其疗效也均较佳,都具有广泛的临床应用价值。临床具体应用时,可根据患者的具体情况和医生对某种治疗方法的掌握程度而定。

# 第五节　支气管扩张

支气管扩张是临床较常见的慢性支气管化脓性疾病,大多继发于呼吸道感染和支气管阻塞,由于支气管壁被损坏而导致支气管扩张。其临床主要表现为慢性咳嗽、大量脓痰和反复咯血。以儿童和青年多见。

本病在中医学属"咳嗽""痰饮""肺痿""肺痈"等病证范畴。

【病因病机】

(一)中医学病因病机

支气管扩张,据其发病过程的不同阶段,中医学认为其病因为外因和内因两个方面。外因指外感风、湿、热、火之邪,内因多指肺体亏虚、饮食不当及七情内伤。临床上内因与外因又互为因果可致恶性循环。正气虚弱容易感受外邪;内有痰热,感受风寒易化热,使痰热更盛,感受外邪。在邪正相争中正气消耗,使正气更虚,故支气管扩张之病缠绵难愈。

本病发病为内外合邪而成,主要是肺内热毒蕴结,血败肉腐而成痈。急性感染期因热之邪侵犯卫表,肺卫同病,实热内蒸,热伤肺气,肺失清肃,邪热壅肺,蒸液成痰,气分之热毒侵淫及血,热伤血脉血为之凝滞,热壅血瘀,酿成脓痈。痰热与瘀血壅阻肺络,肉腐血败化气得以恢复,则病情得以好转、缓解。

在本病的致病因素中,还应注意"痰"和"瘀"两个方面。支气管扩张患者平素多痰、咳嗽,痰火互结,阻塞气机,更加重肺的宣发清肃功能失常。瘀血为本病所伴随的必然产物。久病入络即有瘀,一旦出血,离经之血不行,往往又可导致再次出血,故古今医家都十分重视化瘀药物的应用。

总之,火、痰、瘀三者相互夹杂,往往贯穿于支气管扩张的整个过程当中。

(二)西医学病因病理

1. 病因与发病机制 西医学认为,支气管扩张症主要发病因素是支气管-肺组织感染和支气管阻塞。支气管阻塞引流不畅可诱发肺部感染,而感染时分泌增强,管腔黏膜充血、水肿,管腔狭小,进一步妨碍引流,加重感染,二者相互影响,促使支气管扩张的发生和发展,支气管扩张亦可能是先天发育缺损及遗传因素引起,但较之后天性感染,远为少见。

(1)支气管-肺组织感染及阻塞:阻塞性肺炎是儿童期诱发支气管扩张的最主要原因。儿童时期麻疹合并肺炎及百日咳、流行性感冒等传染病之后,由于这些传染病并发支气管感染,使肌纤维和弹性组织遭到破坏,吸气使管腔因胸腔内负压而扩张,呼气时不能回缩,因而使分泌物长期潴留在支气管腔内。分泌物不能引流,促使被潴留在管腔内的分泌物中的细菌不断繁殖酿成脓汁,使支气管壁进一步受损,逐渐发展为支气管扩张。呼吸道阻塞亦可能是管内肿瘤、吸入的异物及管外结核性淋巴结组织或肿瘤压迫的后果,它们都会导致远端支气管-肺组织感染以致阻塞。阻塞后的支气管远端引流不畅,从而继发感染,也必然因炎症损毁支气管壁而形成支气管扩张。

(2)支气管先天性发育缺损和遗传因素:支气管先天性发育障碍,如巨大气管-支气管症,可能是先天性结缔组织异常,管壁薄弱而发病,遗传因素可引起弥漫性支气管扩张,多呈囊状,并发于心脏异位、鼻窦炎和胰腺囊肿性纤维性病变。支气管-肺在出生后发育过程中,任何支气管或肺的炎症均可引起支气管扩张。因此所谓先天性支气管扩张,大多数是后天形成的。如先天性丙种球蛋白缺乏症和低球蛋白血症的患者因免疫功能低下,容易感染支气管炎症,最终产生支气管扩张。

2. 病理　继发于支气管-肺组织炎性病变的支气管扩张发生于肺下叶者较上叶为多,左侧多于右侧。炎性支气管扩张多发生于肺左下叶,是由于肺左下叶支气管较右下叶支气管细而长,与大气管夹角较大,又受心血管压迫,更使引流不畅,故左叶支气管扩张在临床上更为多见。左中叶支气管开口接近下叶背支,易被下叶炎性分泌物所感染而损坏,故左下叶与左中叶是支气管扩张的好发部位。右中叶支气管四周有淋巴结围绕,当淋巴结因炎症或结核感染肿大时,易使右中叶受压,而发生肺不张(所谓中叶综合征),进而引起支气管扩张。支气管扩张在上叶尖枝或后枝者,大部分是结核性的,因为尖后段是肺结核的易发部位。

支气管壁由于炎症破坏了支气管平滑肌及弹性纤维,肌层及软骨被纤维组织所代替,兼之咳嗽的张力,促使管壁受牵拉从而形成支气管扩张。

从支气管扩张的病理形态上,可将其分为柱状、囊状、囊柱状三型,以柱状最为多见,占50%左右,囊柱状占30%,其余为囊状。柱状是三型中最轻者,但也可随着病变而逐日加重,后期变成囊状扩张,相伴随的支气管动脉可发生栓塞、扭曲,常与肺动脉的终末支发生吻合,有的毛细血管扩张形成动脉瘤,从而常引起支气管扩张患者程度不同的咯血。囊状支气管扩张常是各型支气管扩张的结局,病变广泛,常发生继发性感染,炎症向肺实质蔓延,引起肺炎、肺纤维化、肺气肿,临床上出现发热、咳脓痰,甚至引起严重的肺功能损害,通气与血流灌注比例失调及弥散功能障碍,导致低氧血症,晚期还可兼有高碳酸血症,肺循环阻力增加,肺动脉高压,右心肥厚,最后形成肺源性心脏病,呼吸衰竭而死亡。

【诊断要点】

1. 症状　本病的典型症状为慢性咳嗽,咳大量脓性痰,痰可有臭味,间断咯血,反复肺部感染等表现。

2. 体征　早期或病变轻而局限者,可无异常体征。若病变严重或继发感染时,常在背部或下胸部闻及局限性湿啰音;结核引起者,多见于肩胛间区。病程较长者,可出现杵状指(趾),全身营养状况较差和程度不等的贫血等。

3. X线检查　早期可无异常,或仅于一侧或双侧下肺有局限性肺纹理增多、增粗紊乱征象。后期,可见粗乱的肺纹理中有多个不规则的环状透亮阴影或沿支气管的蜂窝状或卷发样阴影,感染时可出现液平面。体层摄影可发现支气管扩张及变形。支气管造影检查可见柱状扩张或囊状扩张征象。

4. 纤维支气管镜检查　有助于病因及定位诊断。

【中医证型】

1. 急性发作期

(1)外感邪热:突然咯血,咳嗽气急,胸部胀闷疼痛,身热口渴,咽干鼻燥,舌质红苔白燥或黄,脉浮数。

(2)内热炽盛:胸闷胸痛,咳嗽身热,口干欲饮,大便秘结、小便黄赤,咯血鲜红,舌质红、苔黄,脉弦滑数。

(3)痰热内盛:咳嗽痰多,痰色黄稠,中夹泡沫,气腥且臭,恶寒壮热,胸闷气急,脉洪滑数。

(4)肝火化肺:头晕头昏头痛,烦躁不安易怒,胸胁掣痛,面红目赤,舌质红、苔黄腻,脉洪滑数。

(5)阴虚内热:干咳少痰,咽干潮热,胸闷气短,腰膝酸软无力,男人遗精盗汗,妇人少经或经延,舌质红、少苔,脉细数无力。

2. 慢性迁延期 咳嗽多痰,面色无华,胸闷乏力,偶有咯血,或痰中带血,腹胀纳差,舌质淡、苔薄白,脉虚细。

【治疗方法】

**(一)穴位注射疗法**

1. 笔者经验

[临证取穴] 孔最、尺泽、大椎、肺俞。

[选用药物] 鱼腥草注射液、酚磺乙胺(止血敏)注射液各2ml混合均匀。

[具体操作] 每次取一侧,左右两侧穴位轮换交替使用。按穴位注射操作常规进行,穴位皮肤常规消毒,采用5ml一次性使用无菌注射器连接6号或6.5号注射针头,抽取上述混合药液,快速进针刺入皮下,稍做提插,待有酸、麻、胀等针感得气时,经回抽无血后,将上述混合药液缓缓注入。每次每穴注射1ml,每日注射1次。待咯血停止后,去掉酚磺乙胺注射液,单用鱼腥草注射液,每次每穴注射0.5ml,直至痊愈为止。

[主治与疗效] 主治支气管扩张。笔者临床应用该方法共治疗支气管扩张患者45例,经5~10日的治疗,所治患者全部获得近期治愈。

2. 临床采菁

**方法1**

[临证取穴] 孔最(双)。

[选用药物] 鱼腥草注射液4ml。

[具体操作] 每次均取双侧穴位。按穴位注射操作常规进行,穴位皮肤常规消毒,采用5ml一次性使用无菌注射器连接5号短注射针头,抽取上述药液,快速垂直进针刺入皮下0.5cm,再徐缓向深部刺入1cm左右,稍做提插,当局部出现酸、麻、胀等针感得气时,经回抽无血后,即将上述药液缓缓注入。每次每穴注射2ml。

当患者咯血时,每日注射 2 次,3 日为 1 个疗程。当咯血停止后,每日注射 1 次,剂量同上,或左右穴隔日交替注射,以巩固治疗 3～10 日。

[主治与疗效]  该方法具有清肺止血的功效。据王伟报道,该方法对支气管扩张引起的反复咳嗽,咳痰伴咯血或痰中带血者,每获良效。共治疗 328 例患者,显效 302 例,占 92.07%;有效 10 例,占 3.05%;无效 16 例,占 4.88%。总有效率达 95.12%。

### 方法 2

[临证取穴]  肺俞(双)。

[选用药物]  20%(人)胎盘组织液 4ml。

[具体操作]  每次均取双侧穴位。按穴位注射操作常规进行,穴位皮肤常规消毒,采用 5ml 一次性使用无菌注射器连接 5 号短注射针头,抽取上述药液,快速进针斜刺进入皮下 1.5cm,稍做提插,待有酸、麻、胀等针感得气时,经回抽无血后,即将上述药液徐缓注入。每次每穴注射 2ml,每日注射 1 次,连续注射 15 日为 1 个疗程。

[主治与疗效]  该方法具有益气、健脾、补肾的功效。据报道,该方法对支气管扩张反复咳嗽咳痰、消瘦、乏力、气短、素体虚弱,易患感冒者有良效。

### 方法 3

[临证取穴]  肺俞、曲池、血海、膻中。

[选用药物]  卡巴克络(安络血)注射液 10mg(2ml)。

[具体操作]  每次均取一侧 2 穴,左右两侧及各穴轮换交替使用。按穴位注射操作常规进行,穴位皮肤常规消毒,采用 2ml 一次性使用无菌注射器连接 6 号或 6.5 号注射针头,抽取上述药液,四肢穴直刺,躯干穴斜刺,针身与皮肤成 15°～35°,快速进针刺入皮下,稍做提插,待有酸、麻、胀或痛等针感得气时,经回抽无血后,将上述药液徐缓注入。每次每穴注射 1ml(儿童酌量减半),每日注射 1 次。咯血减少后,隔日注射 1 次,直至痊愈为止。

[主治与疗效]  主治支气管扩张咯血。据董玉梅报道,临床应用该方法共治疗支气管扩张患者 53 例,临床痊愈 44 例,占 83.02%;显效 5 例,占 9.43%;好转 2 例,占 3.77%;无效 2 例,占 3.77%。总有效率达 96.23%。临床痊愈者中,最少治疗 1 次,最多注射 7 次。

### 方法 4

[临证取穴]  肺俞(双)。

[选用药物]  硫酸阿托品注射液 0.5mg(1ml),加 0.9%氯化钠(生理盐水)至 3ml 混合均匀。

[具体操作]  每次均取双侧穴位。按穴位注射操作常规进行,穴位皮肤常规消毒,采用 5ml 一次性使用无菌注射器连接 6.5 号或 7 号注射针头,抽取上述混合

药液,快速进针脊柱方向斜刺入皮下 1.5cm 左右,稍做提插,待有酸、麻或胀等针感得气时,经回抽无血后,将上述混合药液徐徐注入。每次每穴注射 1.5ml,每日注射 1 次,5～7 次为 1 个疗程。

[主治与疗效]　主治支气管扩张。据王曙光报道,临床应用该方法共治疗支气管扩张患者 77 例,显效 49 例,占 63.64％;好转 22 例,占 28.57％;无效 6 例,占 7.79％。总有效率达 92.21％。

**方法 5**

[临证取穴]　肺俞、曲池、血海、膻中。

[选用药物]　卡巴克络(安络血)注射液 10mg(2ml)。

[具体操作]　每次取 2 穴一侧,4 穴与左右两侧穴位轮换交替使用。按穴位注射操作常规进行,穴位皮肤常规消毒,采用 2ml 一次性使用无菌注射器连接 6 号或 6.5 号注射针头,抽取上述药液,快速进针刺入皮下(四肢穴直刺;躯干穴斜刺,针身与皮肤成 15°～35°斜刺),稍做提插,待有酸、麻或胀痛等针感得气时,经回抽无血后,将上述药液徐缓注入。每次每穴注射 1ml(儿童用量减半),每日注射 1 次。待咯血减少后,隔日注射 1 次,痊愈为止。

[主治与疗效]　主治支气管扩张咯血。据罗和古等介绍,临床应用该方法共治疗支气管扩张咯血患者 53 例,临床治愈 44 例,占 83.02％;显效 5 例,占 9.43％;好转、无效各 2 例,各占 3.77％。总有效率达 96.23％。临床获愈者中最少注射 1 次,最多治疗 7 次。

3. 验方荟萃

**方法 1**

[临证取穴]　取穴分 2 组,第 1 组取肺俞、大椎、身柱、天突;第 2 组取风门、大杼、膻中。

[选用药物]　青霉素针剂 40 万 U(过敏试验阴性者)、硫酸链霉素针剂 0.5g(过敏试验阴性者),加灭菌注射用水 5ml 溶解稀释混合均匀。

[具体操作]　每次取 1 组一侧,两组左右两侧穴位轮换交替使用。按穴位注射操作常规进行,穴位皮肤常规消毒,采用 5ml 一次性使用无菌注射器连接 6 号或 6.5 号注射针头,抽取上述混合药液,快速进针刺入皮下,稍做提插,待有酸、麻、胀、痛、憋等明显针感得气时,经回抽无血后,将上述混合药液徐缓注入。每次每穴注射 0.5～1.0ml。每日注射 1 次,20 次为 1 个疗程。

[主治与疗效]　主治支气管扩张。

[注意事项]　青、链霉素用前需做皮试,结果显示阴性者方可使用。

**方法 2**

[临证取穴]　孔最(双)、尺泽(双)。

[选用药物]　卡巴克络(安络血)注射液 10mg(2ml)。

[具体操作]　每次选1穴双侧,两穴轮换交替使用。按穴位注射操作常规进行,穴位皮肤常规消毒,采用2ml一次性使用无菌注射器连接6号或6.5号注射针头,抽取上述药液,快速进针刺入皮下,稍做提插,待有酸、麻、胀等针感得气时,经回抽无血后,将上述药液缓慢注入。每次每穴注射5mg(1ml),每日注射1或2次。小儿用量酌减。

[主治与疗效]　主治支气管扩张所致的咯血。

**方法3**

[临证取穴]　孔最、肺俞、太溪。

[选用药物]　卡巴克络(安络血)注射液10mg(2ml)。

[具体操作]　每次一侧选2穴,左右两侧穴位轮换交替使用。按穴位注射操作常规进行,穴位皮肤常规消毒,采用2ml一次性使用无菌注射器连接6号或6.5号注射针头,抽取上述药液,快速进针刺入皮下,稍做提插,待有酸、麻、胀、痛等明显针感得气时,经回抽无血后,将上述药液徐缓注入。每次每穴注射5mg(1ml),每日注射1次或2次,5次为1个疗程。

[主治与疗效]　主治支气管扩张所致的咯血。

**方法4**

[临证取穴]　孔最(双)。

[选用药物]　鱼腥草注射液2ml。

[具体操作]　先取双侧穴位。按穴位注射操作常规进行,穴位皮肤常规消毒,采用2ml一次性使用无菌注射器连接6号或6.5号注射针头,抽取上述药液,快速进针刺入皮下,稍做提插,待有酸、麻、胀等针感得气时,经回抽无血后,将上述药液徐缓注入。每次每穴注射1ml,每日注射1次。待咯血停止后,改用一侧穴位,左右两侧穴位轮换交替使用。

[主治与疗效]　主治支气管扩张所致的咯血。

**方法5**

[临证取穴]　取主穴分2组,第1组取肺俞、大椎、身柱、天突;第2组取风门、大杼、膻中。配穴,取孔最、尺泽。

[选用药物]　①青霉素针剂40万U(过敏试验阴性者)、硫酸链霉素针剂0.5g(过敏试验阴性者),加灭菌注射用水4ml溶解稀释混合均匀;②鱼腥草注射液3～4ml;③若有咯血者,用卡巴克络(安络血)注射液10mg(2ml)。

[具体操作]　每次取1组主穴,2组主穴轮换交替使用;配穴随症选取,均取一侧穴位。按穴位注射操作常规进行,穴位皮肤常规消毒,根据不同的临床症状,采用2ml或5ml一次性使用无菌注射器连接6号或6.5号注射针头,抽取①药或②药,快速进针刺入皮下,稍做提插,待有酸、麻、胀、痛、憋等明显针感得气时,经回抽无血后,将上述药液徐缓注入。每次每穴注射1ml。每日注射1次,20次为1个

疗程。如有咯血者,可采用③药注射孔最或尺泽穴,每日注射 1 次或 2 次,小儿用量酌减。

　　[主治与疗效]　主治支气管扩张。

　　[注意事项]　注射前青、链霉素均须做过敏试验,试验结果显示阴性者方可使用。

### (二)全息注射疗法(验方荟萃)

　　[临证取穴]　耳穴肾上腺、膈、肺、神门。

　　[选用药物]　亚硫酸氢钠甲萘醌(维生素 $K_3$)注射液 4mg(1ml)。

　　[具体操作]　每次取一侧,左右两侧耳穴轮换交替使用。按全息注射操作常规进行,耳穴皮肤常规消毒,采用 1ml 或 2ml 一次性使用无菌注射器连接 5 号或 5.5 号皮试用灭菌注射针头,抽取上述药液,快速进针刺入耳穴,待有酸、麻、胀或痛等针感得气时,经回抽无血后,将上述药液徐缓注入。每次每穴注射 0.1ml,每日注射 1 次或 2 次,5～7 次为 1 个疗程。

　　[主治与疗效]　主治支气管扩张。

### 【辅助治疗与预防和调理】

#### (一)辅助治疗

　　1. 加强本病的早期治疗,幼儿时期应积极防治麻疹、百日咳、支气管肺炎等疾病,以防止发展成支气管扩张。已患病的则予积极治疗,注意保持呼吸道通畅,减少继发感染,预防病情发展。

　　2. 平时注意锻炼身体,适度增减衣服、被褥,预防感冒。

　　3. 保持精神舒畅,树立战胜病魔的信心,以促进疾病早日康复。

　　4. 应忌烟酒,慎食或禁食辛辣等有刺激的食品,以清淡、富有营养的食物为主。痰多者,给予高蛋白低脂肪的食物,以补充蛋白质的丢失。

#### (二)预防

　　支气管扩张是常见的慢性呼吸系统疾病,因此在预防方面应重视原发病的治疗。还要防止感冒,尤其对老年、久病体虚的患者,应注意下述几点。

　　1. 注意适应天气变化　支气管扩张是常见的慢性呼吸系统疾病,多为虚实挟杂,每因天气变化而复发,气温的反差变化,寒热空气交替刺激对病情有明显的影响。故每当天气变化时要及时保暖,避免感冒,防止外邪入侵而发病。

　　2. 增强体质,适当锻炼　提高机体免疫力,抵抗外邪之患,应适当做一些能力所及的运动,如太极拳、慢跑、打门球等老年人常见的运动。

#### (三)调理

　　1. 生活调理

　　(1)注意天气变化,天寒加衣,做好保暖措施,预防感冒的发生。

　　(2)凡近期内咳喘突然加剧,痰色变黄,舌质变红,虽无发热恶寒表征,亦要考虑感外邪病情加重的可能,应及时诊治,阻断病势的发展。

2. 饮食调理　宜食用有润肺生津化痰作用的水果和蔬菜。如橘子、梨、枇杷果等,忌油腻厚味及切辛辣刺激海腥之物如辣椒、韭菜、海虾等,严禁烟酒。

(1)猪肺三汁汤:取猪肺适量,切成小块,清洗干净后煮熟,配以梨汁、藕汁、莱菔汁服食。用治支气管扩张咳血,若能经常性服用,则疗效更佳。

(2)松子仁糖:白砂糖 500g,加清水少许,置于文火上熬至能挑起糖丝时,趁热投入松子仁 250g 拌搅,稍凉后切成小块即成。每次取服 1 小块,每日 3 次。具有润肺健脾,止血止嗽的功用,适用于肺脾两虚型咳血。

(3)柿霜糖:取柿霜 15g,白砂糖 15g。加清水少许,置于文火上熔炼至浓稠,稍凉后切成小块即成,每次取服 1 小块,每日 3 次。具有清肺平喘,化痰止咳的功用。适用于肺热型咳血,若能经常性服用,则疗效较佳。

(4)红烧乌龟肉:取活体乌龟 1 只(250～500g),洗净切块,去头、足及内脏。下锅后,用菜油反复翻炒,再加生姜米、酱油、冰糖等调料及适量清水,用文火煨炖至龟肉熟烂即成。具有滋阴补血的功用,适用于阴虚型或血虚型患者所致的咳血。

(5)百合粥:取百合 60g,大米 250g,白糖 100g。先洗净大米、百合,加清水适量,先置于武火上烧沸,再改用文火煨熬,等熟烂时加入白糖或食盐适量拌匀后即可服食,食百合喝粥,每日 3～5 次。具有润肺止咳、清心安神的功用;适用于肺结核久咳,咳痰唾血的患者。

(6)蜜百合:取新鲜干净的百合,加入炼熟的蜂蜜(百合 100g,蜂蜜 300～500ml)与开水适量拌匀,置于锅内稍闷,再以微火烧至不粘手为度,取出后放凉,即成蜜百合,每次取服 10～15g,每日 3～5 次。百合具有清肺养脾、清心安神的功用,适用于阴虚痰中带血者。

(7)胡桃仁人参炖鹧鸪:鹧鸪 1 只,胡桃仁 24g,人参 6g。全部用料一齐放入炖盅内,加清水适量,炖盅加盖,用文火隔开水炖 2～3 小时,调味后即成,随量饮用。每日 1 剂。适用于支气管扩张,证属肺脾两虚型者,症见形瘦气短、精神疲乏、咳嗽气喘、动则尤甚、呼多吸少、腰酸肢冷、汗出尿频、脉象虚弱等。

(8)瓜蒌白及乌鸦汤:乌鸦肉 1 只,瓜蒌实 15g,白及 12g。加入清水适量,用武火煮沸后,以文火再煮 1～2 小时,调味后即成,食肉饮汤,随量饮服。每日 1 剂。用以治疗支气管扩张咳血,证属阴亏有热型者,症见咳嗽难愈,痰少难咳,甚则咳吐鲜血,体弱形瘦,手足心热,潮热盗汗,舌质红、苔少,脉细等。

3. 精神调理　避免精神刺激及劳倦过度,因忧思恼怒过度,肝气郁结化火,上逆犯肺;或劳倦导致心、脾、肾气阴的损伤,患者最好能参加一些有意义的健身活动,以利于增强体质,提高抗病能力。

【按评】　支气管扩张是呼吸系统的常见病、多发病,尤其是在农村,其发病率更高。因气管呈囊性扩张,痰液易于在气管中潴留而不易排出。所以在临床上,患者常有易反复发作,而又不易治愈的特点。常规疗法治疗本病,以抗感染类药物为主;有咯血症状时,再辅以止血类药物。但多为对症治疗,由于药物在体内消失较快、持续时间较短等诸多原因,造成患者虽经常治疗,却又老是得不到痊愈。穴位注射疗法治疗本病,采用小剂量的药物,通过经络腧穴给药,发挥放大效应,药效缓慢地释放,既达到持久起效的目的,还可减少不良反应,节省医疗费用。其常用穴位多为孔最、肺俞、尺泽等穴,且临床发现双侧取穴较单侧取穴疗效为佳,药物以清热解毒的鱼腥草、板蓝根、清开灵以及抗生素、止血类为主,可起到清热、消炎、止血的功效。对于肺部感染严重、咯血量大者,仍应结合药物行综合性治疗,以防发生不测事件。同时,应积极治疗好原发性疾病。

# 第六节 肺 炎

肺炎主要是指肺实质的炎症性病变。其分类方法较多,按炎症的解剖部位可分为大叶性、小叶性和间质性肺炎等类型;按病因可分为感染性、过敏性、化学性、放射性等类型。因肺炎的治疗与病因密切相关,故病因分类似乎更符合临床应用实际。在病因分类中,以感染性肺炎较为多见。感染性肺炎中又以肺炎球菌性肺炎、金黄色葡萄球菌性肺炎、病毒性肺炎、肺炎支原体肺炎等多见。

肺炎的病因众多,但绝大多数是由病原微生物,包括病毒、支原体、衣原体、立克次体、细菌、真菌等引起。物理、化学性因素,过敏反应等亦可引起肺部的炎症性反应。

本病在中医学属"肺热病""风温""肺炎喘嗽"等病证范畴。

【病因病机】

(一)中医学病因病机

1. 病因 中医学认为,其发病多与外感风邪和本身正气不足有关。风为百病之长,风邪致病往往夹寒、夹热。在性质上有风寒、风热之分。风热犯肺,或感受风寒郁而化热,热壅于肺,均可引起本病发生。但人体是否发病,还取决于机体抵抗病邪的能力。当人体寒热失调,受冷淋雨,或起居无常,过度疲劳时,正气受损,卫外能力下降,此时病邪乘虚而入导致本病的发生。

2. 病机 风热之邪侵袭人体,从口鼻而入,首犯肺卫;或风寒束表,卫气郁阻,肺气不宣,故病之初期可见发热恶寒、咳嗽、头身痛等肺卫表证。继而热入气分,或寒郁化热,邪热壅肺,肺热郁蒸,因而身热重,不恶寒。热邪蒸迫津液外泄,热盛伤津,见面赤汗出,烦渴思饮;肺气宣降失常,肺热灼津为痰,痰热交阻,则咳嗽加剧,喘促气急,鼻扇,胸痛,痰黄稠;若热盛灼伤肺络,则痰中带血,呈铁锈色痰;正邪相搏,如正不胜邪,痰邪壅肺,久郁蕴而成毒,热毒炽盛,内传营血,血行受阻,则面唇青紫,或发斑衄血。轻者热灼营阴,扰乱心神,而烦躁不安,心悸不寐,重则邪热内陷,热传心包,蒙闭清窍,出现神昏谵语,或昏愦不语,如不及时救治,病情进一步发展则病势凶险,邪热闭阻于内,阳气不达,故身灼热而四肢厥冷,热深则厥愈甚,邪热太盛,正气不支;或汗出太过,阴液骤耗,气阴两伤,脉微欲绝,为阴竭阳脱之危象。如正邪相搏,正胜邪却,热邪虽见渐退,但余热尚未退尽,由于热邪灼伤阴液,导致真阴损耗、虚热内生,故见低热,手足心热尤甚,阴液不能上承,则口干舌燥,气短乏力,为气阴两伤之候。

**(二)西医学病因病理**

1. 病因　西医学认为,肺炎的病因繁多,如前所述有细菌、病毒、支原体、真菌、衣原体、立克次体、寄生虫等引起。在各种病因中细菌为最常见。在院内感染的肺炎中,肺炎球菌约占 30%,葡萄球菌占 10%,而革兰染色阴性杆菌约占 50%,且病死率高。院外感染仍以肺炎球菌为主(约 40%)。机体免疫力低下者容易伴发肺部卡氏肺孢子虫、军团菌、鸟型分枝杆菌、结核菌、弓形体、巨细胞病毒等感染。

2. 病理　正常的呼吸道防御机制使隆突以下呼吸道无菌,当人体防御功能低下时,病原体到达下呼吸道滋生繁殖,引起肺泡毛细血管充血、水肿,肺泡内有纤维蛋白渗出和细胞浸润,气体交换出现不同程度的障碍。以下根据解剖分类详述。

(1)大叶性肺炎:病原菌先在肺泡引起炎症,以后蔓延至其他肺泡以致部分肺段或整个段、肺叶发生炎变。典型表现为肺实变,病理改变有充血期、红色肝变期、灰色肝变期和消散期。肺组织充血水肿,肺泡内浆液渗出和红、白细胞浸润吞噬细菌,继而纤维蛋白渗出物溶解、吸收,肺泡重新充气。但实际上 4 个病理阶段并无绝对分界,在使用抗生素情况下,这种典型的病理分期已不多见。致病菌多为肺炎球菌、葡萄球菌及一些革兰染色阴性杆菌。金黄色葡萄球菌和克雷伯杆菌所致肺炎常呈坏死改变,且容易引起空洞。

(2)小叶性(支气管性)肺炎:病原体经支气管侵入,引起细支气管、终末细支气管和肺泡的炎症。常继发于支气管炎、支气管扩张、上呼吸道病毒感染及长期卧床的危重患者。可由肺炎球菌、葡萄球菌、腺病毒、流感病毒以及肺炎支原体引起。支气管管腔内有分泌物,病变常累及下叶。

(3)间质性肺炎:以肺间质炎症为主。多并发于小儿麻疹和成人慢性支气管炎,可由细菌或病毒引起。支气管壁和支气管周围组织受累,有肺泡壁增生和间质水肿。

**【诊断要点】**

1. 肺炎球菌性肺炎　典型的临床表现特点是起病急,发病快,突然发生高热、寒战、胸痛、咳嗽、咳铁锈色痰、发绀和呼吸困难;体检可见患侧胸部有实变体征,即呼吸运动减弱,语颤增强,叩诊呈浊音;听诊肺泡呼吸音减弱,语音传导增强,可听到支气管呼吸音及湿啰音。X线检查见病变部位呈大片致密阴影,沿肺叶或肺段分布。血常规白细胞总数升高,中性粒细胞增多。部分患者尚可出现恶心、呕吐、腹胀、腹泻等消化道症状。胸痛时,有的患者可向上腹部或肩部放射,易误诊为急腹症、心绞痛。严重感染患者可有神志模糊、嗜睡、烦躁不安、谵妄、昏迷等精神神经症状。

2. 葡萄球菌性肺炎　按病因可分为原发吸入性和继发血源性两类。以原发吸入性临床较为多见。按细菌的种类可分为金黄色葡萄球菌和上皮葡萄球菌两类。临床上以金黄色葡萄球菌性肺炎多见。成人对金黄色葡萄球菌似有免疫力。因此,金黄色葡萄球菌性肺炎较多见于婴幼儿。其临床特点是病情严重,早期就出现高热、气促、呼吸困难、发绀、休克或严重中毒症状,而肺部体征则较轻,仅可听及散在性中、小湿啰音,叩诊呈浊音。本病并发症多且严重,常易并发化脓性心包炎、肺脓肿、脓气胸等。因病程较长,病情顽固,在治疗中易产生耐药性,预后较差,死亡率也较高。

3. 病毒性肺炎　是上呼吸道病毒感染向下延伸而引起的一种支气管肺炎。本病临床表现轻微,有发热、全身酸痛、乏力、头痛等症状。并可有阵发性咳嗽,咳少量黏液痰,偶有痰中带血,偶见胸痛或胸骨下疼痛。听诊可有局限性呼吸音减低和少量的湿啰音。X线检查病变部位呈斑片状阴影。极少数患者因肺水肿、肺不张而导致严重缺氧,出现发绀,极度呼吸困难、休克等征象,预后不良,病死率很高。

4. 肺炎支原体肺炎　是由肺炎支原体引起的呼吸道感染伴发肺炎。临床特点是起病缓慢,病情表现轻重不一,轻者仅有上呼吸道感染症状或咳嗽症状。做X线检查时,才发现肺炎X线征象;重者可有发热、头痛、咳嗽、乏力、咽痛等表现,听诊呼吸音减低和少量细湿啰音。X线检查常见肺下叶或近肺门处有大小不等的斑片状云雾状阴影。经治疗后,可于10日内消散。未治疗者可持续2～3周时间。血常规白细胞正常或略高,血沉多增快。

【中医证型】

1. 邪犯肺卫　起病急骤,恶寒,发热,头痛,周身酸楚,无汗或少汗,咳嗽,痰白或微黄,胸闷或隐痛,口渴而干,舌边红、苔薄白或黄,脉浮数。

2. 痰热壅肺　高热,但不恶寒,或有寒战,口渴欲饮,咳嗽,胸痛,气促鼻煽,咳痰黄稠,或铁锈色痰,或痰带血丝,咽干唇燥,面红或青紫,小便黄赤、大便干结,舌质红、苔色黄,脉洪大或滑数。

3. 热入营血　高热不退,咳嗽不止,口唇发绀,烦躁不安,神昏谵语,面色紫暗或鼻部出血,舌质红或绛,苔黄厚或少苔而干,脉细数。

4. 正气虚脱　病程中高热突然下降,面色苍白,大汗淋漓,四肢厥冷,冷汗满身,精神淡漠,两目无神,气短气浅,或昏愦不语,呼吸急促,喉间辘辘痰鸣,舌质暗淡,脉细微欲绝。

5. 温邪伤阴,病邪留恋　患病日久不愈,长期低热或午后潮热,五心烦热,咳嗽气喘,痰少而黏稠,唇舌干燥,口渴欲饮,动则气促乏力汗出,舌质红、苔少,脉细。

【治疗方法】

**穴位注射疗法**

1. 笔者经验

[临证取穴]　肺俞、肺热[即柱侧穴,位于背部第 3 胸椎棘突下旁开 0.5 寸(同身寸)处;当督脉身柱穴旁开 0.5 寸(同身寸)处]、大椎、曲池、孔最。

[选用药物]　①青霉素溶液(过敏试验阴性者) 4ml(2 万 U/1ml);②硫酸链霉素溶液(过敏试验阴性者)4ml(0.125g/1ml);③鱼腥草注射液 4ml;④利巴韦林注射液 4ml(0.4g)。

[具体操作]　大椎穴根据病情选取;肺俞、肺热、曲池、孔最每次选 2～3 穴一侧,左右两侧穴位轮换交替使用。根据引起肺炎的病因不同,选用上述对症的 1 种药物作穴位注射。按穴位注射操作常规进行,穴位皮肤常规消毒,采用 5ml 一次性使用无菌注射器连接 6 号或 6.5 号注射针头,抽取其中 1 种药液,快速垂直进针刺入皮下,稍做提插,待有酸、麻、胀或放射样等明显针感得气时,经回抽无血后,将上述药液缓慢注入。每次每穴注射 1ml,每日注射 1 次,直至病愈。

[主治与疗效]　主治各种肺炎。笔者临床应用该方法共治疗各种不同类型的肺炎患者 97 例,治疗时间 5～15 日不等,所治患者全部获愈。

[注意事项]　青、链霉素用前应常规做过敏试验,待试验结果显示阴性后,方可使用。

2. 临床采菁

**方法 1**

[临证取穴]　肺俞(双);经治疗 1～3 日后加用大椎穴。

[选用药物]　灭菌注射用水 5ml。

[具体操作]　按穴位注射操作常规进行,穴位皮肤常规消毒,采用 5ml 一次性使用无菌注射器连接 6 号或 6.5 号注射针头,抽取上述药液,快速进针刺入皮下,稍做提插待有酸、麻、胀等针感得气时,经回抽无血后,将注射用水缓慢注入。初次注射时,每次每穴注射 1ml,待 1 个小时后,再注射 2～3ml(大椎穴则每次都注射 1ml),以后每日注射 2 次,直至病愈。

[主治与疗效]　主治肺炎。据张生理报道,临床应用该方法治疗肺炎患者,每获良效。

**方法 2**

[临证取穴]　肺俞、定喘、天突。

[选用药物]　硫酸链霉素针剂(过敏试验阴性者)1g,加灭菌注射用水 5ml 溶解稀释混合均匀。

[具体操作]　天突穴每次必取;肺俞、定喘穴每次取一侧,左右两侧穴位轮换交替使用。按穴位注射操作常规进行,穴位皮肤常规消毒,采用 5ml 一次性使用无

菌注射器连接 6 号或 6.5 号注射针头,抽取上述稀释药液,快速进针刺入皮下,稍做提插待有酸、麻、胀、憋等针感得气时,经回抽无血后,将上述稀释药液缓慢注入。每次每穴注射 1ml。每日注射 1 次,5～7 次为 1 个疗程。

［主治与疗效］ 主治因肺炎引起的顽固性咳嗽。据张翠莉报道,临床应用该方法治疗因肺炎引起的顽固性咳嗽患者,取效颇佳。

［注意事项］ ①硫酸链霉素注射前应做过敏试验,试验结果显示阴性者方可使用;②治疗期间,停用其他一切药物。

**方法 3**

［临证取穴］ 风门、肺俞。

［选用药物］ 青霉素 G 溶液(过敏试验阴性者)4 万 U(2ml)。

［具体操作］ 每次均取一侧,左右两侧穴位轮换交替使用。按穴位注射操作常规进行,穴位皮肤常规消毒,采用 2ml 一次性使用无菌注射器连接 6 号或 6.5 号注射针头,抽取上述稀释药液,快速进针刺入皮下,稍做提插待有酸、麻、胀等针感得气时,经回抽无血后,将上述溶液徐缓注入。每次每穴注射 2 万 U(1ml),每日注射 2 次。待热退净后,改为单取肺俞穴,每日注射 1 次。

［主治与疗效］ 主治大叶性肺炎。据南京中医学院附属医院三病区报道,临床应用该方法共治疗大叶性肺炎 9 例,平均 27 小时体温降至正常,3～4 日胸痛、肺部啰音消失,X 线胸透肺部病灶在 1 周内完全吸收,治愈率达 85.51%。又据罗和古等介绍,取风门、肺俞穴,每次取 1 穴两侧,2 穴轮换交替使用。采用 2ml 一次性使用无菌注射器连接 6 号或 6.5 号注射针头,抽取青霉素溶液 4 万 U(2ml),快速进针刺入皮下,稍做提插待有酸、麻、胀等针感得气时,经回抽无血后,将上述溶液徐缓注入。每次每穴注射 2 万 U(1ml),每日注射 2 次。待热退净后,改为单取肺俞穴,每日注射 1 次;并配合针刺尺泽、合谷、孔最、外关穴。共治疗大叶性肺炎患者 69 例,临床治愈 59 例,其余 10 例患者改用中西药物治愈。治愈者采用穴位注射疗法治疗 5 日,共用青霉素溶液 40 万 U,其临床症状消失、血常规恢复正常和肺部病灶吸收时间等,均与用大剂量抗生素治疗者无明显差异。

［注意事项］ 应用青霉素前须做过敏试验,待试验结果显示阴性者方可使用。

**方法 4**

［临证取穴］ 定喘(双)。

［选用药物］ 穿心莲注射液 4ml。

［具体操作］ 每次均取双侧穴位。按穴位注射操作常规进行,穴位皮肤常规消毒,采用 5ml 一次性使用无菌注射器连接 6 号或 6.5 号注射针头,抽取上述药液,快速进针刺入皮下,稍做提插待有酸、麻、胀等针感得气时,经回抽无血后,将上述药液缓慢注入。每次每穴注射 2ml,每日注射 1 次;并配合针刺大椎、肺俞(双)、列缺(双)等穴。

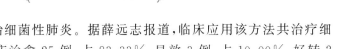

[主治与疗效] 主治细菌性肺炎。据薛远志报道,临床应用该方法共治疗细菌性肺炎患者 30 例,临床治愈 25 例,占 83.33％;显效 3 例,占 10.00％;好转 2 例,占 6.67％。所治患者全部获效。

**方法 5**

[临证取穴] 曲池(双)。

[选用药物] 清开灵注射液 2ml。

[具体操作] 每次均取曲池双侧穴位。按穴位注射操作常规进行,穴位皮肤常规消毒,采用 2ml 一次性使用无菌注射器连接 6 号或 6.5 号注射针头,抽取上述药液,快速垂直进针刺入皮下,稍做提插待有酸、麻或胀等针感得气时,经回抽无血后,将上述药液缓缓注入。每次每穴注射 0.5～1.0ml。对体温仍未下降的患者,可予 4 小时后重复给药 1 次。

[主治与疗效] 主治因肺炎引起的高热。据敬碧深报道,临床应用该方法治疗因肺炎而引起的高热患者,每取良效。

[注意事项] 注射治疗半小时后,多有汗出,嘱患者多饮开水,静卧避风休息。

**方法 6**

[临证取穴] 咳嗽主取中府[位于胸壁外上部、平第 1 肋间隙、距胸骨正中线 6 寸(同身寸)处;当云门穴下 1 寸(同身寸),稍外方处](双);痰多或背部有啰音者,配穴加肺俞(双)。

[选用药物] 鱼腥草注射液 2～4ml,加盐酸利多卡因注射液 1ml(20mg)。

[具体操作] 每次均取双侧穴位。按穴位注射操作常规进行,穴位皮肤常规消毒,采用 5ml 一次性使用无菌注射器连接 6 号或 6.5 号注射针头,抽取上述混合药液,快速进针斜刺进入皮下,稍做提插,待有酸、麻或胀等针感得气时,经回抽无血后,将上述药液徐缓注入。每次每穴注射 0.5～1.0ml,每日注射 1 次,一般注射 2～3 次即可获愈。并配合服用中药(中药名从略)治疗。

[主治与疗效] 主治支原体肺炎。据卢炎报道,临床应用该方法共治疗支原体肺炎患者 100 例,临床治愈 86 例,好转 14 例。所治患者全部获效。

**方法 7**

[临证取穴] 肺俞(双)。

[选用药物] ①3 岁以下的患儿,取青霉素(过敏试验阴性者)10 万 U,加 0.9％氯化钠(生理盐水)注射液 1ml 溶解稀释混合均匀;②3 岁以上的患儿,取青霉素(过敏试验阴性者)20 万 U,加 0.9％氯化钠(生理盐水)注射液 1ml 溶解稀释混合均匀。

[具体操作] 每次均取双侧穴位。按穴位注射操作常规进行,穴位皮肤常规消毒,采用 1ml 或 2ml 一次性使用无菌注射器连接 6 号或 6.5 号注射针头,根据患儿年龄大小,抽取上述稀释药液,快速进针斜刺进入皮下,稍做提插,待有酸、麻、胀

等针感得气时,经回抽无血后,将上述稀释药液徐缓注入。每次每穴注射 0.5ml,每日注射 1 次,5 次为 1 个疗程。疗效不佳时,可再注射 1 个疗程。

[主治与疗效]　主治小儿肺炎。据周小荣报道,临床应用该方法治疗小儿肺炎,疗效颇佳。

**方法 8**

[临证取穴]　肺俞、风门、大椎、肺热[即柱侧穴,位于背部第 3 胸椎棘突下旁开 0.5 寸(同身寸)处。当督脉身柱穴旁开 0.5 寸(同身寸)处]。

[选用药物]　灭菌注射用水 5～6ml。

[具体操作]　每次均取一侧,左右两侧穴位轮换交替使用。按穴位注射操作常规进行,穴位皮肤常规消毒,采用 5ml 或 10ml 一次性使用无菌注射器连接 6 号或 6.5 号注射针头,抽取上述药液,先注射肺俞、风门穴,每穴注射 1ml,待 1 个小时后再注射大椎穴 2～3ml,肺热穴 1ml,以后每日注射 2 次,直至正常。

[主治与疗效]　主治肺炎。据温木生介绍,临床应用该方法治疗肺炎患者,每次为良效。

**方法 9**

[临证取穴]　咳嗽主取中府;痰多或背部有啰音者,配加肺俞(均双)。

[选用药物]　鱼腥草注射液 2～4ml,加 2％盐酸利多卡因注射液 1ml 混合均匀。

[具体操作]　每次均取双侧穴位。按穴位注射操作常规进行,穴位皮肤常规消毒,采用 5ml 一次性使用无菌注射器连接 6 号或 6.5 号注射针头,抽取上述混合药液,快速进针刺入皮下,稍做提插,待有酸、麻或胀等针感得气时,经回抽无血后,将上述混合药液徐缓注入。每次每穴注射 1～2ml,每日注射 1 次,5～7 次为 1 个疗程,并配合中药内服。

[主治与疗效]　主治小儿支原体肺炎。据罗和古等介绍,临床应用该方法共治疗小儿支原体肺炎患者 100 例,临床治愈 86 例,占 85％;好转 14 例,占 14％。所治患者全部获效。

**方法 10**

[临证取穴]　主穴:取肺俞、脾俞。配穴:喘促甚者,加定喘;病程长,反复发作者,加肾俞(均双)。

[选用药物]　毛冬青注射液 2ml。

[具体操作]　每次选 2 穴双侧穴位。按穴位注射操作常规进行,穴位皮肤常规消毒,采用 2ml 一次性使用无菌注射器连接 5.5 号或 6 号注射针头,抽取上述药液,快速进针刺入皮下,稍做提插,待有酸、麻或胀等针感得气时,经回抽无血后,将上述药液徐缓注入。每次每穴注射 0.5ml,每日注射 1 次,5～7 次为 1 个疗程。若有发热者,给予解热、做对症处理。

[主治与疗效] 主治小儿支气管肺炎。据罗和古等介绍,临床应用该方法共治疗小儿支气管肺炎患儿 40 例,平均疗程 3.21 日,肺部啰音消失时间为 1.57 日,2 年随访复发率为 22.5%。对照组 40 例患儿,采用头孢噻肟、利巴韦林(病毒唑)静脉滴注,喘促者加用氨茶碱,病情严重者,酌情加用地塞米松磷酸钠注射液,并给予相应对症处理。其平均疗程 4.69 日,肺部啰音消失时间为 3.08 日,2 年随访复发率为 46.00%。两组疗效差异显著($P < 0.05$)。

**方法 11**

[临证取穴] 主穴:取肺俞。配穴:取大椎;高热时,加曲池。

[选用药物] 灭菌注射用水 5ml。

[具体操作] 按穴位注射操作常规进行,穴位皮肤常规消毒,采用 5ml 一次性使用无菌注射器连接 6 号或 6.5 号注射针头,抽取上述药液,初次注射时,取一侧肺俞穴,注射上述药液 1ml,待 1 小时后在另一侧肺俞穴再注射药液 2~3ml,大椎穴注射药液 1ml,以后每日注射 2 次,连续注射 7 日或至体温降至正常,一般情况改善后,改为每日注射 1 次,7 次为 1 个疗程。

[主治与疗效] 主治大叶性肺炎。据罗和古等介绍,临床应用该方法共治疗大叶性肺炎患者 62 例,临床治愈 56 例,占 90.32%;好转 6 例,占 9.68%。所治患者全部获效。

3. 验方荟萃

**方法 1**

[临证取穴] 肺俞、大椎、曲池。

[选用药物] 灭菌注射用水 5ml。

[具体操作] 大椎穴每次必取,肺俞、曲池穴每次取一侧,左右两侧穴位轮换交替使用。注射时,嘱患者取坐位,充分显露背部与手臂。按穴位注射操作常规进行,穴位皮肤常规消毒,采用 5ml 一次性使用无菌注射器连接 6 号或 6.5 号注射针头,抽取上述药液,快速进针刺入皮下后,在肌肉层上下提插,待有酸、麻、胀或放射样等明显针感得气时,经回抽无血后,再由深及浅,分层推注上述药液。注射完毕,立即嘱患者取平卧位,以防晕针发生。初次注射肺俞穴时,用 1ml 注射用水,让患者体会一下穴位注射时的感觉。1 小时后,再注射 1 次,剂量为 2~3ml(大椎穴为 1ml),每日注射 2 次,连续治疗 7 日,待体温恢复正常,一般情况改善后,改为每日注射 1 次,直至患者症状、体征完全消失,血常规恢复正常,X 线复查肺部炎性阴影消散正常为止。

[主治与疗效] 主治肺炎。

**方法 2**

[临证取穴] 肺俞(双)。

[选用药物] 鱼腥草注射液 2ml。

［具体操作］　每次均取双侧穴位。按穴位注射操作常规进行,穴位皮肤常规消毒,采用 2ml 一次性使用无菌注射器连接 6 号或 6.5 号注射针头,抽取上述药液,快速进针刺入皮下,稍做提插,待有酸、麻、胀等针感得气时,经回抽无血后,将上述药液分别缓缓注入。每次每穴注射 1ml,隔日注射 1 次,5 次为 1 个疗程。

［主治与疗效］　主治痰热壅肺型肺炎引起的发热。

**方法 3**

［临证取穴］　肺俞(双)、定喘(双)。

［选用药物］　鱼腥草注射液 2ml。

［具体操作］　每次均取双侧穴位。按穴位注射操作常规进行,穴位皮肤常规消毒,采用 2ml 一次性使用无菌注射器连接 6 号或 6.5 号注射针头,抽取上述药液,快速进针刺入皮下,稍做提插,待有酸、麻、胀等针感得气时,经回抽无血后,将上述药液分别缓慢注入。每次每穴注射 0.5ml,每日注射 1 次,2～4 次为 1 个疗程。一般连续治疗 1～2 个疗程。

［主治与疗效］　主治细菌性肺炎引起的较剧咳嗽。

**方法 4**

［临证取穴］　体穴取肺俞、合谷;耳穴取肺穴(区)。

［选用药物］　①青霉素溶液 2ml(2 万 U/ml);②链霉素溶液 2ml(0.1g/ml)。

［具体操作］　每次取一侧或双侧穴位注射均可。按穴位注射操作常规进行,穴位皮肤常规消毒,采用 5ml 一次性使用无菌注射器连接 5 号或 5.5 号皮试用灭菌注射针头,抽取其中 1 种药液,快速进针刺入皮下,稍做提插,待有酸、麻、胀或触电样等明显针感得气时,经回抽无血后,将上述药液缓缓注入。其中体穴每次每穴注射 0.5～1.0ml,耳穴每次每穴注射 0.2～0.3ml,每日注射 1 次或 2 次,5 日为 1 个疗程。

［主治与疗效］　主治细菌性肺炎。

［注意事项］　青、链霉素每次用前须作过敏试验,试验结果显示阴性者方可使用。

**方法 5**

［临证取穴］　大椎、合谷、曲池。

［选用药物］　地龙注射液 2ml。

［具体操作］　大椎穴每次必取;合谷、曲池穴,每次取一侧,左右两侧穴位轮换交替使用。按穴位注射操作常规进行,穴位皮肤常规消毒,采用 2ml 一次性使用无菌注射器连接 6 号或 6.5 号注射针头,抽取上述药液,快速进针刺入皮下,稍做提插,待有酸、麻、胀或触电样等明显针感得气时,经回抽无血后,将上述药液徐缓注入。其中曲池穴注射 1ml,大椎、合谷穴各注射 0.5ml,每日注射 1 次,用至热退为止,但最多不超过 5 次。

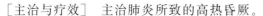

［主治与疗效］　主治肺炎所致的高热昏厥。

**方法 6**

［临证取穴］　曲池(双)。

［选用药物］　银黄注射液 2ml。

［具体操作］　每次均取双侧穴位。按穴位注射操作常规进行,穴位皮肤常规消毒,采用 2ml 一次性使用无菌注射器连接 6 号或 6.5 号注射针头,抽取上述药液,快速进针刺入皮下,稍做提插,待有酸、麻、胀或放射样等明显针感得气时,经回抽无血后,将上述药液徐徐注入。每次每穴注射 1ml。必要时,1 小时后重复注射1 次。

［主治与疗效］　主用于肺炎初期,邪犯肺卫时表热证的治疗。

**方法 7**

［临证取穴］　肺俞(双)。

［选用药物］　①灭菌注射用水 10ml;②5％当归注射液 10ml。

［具体操作］　每次均取双侧穴位。按穴位注射操作常规进行,穴位皮肤常规消毒,采用 10ml 一次性使用无菌注射器连接 6 号或 6.5 号注射针头,抽取其中 1种药液,快速进针刺入皮下,稍做提插,待有酸、麻、胀等针感得气时,经回抽无血后,将上述药液缓缓注入。初次每穴注射 1ml,1 小时后再注射 1 次,每穴注射 2～3ml。以后每日注射 2 次,待体温降至正常,一般情况改善后,可改为每日注射 1次,直至症状、体征完全消失为止。

［主治与疗效］　主治人叮性肺炎。

**方法 8**

［临证取穴］　取穴分 2 组,第 1 组取肺俞(双)、肺门(双);第 2 组取丰隆(双)、曲池(双)、鱼际(双)。

［选用药物］　①青霉素溶液(过敏试验阴性者)40 万 U(2ml),硫酸链霉素溶液(过敏试验阴性者)0.125g(1ml);②复方大青叶注射液 2ml,或复方蒲公英注射液 2ml。

［具体操作］　每次均取双侧穴位。按穴位注射操作常规进行,穴位皮肤常规消毒,采用 2ml 或 5ml 一次性使用无菌注射器连接 6 号或 6.5 号注射针头,抽取其中 1 种药液,快速进针刺入皮下,稍做提插,待有酸、麻、胀、痛等针感得气时,经回抽无血后,将①药中的 40 万 U 青霉素溶液分别注入第 1 组穴位,将 0.125g 硫酸链霉素溶液分别注入第 2 组穴位;或选用②药中的 1 种药液分别注入第 1 组穴位,每次每穴注射 0.5ml,每日注射 1 次,10 次为 1 个疗程。

［主治与疗效］　主治各种肺炎。

［注意事项］　应用青、链霉素前,须做过敏试验,试验结果显示阴性者方可使用。

**方法 9**

[临证取穴] 肺俞、胸$_3$夹脊穴、曲池、丰隆。

[选用药物] ①青霉素溶液(过敏试验阴性者)40万U(2ml)或与硫酸链霉素溶液(过敏试验阴性者)0.125g(2ml)均匀混合液;②采用可供肌内注射的抑菌中草药注射液。

[具体操作] 每次取一侧,左右两侧穴位轮换交替使用。青、链霉素用前先做过敏试验,皮试结果显示阴性者方可使用。按穴位注射操作常规进行,穴位皮肤常规消毒,采用2ml一次性使用无菌注射器连接6号或6.5号注射针头,抽取上述药液,快速进针刺入皮下,稍做提插,待有酸、麻、胀等针感得气时,经回抽无血后,将上述药液徐缓注入。每次每穴注射0.5ml,根据病情轻重,每日注射1次或2次,5日为1个疗程。

[主治与疗效] 主治各种类型肺炎。

**方法 10**

[临证取穴] 主穴:取肺热[即柱侧穴,位于背部第3胸椎棘突下各旁开0.5寸(同身寸)处;当督脉身柱穴各旁开0.5寸(同身寸)处,故名柱侧]、中府[位于胸壁外上部,平第1肋间隙,距胸骨正中线6寸(同身寸)处;当云门穴下1寸(同身寸)稍外方处]。配穴:痰多者,加丰隆;高热者,加大椎;腹泻者,加足三里。

[选用药物] ①金银花注射液2ml;②复方野菊花注射液2ml。

[具体操作] 每次均取一侧,左右两侧穴位轮换交替使用。按穴位注射操作常规进行,穴位皮肤常规消毒,采用2ml一次性使用无菌注射器连接6号或6.5号注射针头,抽取1种药液,快速进针刺入皮下,稍做提插,待有酸、麻、胀痛或放射样等针感得气时,经回抽无血后,将上述药液徐缓注入。每次每穴注射0.5ml(小儿酌减),每日注射1次,5~7日为1个疗程。

[主治与疗效] 主治肺炎。

**方法 11**

[临证取穴] 取穴分2组,第1组取肺俞(双);第2组取丰隆(双)、曲池(双)、鱼际(双)。

[选用药物] ①青霉素溶液(过敏试验阴性者)20万U(1ml);②硫酸链霉素溶液(过敏试验阴性者)0.125g(2ml)。

[具体操作] 按穴位注射操作常规进行,穴位皮肤常规消毒,采用1ml或2ml一次性使用无菌注射器连接6号或6.5号注射针头2支,分别抽取①、②两药,快速进针刺入皮下,稍做提插,待有酸、麻或胀等针感得气时,经回抽无血后,将上述药液徐缓注入。其中①药注入第1组穴位,每次每穴注射0.5ml;②药注入第2组穴位,每次每穴注射0.4ml。每日注射1次,10次为1个疗程。

[主治与疗效] 主治大叶性肺炎。

**方法 12**

[临证取穴]　风门、大杼、大椎、肺俞(均双)。

[选用药物]　盐酸小檗碱(黄连素)注射液 4ml。

[具体操作]　每次取 2 穴双侧,4 穴轮换交替使用。按穴位注射操作常规进行,穴位皮肤常规消毒,采用 5ml 一次性使用无菌注射器连接 6 号或 6.5 号注射针头,抽取上述药液,快速进针刺入皮下,稍做提插,待有酸、麻、胀或痛等针感得气时,经回抽无血后,将上述药液徐缓注入。每次每穴注射 1ml,每日注射 1 次,10 次为 1 个疗程,疗程间相隔 3 日。

[主治与疗效]　主治早期细菌性肺炎。

**方法 13**

[临证取穴]　曲池(双)。

[选用药物]　清开灵注射液 1～2ml。

[具体操作]　每次均取双侧穴位。按穴位注射操作常规进行,穴位皮肤常规消毒,采用 1ml 或 2ml 一次性使用无菌注射器连接 6 号或 6.5 号注射针头,抽取上述药液,快速进针刺入皮下,稍做提插,待有酸、麻或胀等针感得气时,经回抽无血后,将上述药液徐缓注入。每次每穴注射 0.5～1.0ml,对体温不降者,4 小时重复给药 1 次。

[主治与疗效]　主治肺炎引起的高热。

**方法 14**

[临证取穴]　肺俞、定喘、天突。

[选用药物]　硫酸链霉素粉针剂(过敏试验阴性者)1g,加灭菌注射用水 5ml 稀释混合均匀。

[具体操作]　每次均取一侧,左右两侧穴位轮换交替使用。按穴位注射操作常规进行,穴位皮肤常规消毒,采用 5ml 一次性使用无菌注射器连接 6 号或 6.5 号注射针头,抽取上述稀释药液,快速进针刺入皮下,稍做提插,待有酸、麻、胀或憋等针感得气时,经回抽无血后,将上述稀释药液徐缓注入。每次每穴注射 0.2g(1ml),每日注射 1 次,5～7 次为 1 个疗程。

[主治与疗效]　主治细菌性肺炎引起的顽固性咳嗽。

**方法 15**

[临证取穴]　肺俞、肺热[即柱侧穴,位于背部第 3 胸椎棘突下各旁开 0.5 寸(同身寸)处;当督脉身柱穴各旁开 0.5 寸(同身寸)处,故名柱侧穴]、曲池、中府。

[选用药物]　青霉素溶液(过敏试验阴性者)10 万～40 万 U(1～4ml)。

[具体操作]　每次取一侧 1 穴或 2 穴,左右两侧穴位轮换交替使用。按穴位注射操作常规进行,穴位皮肤常规消毒,采用 1～5ml 一次性使用无菌注射器连接 6 号或 6.5 号注射针头,抽取上述药液,快速进针刺入皮下,稍做提插,待有酸、麻

或胀等针感得气时,经回抽无血后,将上述药液徐缓注入。每次每穴注射 0.5～1.0ml,每日注射 1 次或 2 次,6 日次为 1 个疗程。

[主治与疗效]　主治肺炎。

**方法 16**

[临证取穴]　肺俞、风门[位于第 2 胸椎棘突下,督脉各旁开 1.5 寸(同身寸)处]、大椎、肺热[即柱侧穴,位于背部第 3 胸椎棘突下旁开 0.5 寸(同身寸)处;当督脉身柱穴旁开 0.5 寸(同身寸)处]。

[选用药物]　灭菌注射用水 6～10ml。

[具体操作]　每次均取一侧,左右两侧穴位轮换交替使用。按穴位注射操作常规进行,穴位皮肤常规消毒,采用 5ml 一次性使用无菌注射器连接 6 号或 6.5 号注射针头,抽取上述药液,先在一侧肺俞、风门穴各注射上述药液 1ml,待 1 小时后再注射大椎穴 2～3ml、一侧肺热穴 1ml,以后每日注射 2 次,直至正常为止。

[主治与疗效]　主治肺炎。

**【辅助治疗与预防及调理】**

**(一)辅助治疗**

1. 治疗期间,给患者多翻身拍背,帮助呼吸道分泌物排出。

2. 饮食应清淡,多食新鲜水果、蔬菜、汤汁;少食奶制品、鱼、肉、鸡蛋等。要多补充水分和维生素 C,禁食辛辣油腻食物。

3. 积极预防感冒,减少诱发因素,居室宜清洁、空气流通,温度、湿度适中。流感季节少去公共场所。

4. 加强医疗体育锻炼活动,如散步,打太极拳,提高身体防御能力。

5. 积极戒烟。

**(二)预防**

1. 注射肺炎球菌疫苗进行有效预防。如取纽莫法(23 价肺炎球菌多糖疫苗注射液)0.5ml,上臂三角肌内注射。可预防 23 种最常见致病菌肺炎球菌的感染,预防有效期为 5 年。

2. 对于体虚经常感冒者,可适度开展医疗体育锻炼活动,以增强体质,并可口服玉屏风散颗粒,以益肺固表。

3. 尽量减少侵入检查与治疗措施对呼吸系统防御功能的损害,如支纤镜检查、气管插管术、气管切开术等。

4. 提倡不吸烟,反对酗酒。吸烟可降低机体免疫力和呼吸道局部防御功能,酗酒也可降低抵抗力,且酗酒后发生呕吐可引起吸入性肺炎。

5. 注意口腔卫生,减少慢性口腔感染性疾病。牙周病、龋齿、慢性咽炎、慢性扁桃体炎等部位局部病灶中隐藏的细菌可成为肺炎的致病性细菌。

6. 积极预防上呼吸道感染。病毒性上呼吸道感染常是细菌性肺炎的前奏。

平时避免受寒,有计划进行耐寒锻炼,可减少感冒。接种灭活卡介苗、注射核酪、干扰素等,有一定预防感冒的作用。

7. 应用免疫增强剂。如免疫球蛋白、转移因子、胸腺素、α-干扰素等,均能非特异性地增强机体免疫功能。

8. 积极妥善处理基础疾病,如胃食管反流病、营养不良、低蛋白血症、白血病和恶性肿瘤及化疗、糖尿病、肾上腺皮质激素的使用、肾衰竭、免疫功能低下症、慢性阻塞性肺疾病、心肺功能不全症、肝衰竭等疾病。

**(三)调理**

1. 生活调理

(1)注意生活起居方面的卫生,居室要保持清洁,空气要新鲜,防止受寒,避免疲劳和醉酒。

(2)肺炎初期,发热出汗后,应及时更换内衣,注意保暖。

(3)冬春季节,年老体弱者应避免去公共场所,以防感染各种时行疾病。

(4)积极开展医疗体育锻炼运动,提倡户外活动,提高机体防御外邪的能力。

2. 饮食调理  多多饮水和水果汁,多食新鲜瓜果,忌烟,戒酒,禁食辛辣等有刺激的食物。可作为食疗的药材与食物常有鱼腥草、甜杏仁、桑叶、芦根、枇杷叶、熟地黄、山药、沙参、麦冬、川贝母、玉竹、炒白扁豆、天花粉、太子参、茯苓、薏苡仁、雪梨、荸荠、海蜇、白萝卜等。下述秘、验方可供临床选用。

(1)复肺粥:生黄芪 30g,粳米 100g,橘皮末 3g,红糖适量。黄芪浓煎取汁熬粥,再加橘皮末煎煮,加红糖搅匀后服食,每日 1 剂,日服 2 次。适用于肺炎恢复期。

(2)熟地山药粥:熟地黄 15g,怀山药 30g,粳米 100g,冰糖适量。先把熟地黄、怀山药、粳米,加清水适量,煮粥,数沸后入冰糖同煮。适用于肺炎后期,证属肺肾阴亏型者。

(3)沙参粥:北沙参 20g,麦冬 10～15g,粳米 100g,冰糖适量。先将北沙参、麦冬同入砂锅内煎汁,去渣,再入粳米同煮为稀粥,最后入冰糖溶化即可服食,每日 1 剂。适用于肺炎后期,证属肺阴不足型者。

(4)石膏竹叶粥:生石膏 30～45g,鲜竹叶 30 片,鲜竹心 30 根,芦根 30g,粳米 100～150g,砂糖 5g。先将鲜竹叶、竹心、芦根(切成小片)洗净,与生石膏同煎取汁去渣,加入粳米同煮为稀粥,调入砂糖,分 2 次食用,每日 1 剂。适用于肺炎,证属肺热阴伤型者。

(5)荸荠萝卜芦根汤:荸荠 7 个,萝卜 60g,芦根 30g。上料水煎分服,每日 1 剂。适用于肺炎,症见干咳无痰者。

(6)冰糖雪耳炖雪梨:雪梨 1 枚,雪耳 10g,冰糖 15g。先将冰糖放入去核的梨内,加上雪耳和适量清水,加盖炖 1 小时,做 1 次服食,每日 1 次,连食 3～5 日。适用于肺炎后期,证属气阴两虚型者,症见干咳无痰、口干咽燥等。

(7)芦根大米粥:生芦根15g,大米30g。先煎生芦根汁,与大米同煮粥,日服2次,每日1剂。适用于肺炎,证属邪热伤津型者。

(8)枇杷叶竹茹陈皮饮:枇杷叶(洗净)50g,竹茹25g,陈皮10g。上料水煎,加蜂蜜适量同服,日服2次,每日1剂。适用于肺炎,症见痰热或干咳少痰者。

(9)鱼腥草萝卜汤:鱼腥草50g,萝卜500g。上料水煎,分2～3次服用,每日1剂。适用治肺炎,证属痰热咳喘型者。

(10)桑叶杏仁冰糖汤:桑叶15g,南杏仁、冰糖各9g。上料加水300ml,煎至100ml,趁热饮服,每日服2次,每日1剂。适用于肺炎,证属风热型者。

(11)荸荠海蜇汤:荸荠200g,海蜇皮(漂洗)100g。上料加水炖熟,分2～3次服用,每日1剂。用于治疗肺炎,证属肺热型者,症见咳嗽痰浓稠者。

3. 精神调理 精神紧张可降低机体的免疫能力。肺炎患者应避免情志刺激和过度劳累,消除紧张状态,注意保持乐观向上、豁达从容的精神状态,注意生活要有规律。

【按评】 肺炎是临床内科常见病,亦是呼吸系统的常见疾病。现代西医学对本病的治疗,由于大量滥用抗生素,易使病原菌产生耐药性;且由于许多肺炎并非是由单一的病原菌所引起,故病情较为复杂,需联合应用多种药物才能取效;由于临床使用抗生素的剂量越来越大,势必给患者带来严重的不良反应。上述种种问题,都需迫切得到解决,但目前现代西医学又解决不了。中医学治疗本病,对因病毒感染而引起的肺炎,疗效较好,但对由细菌而引起的各种肺炎,疗效则较差。为了彻底解决好上述种种问题,就必须另找一条新径。穴位注射疗法治疗本病,采用小剂量的药物在穴位上进行注射,能使药效确切而快捷,并产生奇特的疗效,由于选用药物的剂量较小,故不良反应亦少。如本文的薛远志采用穿心莲注射液在穴位上进行注射,其治愈率高达83.33%,总有效率高达100%。据笔者的临床应用体会,疗效也相当不错,根据各种不同原因而引起的肺炎,采用相应的药物进行穴位注射,使97例不同类型的肺炎患者均获得痊愈。且具有操作简便、药源广泛、费用低廉等的诸多优点,可作为治疗本病的首选疗法,故值得临床上进一步推广应用。

穴位注射疗法治疗肺炎,其取穴以背部相应腧穴为主,解热取大椎、曲池等穴。药物大多选用清热解毒类中草药制剂及小剂量的敏感抗生素,疗效确切、迅速,操作简单,用药量小,不良反应亦少。特别是对退热的作用较快,肺部病变吸收也可在1周左右获得明显好转。若肺部阴影吸收不全者,可在背部相应部位加拔火罐治疗。

# 第七节　肺脓肿

肺脓肿,又称"肺脓疡"。是由多种病原菌所引起的肺组织化脓性感染,继而引成脓肿。脓肿区因肺组织坏死,形成空腔并积聚脓液的一种疾患。

引起本病的常见致病菌有葡萄球菌、链球菌、肺炎球菌、克雷白杆菌、厌氧菌、螺旋体、真菌、溶组织阿米巴原虫等。且常为多种病原菌的混合性感染,可通过吸入或血源性播散而引起,也可继发于肺部的其他疾病,如支气管炎、支气管扩张或支气管肺癌等。

本病在中医学,属"肺脓肿"等病证范畴。

【病因病机】

**(一)中医学病因病机**

1. 病因　肺脓肿,其病位在肺,邪热犯肺,蕴结不解,是引起肺脓肿的主要原因。而正气虚弱,卫外不固,或素有痰热蕴肺,或嗜酒太过,恣食肥甘,以致湿热内盛等,是机体易于感受外邪及化脓的内在因素。

(1)感受风热:风热之邪,由口鼻或皮毛侵犯于肺,或风寒袭肺,蕴结不散,郁而化热,肺受邪热熏灼,血热壅聚,引起本病。正如《类证治裁·肺痿肺脓肿篇》所曰:"肺痈者,咽干吐脓,因风热客肺,蕴毒成痈"。《张氏医通·肺脓肿篇》也曰:"肺痈之候,盖由感受风寒,未经发越,停留肺中,蕴发为热"。乃热邪熏灼于肺,肺失清肃,血热壅聚所致。

(2)痰热素盛:若饮食不节,或平素嗜酒太过或恣食辛辣煎炸炙煿厚味,酿湿蒸痰化热,熏灼于肺,而形成肺脓肿。故《医学纲目·卷十九篇》云:"肺痈者,由食啖辛热炙煿,或醋饮热酒,燥热伤肺所致,治之宜早"。

若是原有宿痰,或肺脏宿有痰热,或因他脏痰热蕴结日久,上干于肺,复加外邪侵袭,内外合邪,更易引发本病。正如《张氏医通·肺痈》所曰:"或夹温热痰涎垢腻,蒸淫肺窍,皆能致此"。《医宗金鉴·外科心法要诀·肺痈》又曰:"此症系肺脏蕴热,复伤风邪,郁久成痈"。《医门法律·肺痈肺痿门》则明确指出:"肺痈由五脏蕴崇之火,与胃中停蓄之热,上乘乎肺,肺受火热熏灼,即血为之凝,血凝即痰为之裹,遂成小痈"。

(3)正虚邪乘:患者如疲劳过度,肺卫薄弱,则卫外不固,外邪容易乘袭,或内伏之痰热郁蒸,是致病的重要内因。正如《寿世保元·肺痈》所云:"盖因调理失宜,劳伤血气,风寒得以乘之,寒生热,风亦生热,壅积不散,遂成肺痈"。《辨证录·肺痈门》又云:"盖肺之所以生痈者,因肺火不散也,然肺火来因肺气虚也,肺虚而火留于肺,火盛而后结为痈"。

2. 病机　肺脓肿在发病机制方面,其病理性质主要属实、属热之候。病变部位在肺,总因邪热郁肺,蒸液成痰,邪阻肺络,血滞为瘀,而致痰热与瘀血郁结,蕴酿成痈,血败肉腐化脓,肺损络伤,脓疡溃破外泄。其病理表现主要为邪盛的实热证候,脓疡溃破之后,又见阴伤气耗。而成痈化脓的病理基础,在于血瘀,血瘀则生热,血败肉腐而成脓。正如《医门法律·肺痿肺脓肿门》所曰:"肺痈属在有形之血",《柳选四家医案·环溪草堂医案·咳喘门》则明确指出:"肺痈之病,皆因邪瘀阻肺络,久蕴生热,蒸化成脓"。明确地突出"瘀热"的病理概念。

肺脓肿的病理演变,随着病情的发展和转归,有所不同,故可分如下几个阶段。初期,因风热或风寒之邪侵袭卫表,内郁于肺,或内外合邪,肺卫同病,蓄热内蒸,热伤肺气,肺失清肃,而出现恶寒、发热、咳嗽等肺卫表证;其成痈期,为邪热壅肺,蒸液成痰,气分热毒浸淫及血,热伤血脉,血为之凝滞,热壅血瘀,蕴酿成痈,临床表现为高热、振寒、咳嗽、气急、胸痛等痰瘀热毒蕴热与瘀血壅阻肺络,肉腐血败化脓,肺损络伤,脓疡内溃外泄,排出大量腥臭脓痰或脓血痰;正如《金匮要略·肺痿肺痈咳嗽上气病篇》中所曰:"风伤皮毛,热伤血脉,风舍于肺,其人则咳,……热之所过,血为之凝滞,蓄结痈脓,吐如米粥"。其恢复期,为脓疡溃后,邪毒渐尽,病情日趋好转,但因肺体损伤,故可见邪去正虚,阴伤气耗的病理过程。随着正气的逐渐恢复,病灶趋向愈合。肺为娇脏不耐邪侵,若溃后脓毒不尽,邪恋正虚,热毒留恋,热则伤津耗气,必伤及肺之气阴,病延日久不愈,病势时轻时重而转为慢性。故《张氏医通·肺脓肿篇》云:"肺痈溃后,脓痰渐稀,气息渐减,忽然臭痰复甚,此余毒未尽,内气复发,……但虽屡发,而势渐轻,可许收功,若屡发而痰秽转甚,脉形转疾者,终成不起也。"

**(二)西医学病因病理**

1. 病因与发病机制　按肺脓肿发生的原因,本病可分为下述3型。

(1)吸入性肺脓肿:此种类型肺脓肿,多由于鼻窦炎、牙槽溢脓、化脓性扁桃体炎、五官科各种手术引起手术中的血块、牙垢等异物吸入于肺,或因手术时麻醉药、镇痛镇静药物的使用、溺水、酗酒而致昏迷等,使患者咳嗽反射受到抑制,从而使污染物吸入肺内,阻塞支气管,远端肺泡萎陷,使随异物进入的细菌迅速繁殖,引起化脓性炎症,组织坏死,终至促成肺脓肿的形成。引起吸入性肺炎而致肺脓肿,最多见于厌氧菌、金黄色葡萄球菌和克雷白杆菌,其次为酿脓链球菌和绿色链球菌、流感嗜血杆菌、铜绿假单胞菌、假念珠菌属、放线菌等。本型(吸入型)病灶常为单发性,限于肺叶及肺段。肺脓肿好发部位常与污染物进入肺部时体位有关。如卧位时,脓肿好发上叶后段和下叶背段;坐位时污染物吸入肺内,好发于下叶后基底段;右侧卧位时,吸入的污染物进入右上叶前段及后段。右总支气管路径陡直、且管径较粗,所以吸入的分泌物或污染物易进入右肺,故右肺脓肿多于左肺。

(2)血源性肺脓肿:多发于原发病灶的细菌侵入血液中所致。其病灶如骨髓炎、皮肤脓疖或蜂窝织炎、皮肤创伤感染等。脓毒栓子经血流至肺部,引起小血管栓塞、炎症、坏死而继发成肺脓肿。

（3）继发性肺脓肿：本型可继发于肺部的其他疾病，如支气管癌、空洞型结核、支气管扩张症、淋巴瘤、肺部转移癌、肺囊肿、肺大疱等继发感染引起的肺脓肿。

2. 病理　带有细菌的各种污染物进入肺段或肺亚段支气管内，使支气管阻塞，其阻塞远端致病菌迅速滋生繁殖，炎症在该肺组织扩展，从而使小血管栓塞，以致肺组织坏死。坏死物液化则形成脓肿。如脓腔与支气管相通，脓液进入支气管则可引起患者咳嗽反射，使脓液排出于体外。在脓肿部分形成空洞，空气进入该脓腔，摄胸部 X 线片，即可见空洞内有液平面形成。若治疗合理，炎症控制，患者将脓液经咳嗽咳出后，病灶可获愈合，肺上仅遗留少许纤维组织，以后不会引起肺功能的重大损害。若治疗延误或脓液引流不畅，病灶可以扩大，甚至越过邻近肺段，使病灶累及多数肺段，甚至全肺。若引流支气管产生活瓣性阻塞时，可形成张力性空洞，一旦空洞穿破，炎症可再次扩散。总之，炎症控制不完全，脓液引流不畅，还会形成慢性肺脓肿或脓腔周围纤维组织增生，形成厚壁空洞，周围细支气管受累；管壁变形，可发生程度不同的支气管扩张，患者支气管长期反复感染，经常性咳脓痰或咳血。位于肺边缘部位的张力性脓肿，由于支气管胸膜病变，脓液破溃到胸腔，从而可引起脓胸、脓气胸等严重并发症。虽然目前广泛应用抗生素及中西医结合的多种方式做综合性治疗，此种严重并发症已见减少，但仍有 25% 的患者并发脓胸。极少数患者由于体质较差，脓毒栓子还可经血液循环至脑部而引起脑脓肿而死亡。

【诊断要点】

1. 多发于青壮年男性。

2. 起病急骤，突发畏寒、寒战、高热，体温可高过 39～40℃，呈稽留热型，全身中毒症状明显。

3. 常有咳嗽、咳痰、胸痛等症状，数日后，咳嗽突然加剧，咳大量黄绿色脓痰，每日可达 300～500ml，痰液静置后可分 3 层：上层为泡沫，中层为黏液，下层为坏死组织。痰液可有恶臭，50% 的患者有咯血或痰中带血。

4. 病变小、部位深的患者可无明显体征。脓肿大或靠近肺表面者，叩诊呈浊音（空洞形成后，局部可出现鼓音区），听诊呼吸音减弱并有湿啰音，有的患者尚可听到支气管呼吸音。患病时间较久者，可出现贫血及杵状指。

5. 血常规白细胞总数增高，中性粒细胞增高，核左移。痰液中可找到致病菌。X 线检查可见脓腔及液平面。如为多房性脓腔，则呈现大小不等的透亮区或多个小的液平面。

6. 应与支气管扩张、肺癌、空洞型肺结核等疾病相鉴别。

【中医证型】

1. 风热袭肺　起病时间不长。畏寒、发热，咳嗽，胸痛，呼吸不顺，咳白色黏液痰,痰量日渐增多,舌薄、苔黄,脉浮数而滑。

2. **热壅肺络**　热深成痛。症见高热不退,咳嗽不止,咳吐黄稠脓痰,腥臭难闻,胸胁疼痛,转侧痛甚,烦躁不安,口干咽燥,口渴欲饮,舌质红、苔黄腻,脉洪数。

3. **热毒伤营**　火壅伤血渍脓。症见咳嗽不止,咳吐大量脓痰,或状如米粥,或痰血相兼,腥臭异常难闻,身热面赤,胸中满痛,舌质红、苔黄腻,脉滑数。

4. **气阴两虚**　病至后期。咳嗽减轻,脓痰日少,身热渐退,或见胸胁隐隐作痛,神疲体倦,气短乏力,自汗盗汗,心烦易恼,口干咽燥,口渴而不欲饮,舌质红、苔黄腻,脉细数。

【治疗方法】

**(一)穴位注射疗法**

1. 笔者经验

[临证取穴]　肺俞、厥阴俞。

[选用药物]　青霉素溶液(过敏试验阴性者)40万U(2ml)。

[具体操作]　每次取一侧,左右两侧轮换交替使用。按穴位注射操作常规进行,穴位皮肤常规消毒,采用2ml一次性使用无菌注射器连接6号或6.5号注射针头,抽取上述药液,快速进针刺入皮下,稍做提插,待有酸、麻、胀等针感得气时,经回抽无血后,将上述稀释药液徐缓注入。每次每穴注射1ml,每日注射1次,5～7次为1个疗程。

[主治与疗效]　主治细菌性肺脓肿。笔者临床应用该方法共治疗细菌性肺脓肿患者88例,经2～5个疗程的治疗,所治患者均获痊愈。

2. 临床采菁

**方法1**

[临证取穴]　曲池(双)。

[选用药物]　复方安替比林(安痛定)注射液2ml、地塞米松磷酸钠注射液5mg(1ml)混合均匀。

[具体操作]　每次均取双侧穴位。按穴位注射操作常规进行,穴位皮肤常规消毒,采用5ml一次性使用无菌注射器连接6号或6.5号注射针头,抽取上述混合药液,快速进针刺入皮下,稍做提插,待有明显针感得气时,经回抽无血后,将上述混合药液缓慢注入,每次每穴注射1.5ml。注射后30分钟内患者开始汗出,体温下降,一般1小时内体温可降至正常。如翌日体温复升,可再重复穴位注射1次。

[主治与疗效]　主治肺脓疡引起的高热。据王新德报道,临床应用该方法共治疗肺脓肿引起的高热患者3例,所治患者全部获效。

**方法2**

[临证取穴]　肺俞(双)、厥阴俞(双)。

[选用药物]　灭菌注射用水2～6ml。

[具体操作] 每次选 1 穴双侧,两穴轮换交替使用。按穴位注射操作常规进行,穴位皮肤常规消毒,采用 2～10ml 一次性使用无菌注射器连接 6 号或 6.5 号注射针头,抽取上述药液,快速进针刺入肌肉层,并稍做上下提插,待有酸、麻、胀等针感得气时,经回抽无血后,将注射用水由深至浅分层推注。注射完毕,嘱患者平卧休息数分钟。初次注射时,每次每穴注射 1ml。以后注射时,每次每穴注射 2～3ml,每日注射 2～3 次,7 日为 1 个疗程。或体温降至正常,一般状况改善后,可改为每日注射 1 次,直至症状、体征消失,血常规、血沉恢复正常为止。

[主治与疗效] 主治肺脓疡。据张生理报道,临床应用该方法共治疗肺脓疡患者 14 例,临床治愈 8 例,好转 5 例,无效 1 例。治愈率达 57.14%,总有效率达 92.85%。

3. 验方荟萃

**方法 1**

[临证取穴] 肺俞、丰隆、阿是穴$_2$(气管)。

[选用药物] ①1% 盐酸普鲁卡因注射液(过敏试验阴性者)4ml,青霉素溶液(过敏试验阴性者)16ml(10 万 U/1ml);②硫酸链霉素溶液(过敏试验阴性者)2ml(0.25g/1ml)或硫酸阿米卡星(卡霉素)注射液 0.2g(2ml)。

[具体操作] 阿是穴$_2$(气管)每次必取,肺俞、丰隆穴每次取一侧,左右两侧穴位轮换交替使用。治疗前,嘱患者头部和胸部倒转下垂,两手夹扶于低凳上,以便于将痰液倒流出,每次进行 10 分钟左右,然后,按穴位注射操作常规进行,穴位皮肤常规消毒,采用 2ml 一次性使用无菌注射器连接 6 号或 6.5 号注射针头,抽取②药,快速进针刺入皮下,稍做提插,待有酸、麻、胀等针感得气时,经回抽无血后,将②药注入一侧肺俞、丰隆穴,每穴注射 1ml。再嘱患者取仰卧位,肩下不置枕头,尽量使头后仰,头颈前部先用 2% 碘酊溶液常规消毒,再用 75% 乙醇(酒精)溶液脱碘,术者以左手摸准阿是穴$_2$(气管)的穿刺点(位于甲状软骨和环状软骨之间),右手持预先套好的小橡皮管的 8 号注射针头,快速垂直刺入约 1.5cm,此时可有阻力消失的感觉,经回抽针栓,若见气泡外逸,即可将①药中的 1% 盐酸普鲁卡因注射液(过敏试验阴性者)4ml,于 2～3 分钟内滴注于气管内,然后继续换用青霉素溶液,可根据病灶部位,使患者取适当姿势(如病灶位在右侧中部,可使患者略向右侧斜卧),缓慢滴注青霉素溶液,一般于 15～20 分钟滴注完毕,拔出针头后,局部涂以 2% 碘酊溶液即可。滴注过程中,若遇到患者剧烈咳嗽,应减慢滴注速度,或暂停滴注,待剧咳缓解后,再继续滴入。滴注时,最好用医用胶布将针头固定,以免针尖移至气管外。每日注射 1 次,10 次为 1 个疗程。每 1 个疗程结束后,做 X 线胸透检查,未愈者可做第 2 个疗程的治疗。大多数患者经 1～2 个疗程治疗,即可获愈。

[主治与疗效] 主治肺脓疡。

[注意事项] 青、链霉素用前须做过敏试验,待试验结果显示阴性后,方可使

用。

**方法2**

［临证取穴］ 肺俞、厥阴俞。

［选用药物］ 鱼腥草注射液 2ml。

［具体操作］ 每次取一侧，左右两侧穴位轮换交替使用。按穴位注射操作常规进行，穴位皮肤常规消毒，采用 2ml 一次性使用无菌注射器连接 6 号或 6.5 号注射针头，抽取上述药液，快速进针刺入皮下，稍做提插，待有酸、麻、胀等针感得气时，经回抽无血后，将上述药液徐缓注入。每次每穴注射 1ml。每日注射 1 次，7 次为 1 个疗程。

［主治与疗效］ 主治肺脓疡。

**（二）局部注射疗法**

［适应证］ 细菌性肺脓肿。

［注射部位］ 胸部，根据病变部位而定。

［选用药物］ 敏感抗生素。

［具体操作］ 先做 X 线检查，在肺脓肿部位的下一肋间选择切口，局部皮肤常规消毒，局部麻醉后，切开皮肤 1.5cm 并深达肋间肌。先采用 7～9 号腰穿针头抽吸 1％盐酸普鲁卡因注射液（过敏试验阴性者）5ml，沿胸壁成 30°～45°徐缓进针，待抽出脓液后，拔针。嘱患者平静呼吸，再采用准备好的卵巢囊肿穿刺针沿原进针方法向进入脓腔，待有落空感时，停止进针，拔出针芯，试行抽吸，脓液溢出后，稳定好穿刺针，置入与针空心略小口径的导管至脓腔内，拔出穿刺针鞘，此时注意不要将导管带出，固定导管于胸壁上，并包扎切口。先将脓液抽尽后，再将敏感抗生素溶液注入。冲洗脓腔，每日 1 次或 2 次。治疗后，定期做 X 线透视检查，可见液平面消失、脓腔缩小。然后，根据病情，逐渐将导管退出。

［临床疗效］ 据胡开荣报道，临床应用该方法共治疗肺脓肿患者 10 例，全部获愈，未发生任何并发症。

**【辅助治疗与预防和调理】**

**（一）辅助治疗**

1. 积极根治上呼吸道、口腔的感染灶。

2. 积极治疗皮肤疖痈或肺外化脓性病灶。

3. 注意休息，慎防劳累过度，注意衣着及口腔等生活卫生，居室应该安静、清洁、舒适，既要保暖又要保持空气流通；注意个人卫生。

4. 积极开展医疗体育锻炼活动，以增强机体的抗病能力。

5. 凡属肺虚或原有其他慢性疾患，肺卫不固，易感外邪者，当注意寒温适度，起居有节，谨避虚邪贼风，以防受邪致病。

6. 禁烟酒及辛辣炙煿食物，以免燥热伤肺。一旦发病，则当及早治疗，力求在未成脓前得到消散或减轻病情。

7. 饮食宜清淡,多食蔬菜,忌油腻厚味;高热者可给予半流质饮食。多吃水果,如柑橘、梨子、枇杷、萝卜等,均有润肺生津化痰的作用。每日可用薏苡仁煨粥服食,并取鲜芦根煎汤代茶水饮用。禁食一切辛辣刺激及海腥之品,如辣椒、葱、韭菜、黄鱼、鸭蛋、虾、螃蟹等。吸烟、饮酒者一律均须戒除。

**(二)预防**

由于肺脓肿的发病多为吸入性而引起的,因此要注意积极根治上呼吸道、口腔的感染病灶,以防吸入而感染;此外,还应积极治疗皮肤疖、痈或肺外化脓性病灶,以防发生血源性肺脓肿。

**(三)生活调理**

1. 积极根治上呼吸道、口腔的感染病灶:以杜绝污染分泌物误吸入下呼吸道,诱发继发性感染的机会。口腔和胸腹手术的患者,要认真细致做好术前准备,术中注意麻醉深度,及时清除口腔、呼吸道血块和分泌物,加强术后口腔呼吸道护理,如慎用镇静、镇痛止咳类药物,重视呼吸道湿化,稀释分泌物,鼓励咳嗽、深呼吸或间歇正压呼吸,必要时经纤维支气管镜或气管导管吸引,保持痰液引流通畅等,皆是防止吸入性感染的有效措施。

2. 积极治疗皮肤疖、痈或肺外化脓性病灶:不挤压疖、痈等,以防止血源性肺脓肿的发生。

3. 注意休息,慎防劳累太过:注意衣着及口腔等生活卫生,居室应安静、清洁、舒适,既要保暖,又要保持空气流通;注意个人卫生。开展医疗体育锻炼活动,以增强机体的抗病能力。

4. 做好肺脓肿患者的护理工作:应做到安静,卧床休息,每日观察,记录体温、脉象的变化,咳嗽情况,咯痰的色、质、量、味,注意室温的调节,做好防寒保温工作。在溃脓后根据肺部病位,予以体位引流;如见大量咯血者,应警惕血块阻塞气道,或出现气随血脱的危症,当按"咯血"采取相应的护理措施。

**(四)饮食调理**

针对肺痈热毒痈脓之特点,宜选用能够清热解毒,专于排脓消痈的食疗方剂,切忌麻辣、辛热、滋腻、收敛之品,以免火上加油,堵塞排邪通道,使热毒痈脓内结日深终不得解。肺痈总的膳食原则是清热解毒,在这一前提之下,初期重在散邪,成痈期重在化瘀,溃脓期重在排脓。若久治迁延不愈,转成慢性期,又须扶正托邪,在食疗方剂或饮食中适当加入性味宜于病情的补托之品。肺痈患者宜进食高蛋白、富含维生素、清淡易消化的食物,不宜进食油炸、高脂、韭菜等不易消化的食物。肺痈患者忌食辛香燥辣温热性的食物,如葱、蒜、辣椒、生姜、羊肉、狗肉、鹅肉、猪头肉等。

1. *初期* 咳嗽胸隐痛,或咳则痛甚,呼吸不利,痰涎黏滞浓浊,恶寒发热,舌质红、苔薄黄,脉浮滑而数。食宜疏风清热,解毒散邪。

(1)银蒲饮:蒲公英 30g,忍冬藤 60g。上药加水,煎煮取汁去渣,加酒适量搅匀,饭前服用。每日 1 剂。具有解热毒、消痈肿的功效。方中蒲公英甘寒,善解肝胃热毒而消痈肿;忍冬藤清热解毒;加酒少许,可行血脉,助药势。无论肺痈、肠痈、乳痈及疔疖疮毒之人,皆可服用。

(2)双花杏蜜饮:金银花 10g,野菊花 10g,杏仁 10g,蜂蜜 30g。先将金银花、野菊花、杏仁(研泥),加清水适量,煎成药汁,去渣,贮于瓶内密闭备用。用时,分次兑入蜂蜜。代茶水频饮。具有清热解毒,疏风散邪的功效。方中金银花、野菊花能清热解毒,杏仁则宣肺平喘止咳。适用于肺痈初期患者饮服。

2. 成痈期 患者恶寒发热,继则但热不寒,咳喘气促,胸闷疼痛,咳吐腥臭脓痰,或痰中带血,有汗,口干咽燥而不渴,烦躁,舌苔黄腻,脉滑数或数实。食宜清热、解毒、化瘀。

(1)桃仁粳米粥:桃仁 10～15g,粳米 30～60g。先将桃仁捣烂如泥,加清水研汁去渣,以药汁煮粳米为稀粥。分 2 次空腹温食,每日 1 剂。具有活血化瘀的功效。方中桃仁性平味甘苦,能活血化瘀,消肿结,兼能止咳、通便,故肺痈中期服食尤宜。

(2)鱼腥草饮:取鲜鱼腥草 250～1000g(或干品 30～60g)。先将鲜鱼腥草捣汁或用冷水浸泡干品 2 小时后,煎煮一沸,取汁,去渣,频频饮服。具有清热解毒、消痈排脓的功效。主治肺痈,症见咳吐脓痰者及肺热咳嗽、热毒疮痈等。

3. 溃脓期 面赤身热,烦渴喜饮,咳吐脓血,或如米粥,腥臭异常,胸中烦满而痛,甚则喘不能卧,舌质红、苔黄腻浊,脉滑数。食宜清热、解毒、排脓。

(1)梨膏糖:川贝母 60g,杏仁 30g,炙百部 50g,苇茎 30g,冬瓜仁 30g,薏苡仁 30g,黑木耳(或银耳)10g,雪梨 1000g,冰糖 300g,橘红 30g。先将雪梨去皮切碎,与杏仁、百部、苇茎、冬瓜仁、薏苡仁、黑木耳(均予洗净)一起放入砂锅内,加清水适量,煎熬取汁。用武火烧沸后,再用文火煎熬浓缩,至药汁较为浓稠时,加入冰糖,直至黏稠时,入川贝母粉、橘红粉充分搅匀。再以小火熬汁液能挑起成丝线状时,停火,取出候冷,切成小块即成。每次含服 1 小块,每日 3 次。其具有宣肺止咳,排脓解毒的功效。方中贝母、杏仁止咳;冰糖、雪梨、木耳润肺;苇茎、薏苡仁排脓解毒;冬瓜仁除湿利水;橘红理气。可作为肺痈溃后的长期食疗方剂。

(2)加减桔梗汤:桔梗 15g,薏苡仁 30g,冬瓜仁 60g,鲜藕 1 节,黑木耳 5g,冰糖适量。以上各味洗净后,共煎取药汁,去药渣,调入冰糖,稍煎令其溶化,每日分数次频频饮服。此汤具有清热、除湿、解毒的功效。方中桔梗排脓,木耳和荣养血,薏苡仁、冬瓜仁清热除湿,鲜藕清热,冰糖健脾润肺。适宜于肺痈溃脓期患者服食。

4. 慢性期 略吐脓血,迁延日久,面色不华,形体消瘦,口干咽燥,心烦盗汗,舌质红,脉细数。食宜益气滋阴,扶正托邪。

（1）沙参玉竹炖老鸭：沙参 30～50g，玉竹 30～50g，老鸭 0.5～1 只。将沙参、玉竹洗净；老鸭去毛和内脏洗净，共入瓦锅内，用文火焖煮 1 小时以上，待鸭肉熟时，适当加入调味品随量食用。其具有养阴润肺的功效。方中沙参、玉竹养阴润肺，益胃生津；鸭肉滋阴补虚，利尿消肿。适用于肺脓肿慢性期患者。

（2）糯米阿胶粥：阿胶 30g，糯米 100g，红糖少许。先取糯米煮粥，待粥将熟时，放入捣碎的阿胶，边煮边搅匀，稍煮 2、3 沸即可服食。其具有滋阴润肺的功效。方中阿胶性味甘平，能滋阴润肺，补血止血；红糖能补血破瘀；糯米补脾胃，益肺气。适用于肺脓肿慢性期患者。

**（五）精神调理**

脓肿患者应避免精神刺激和过度劳累，因精神刺激、过度劳累均不利于肌体健康。在恢复期，青少年患者应适当参加体育活动以促进身心的发育，老年患者因身体抵抗力差，可参加太极拳、气功等健身活动，增加肺活量，有利于肺功能的改善，增加身体抗病能力。

**【按评】** 肺脓肿是呼吸系统常见的急性感染性疾病。目前，现代西医学对本病的常规治疗仍以大量抗生素全身投入为主，部分患者可较快得到治愈。但对某些体质虚弱、抗病力较差的患者，则无法治愈，以至造成慢性迁延性肺脓肿。慢性迁延性肺脓肿，症状时好时坏，长期迁延不愈，患者甚为痛苦。

中医学对本病的常规治疗，大部分采用口服汤剂为主，以辨证论治取药，但治疗时间较长，较为麻烦，患者难于长期坚持。穴位注射疗法治疗肺脓肿，以少量的抗生素或清热解毒的中草药针剂作相关穴位注射，疗效较好，疗程较短、费用低廉。对因肺脓肿而引起的高热，采用阿尼利定注射液及地塞米松磷酸钠注射液混合后做双侧曲池穴注射，具有解热快、疗效好的优点。对于慢性肺脓肿患者，由于脓肿壁增厚，周围肺组织发生纤维化病变，常规抗感染治疗常不能达到预期疗效。现代西医学多主张施行手术做脓肿引流或做肺叶切除术。由于手术操作较为复杂，特别是基础条件较差的基层医院，无法开展肺部手术，从而限制了患者的手术治疗。而采用局部注射疗法，经皮穿刺置管引流并采用抗生素溶液冲洗、注入脓腔治疗肺脓肿，经临床观察，疗效颇佳。且具有操作简单、安全，患者机体损伤小，平均住院时间短，能保留肺部组织等的诸多优点，故可作为治疗本病的首选疗法。特别适宜于在基层医院推广使用。

# 第八节　化脓性胸膜炎

化脓性胸膜炎，简称"脓胸"。是指胸膜腔内的急性化脓性感染性病变，可为单侧，也可为双侧发生。胸膜化脓性感染多由胸廓及邻近器官的疾病（如肺、食管、心包、肋骨、脊柱、膈下等感染病灶）直接蔓延所致，少数可由远处病灶经血行播散到胸膜(如脓毒血症),也有因胸壁开放性外伤引起。自抗生素面世以来,本病的发生率已有明显下降。

其主要致病菌常为金黄色葡萄球菌和某些革兰阴性杆菌。

根据本病的临床表现,与中医学的"悬饮""肺痈""喘证"等病证相类似,可参照之。

【病因病机】

（一）中医学病因病机

中医学认为,本病病位在胸腔。肺或他脏素有痰热蓄积,热壅则血瘀、痰热瘀结,日久酿成痈疡,血败化脓,破溃溢入胸腔;或患者肺气虚弱,卫外不固,热毒之邪直接侵犯胸腔。发病初期,热壅气滞,气机不利,则三焦运行水液失职,水饮停留于胸胁。继之水饮邪郁而化热,热甚炼液成痰,热壅血瘀,痰热瘀结于胸腔,热盛肉腐化脓成痈,脓毒内盛。脓液积聚,若得以排出,则热势锐减,津气也随之耗伤,故气虚津伤,余邪恋肺。脓毒不尽,痰瘀互结,日久肺气受损。肺气虚弱,子盗母气,则致脾肺两虚;脾虚不能输精于肺,而致肺气更虚。肺虚及肾,肾不纳气,致喘促日益加重。气虚及阳则肾阳不足,而心阳根于命门之火,肾阳不振则进一步导致心肾阳衰,而出现喘脱之证。

（二）西医学病因病理

1. 病因及发病机制

（1）急性脓胸:由于治疗不及时或治疗不当,原发于肺及其邻近组织的化脓性感染进一步蔓延,造成胸腔内感染,脓液积聚。致病菌以肺炎球菌、葡萄球菌及厌氧菌(如厌氧菌性消化链球菌、梭状杆菌和产黑色素类杆菌等)为多见,偶可见及阿米巴、铜绿假单胞菌、大肠埃希菌等。胸腔若与支气管相通形成支气管胸膜瘘,临床则会出现脓气胸的表现。

（2）慢性脓胸:急性脓胸病程超过3个月,脓胸壁高度纤维化,脓胸不能闭合者,称为慢性脓胸。慢性脓胸多由于急性脓胸处理不当所致;或吸取胸腔积液不及时,或引流不畅、不彻底,使得脓液长期积存在胸腔内,沉积在胸膜上的纤维素越聚越厚,包裹肺,使肺不能复张,脓腔因而不能闭合。胸廓外伤或手术后遗留的异物、食管胸膜瘘、支气管胸膜瘘等,也可造成慢性脓胸。

2. 病理

（1）急性脓胸:初起时,可见胸膜充血、水肿、渗出,渗出液为浆液性,内含白细胞和细菌。随着病情的发展,渗出液逐渐浓稠变为脓液,纤维素也随之沉积。如病变局限,渗出液吸收缓慢逐渐机化,胸膜发生粘连则形成包裹性脓胸,这种局限性的脓胸可以单一的,也可以是多房性的,常发生于叶间、纵隔或膈上等部位。若渗液较多或渗液不多,但只停解在胸腔下部时,则称为全脓胸。

（2）慢性脓胸:可见沉积的纤维素日渐增厚,随着成纤维细胞和血管内皮细胞的侵入,纤维组织增生、机化,形成纤维板样,包裹着肺,造成限制性通气障碍。如壁层胸膜增厚还可致肋间肌萎缩纤维化,肋间隙变窄,胸廓内陷,进一步加重了限制性通气障碍。

【诊断要点】

1. 急性期

(1)大部分脓胸继发于肺部感染,通常有急性肺炎的病史。

(2)起病急,突发高热,呈弛张热型,常有胸痛、剧咳、气短、多汗、食欲缺乏、心悸等临床表现。体检显示患侧胸廓饱满,呼吸运动减弱,胸壁部可有局部压痛和水肿。有支气管胸膜瘘者,改变体位时,可将胸腔积液咳出。

(3)辅助检查:血常规化验白细胞总数增高,以中性粒细胞为主。X线检查,常见胸部有一片均匀模糊阴影;直立位时,常见下胸部呈典型的"S"形线。

2. 慢性期

(1)全身急性中毒症状已不明显。

(2)但由于急性期蛋白质消耗过多,患者大多身体消瘦、衰弱。

(3)患侧可因胸膜增厚而见胸廓收缩。有时可伴见杵状指、趾。

【治疗方法】

**局部注射疗法**

[适应证]　脓胸。

[注射部位]　胸部,根据脓胸的部位而定。

[选用药物]　①链激酶或链球菌脱氧核糖核酸酶溶液;②0.9%氯化钠(生理盐水)注射液;③0.3%过氧化氢(双氧水)溶液。

[具体操作]　先做X线检查,确定脓胸的具体部位。局部皮肤常规消毒,局部麻醉后,在X线引导下或直接做胸腔穿刺,待穿刺成功后,反复向胸腔内注射含有抗生素的0.9%氯化钠(生理盐水)冲洗脓腔,直至冲洗液较清为止。拔针前,再次注入适量的抗生素溶液。以后每日冲洗胸腔1次,直至症状消失为止。对于脓液较稠厚者,应及早做闭式肋间插管引流,并采用含有抗生素的0.9%氯化钠(生理盐水)溶液冲洗胸腔。反复冲洗胸腔后,再注入抗生素溶液治疗,常能获得满意的效果。如脓液不易抽出时,可经穿刺针直接注入链激酶10万～20万U或链球菌脱氧核糖核酸酶25万～50万U(均用0.9%氯化钠注射液50ml稀释),以溶解脓液中的固定成分,而有利于排脓。注射后12～24小时,再做胸腔穿刺,脓液则易于抽出。支气管胸膜瘘性脓胸,可经胸腔闭式引流管注入四环素0.5g与0.9%氯化钠(生理盐水)注射液30ml的混合稀释液,留置6小时后,开放导管,每3日注射1次,每可获得良效。经多种抗生素联合治疗无效的脓胸患者,可采用0.3%过氧化氢(双氧水)冲洗胸腔,但注入胸腔后5分钟,应立即抽尽胸腔内的脓液和气体。0.3%过氧化氢(双氧水)用量,每次不应超过100ml。

［临床疗效］ 据 Rosenfeidt 报道,临床应用该方法共治疗脓胸患者 6 例,治愈 5 例,无效 1 例,治愈率达 83.33％,经对比,灌洗组较全身用抗生素加引流组的治愈率高。Hutter 也用抗生素溶液灌洗胸腔治疗脓胸患者 12 例,除 1 例患者复发再作灌洗外,所有患者均经 1 次治愈,无须行胸膜内胸廓改形术和肺剥脱术。

［注意事项］ 在应用局部注射疗法治疗的同时,必须全身应用抗生素以控制感染。

【辅助治疗与调摄护理】

1. 积极治疗原发病,如肺脓肿、肝脓肿等。

2. 急性脓胸应及时合理治疗,胸腔排脓须彻底,以免形成慢性脓胸。

3. 脓液黏稠者应注意彻底冲洗,以防止胸膜粘连、增生肥厚。

4. 慢性脓胸者应注意改善营养状况,多摄入富含高蛋白、高热量、多种维生素的饮食。

【按评】 化脓性胸膜炎一旦发生,其急性期病情较为严重;且病程较长,一时不易治愈。常规疗法治疗本病,应用抗生素剂量很大,治疗时间较长,细菌易产生耐药性,又较易出现不良反应。应用局部注射抗生素溶液脓腔灌洗,经反复冲洗后,再注入敏感抗生素溶液治疗。由于药物在病灶局部直接发生治疗作用,使药效明显得到增强。故该方法具有用药量小、不良反应少、费用低廉等的诸多优点。特别是对常规应用多种抗生素治疗无效的患者,采用 0.3％过氧化氢(双氧水)注射液局部注射治疗,常可取得颇佳的疗效,这是常规疗法所无法做到的,故可作为治疗本病的首选疗法,值得临床上进一步推广应用。上述方法可供临床使用时应用或参考。

# 第九节 胸腔积液

健康人的脏层胸膜与壁层胸膜之间有微量润滑液体,以使呼吸运动时得以润滑,减少摩擦的发生。这种润滑液体是由胸膜毛细血管渗出,经淋巴管而吸收,经常使其处于动态平衡之中,故正常时相对稳定。任何病理情况下,使其加速产生或减少对其吸收时,均可引起胸腔积液。

胸腔积液可由于胸膜的各种炎症、结缔组织疾病、各种肿瘤、局部瘀血以及全身性疾病等所引起。

【病因病机】

（一）中医学病因病机

本病病位在肺。起因多由于素体虚弱,或原有慢性疾病,肺虚卫外不固,时邪侵袭所致,邪犯胸肺,肺气失宣。因足厥阴肝经布于胸胁,肝经为时邪所扰,故疏泄失职,气机不利。肺失宣降,通调失职,水液代谢失常,饮停于胸胁,络脉不和;饮阻气郁,气不行血,则痰瘀互结:气郁日久化火伤阴或耗损肺气,导致气阴两伤。正如

《症因脉治》所曰：“悬饮之因，饮食不节，水浆不忌，脾肺不能运化，水流在胁下，上攻肺家，故咳而吐，气逆，阻绝肝胆生升之令，是以痛引胸胁，而成悬饮之症矣。”阐述了本病的发病原因及其发病机制。

**(二)西医学病因病理**

1. 病因及发病机制　当胸膜发生炎症时，壁层胸膜毛细血管通透性增加，纤维蛋白渗入胸腔，胸液渗透压增高，出现胸腔积液。渗液量少时不影响肺的呼吸功能，积液量多时可压迫肺，减少呼吸面积和限制膈肌活动，肺活量减低；急性大量渗出胸液时，则出现呼吸困难、心悸等症状。伴严重胸膜增厚者，用力肺活量在 3 秒钟内提前全部呼出，出现限制性通气障碍。

2. 病理　胸膜腔内除有渗入的纤维蛋白外，还有来自胸膜壁层毛细血管渗出的血浆。积液常为单侧，有时也可见于双侧。双侧多为血行播散性结核所致。积液量少时，经适当治疗可被吸收，积液量多或不吸收者，大量纤维蛋白沉着，引起胸膜广泛增厚或形成包裹性积液。

**【诊断要点】**

1. 注意了解病史　对年轻患者，要仔细询问是否有结核病史或与痰结核菌阳性患者有密切接触史；对中、老年患者，应警惕恶性肿瘤的产生；有心力衰竭病史的患者要首先考虑其胸腔积液为漏出液；长期卧床或手术后的患者，首先要排除肺梗死的可能。

2. 症状和体征　症状和体征与积液量有密切关系。积液量越多，症状和体征就越明显。小量的(300ml 以下)胸腔积液常无症状和体征；中等量胸腔积液的患者，常有气促、心悸、胸痛等症状。检查时，患侧胸廓饱满，肋间隙增宽，语颤和呼吸运动减弱或消失，气管移向健侧，叩诊浊音或实音，听诊呼吸音减弱或消失；积液上方可出现肺实变体征；大量胸腔积液时，患者心悸、气急等症状更为明显，体征较前显著，纵隔移位，常喜患侧卧位。若为脓胸，起病较急者，常有畏寒、高热和明显毒血症状。起病缓慢者，则不发热而有明显消瘦、贫血等表现。积液多者感胸闷、气促，伴支气管胸膜瘘时，可咳出大量脓痰。其体征大致与渗出性胸膜炎相似。癌性胸腔积液，则积液生长迅速，且多为血性。

3. X 线检查　小量胸腔积液时，可见肋膈角模糊、变钝。中等量积液时，则见患侧中下肺野呈一片均匀致密影，上缘呈弧形略向上，外侧升高；患者取平卧位时，积液散开，使患侧整个肺野透亮度减低，据此可与肺炎相鉴别。大量积液时，患侧全为致密阴影，仅肺尖稍透亮，纵隔被推向健侧。

4. 胸腔抽液检查　胸腔抽液实验室检查可确定是渗出液或是漏出液，并可判断是浆液性、血性、脓性或乳糜性等性质的积液。

5. 胸膜活体组织检查　疑为肿瘤时，可进行活检以明确诊断。

【治疗方法】

**（一）穴位注射疗法**

临床采菁

［临证取穴］　支沟、肺俞、膏肓、脾俞（均双）。

［选用药物］　硫酸链霉素溶液 0.125g（2.5ml）。

［具体操作］　每次均取双侧穴位。按穴位注射操作常规进行，穴位皮肤常规消毒，采用 5ml 一次性使用无菌注射器连接 6 号或 6.5 号注射针头，抽取上述药液，快速进针刺入皮下，稍做提插，待有酸、麻、胀或痛等针感得气时，经回抽无血后，将上述药液徐缓注入。每次每穴注射 0.3ml，每日注射 1 次，10 次为 1 个疗程，疗程间相隔 3～5 日。

［主治与疗效］　主治结核性渗出性胸膜炎。据罗和古等介绍，临床应用该方法共治疗结核性渗出性胸膜炎患者 30 例，临床治愈 27 例，占 90％；显效 2 例，占 6.67％；好转 1 例，占 3.33％。所治患者全部获效。其疗效较单纯用抗结核药物明显提高，并缩短了治疗时间。

**（二）局部注射疗法**

1. 笔者经验

［适应证］　结核性胸腔积液。

［注射部位］　胸部，根据积液的部位而定。

［选用药物］　①硫酸链霉素针剂 1g，以注射用水或 0.9％氯化钠（生理盐水）注射液 5ml 溶解稀释混合均匀；②异烟肼注射液 100mg（2ml）；③对氨基水杨酸钠针剂 2g，加 0.9％氯化钠（生理盐水）20ml 溶解稀释混合均匀。

［具体操作］　治疗前，嘱患者取半卧位，患侧背部略微垫高，患侧上肢向上举起；或反坐在椅子上，两上肢及前胸伏于椅背上。一般取叩诊最结实的部位作为穿刺点。如积液量较多时，可选肩胛角下第 7～9 肋间，腋中线第 6 或第 7 肋间，及腋前线第 5 肋间，对于积液较少或包裹性积液的患者，宜根据 X 线透视或 B 超检查以决定穿刺部位，于选定的穿刺点做好标记。局部皮肤常规消毒后，铺无菌洞巾。局部麻醉后，术者左手示指和中指固定穿刺处的皮肤，右手持穿刺针，沿穿刺点肋骨上缘缓慢刺入。与针栓相连的乳胶管应先采用钳子夹闭。当针尖穿过胸膜壁层时，抵抗感可突然消失，则表示针尖已进入胸腔内，然后接上 50ml 或 100ml 的一次性使用无菌注射器，放开钳子后，即可进行抽液。助手用止血钳协助固定穿刺针，并随时夹闭乳胶管，以防止空气进入，在患者能耐受而无不良反应的情况下，尽量将胸腔内的液体抽吸干净，一般每次可抽吸液体 1000ml 左右（第 1 次一般不宜超过 600ml）。抽液结束后，即可向胸腔内直接注入 1 种或 2 种上述药液。

［临床疗效］　胸腔内直接注入抗结核病药物常可缩短疗程，控制胸腔积液的产生，进一步提高疗效。笔者临床应用该方法共治疗结核性胸膜炎所致胸腔大量

积液的患者 78 例,所治患者全部获愈。胸腔内直接注射抗结核药物,可起到延缓积液的产生、缩短疗程、节省医疗费用的功效。

[注意事项] 在向胸腔内注射抗结核药物的同时,应同时全身应用抗结核药物一起治疗。

2. 临床采菁

**方法 1**

[适应证] 恶性胸腔积液。

[注射部位] 胸部,根据积液的部位而定。

[选用药物] ①细胞毒药:如博来霉素针剂 30～180mg 与 0.9％氯化钠(生理盐水)注射液 100ml 稀释混合均匀;或氮芥、氟尿嘧啶等。②放射性核素:如金-198、磷-32。③非特异性刺激药:如四环素针剂 20mg/kg,以 0.9％氯化钠(生理盐水)注射液 30～50ml 溶解稀释混合均匀(1 次使用最大剂量 2g)或米帕林针剂等;④菌苗:如厌氧短棒菌苗 2mg,以 0.9％氯化钠(生理盐水)注射液 10ml 溶解稀释混合均匀或卡介苗等。⑤CNP 方案:取厌氧棒状菌苗 4mg,用 0.9％氯化钠(生理盐水)注射液溶解稀释至 30ml;地塞米松磷酸钠注射液 10mg、硝卡芥 60mg,用 0.9％氯化钠(生理盐水)注射液溶解稀释至 30ml。⑥中成药:如吗特灵等。

[具体操作] 采用①药治疗时,上述博来霉素的稀释液,按本文方法 1 介绍的方法于胸腔穿刺或插管引流后注入胸腔。采用③药治疗时,先行胸腔闭式引流,观察 24 小时,若无胸腔积液流出(以免药物被胸水稀释),遂将上述四环素溶液从引流管注入。再以少许 0.9％氯化钠(生理盐水)冲洗引流管。为防止四环素溶液注入后引起的暂时性胸痛,可于注药前先注入利多卡因注射液 100mg。注药后,患者取平卧及左、右侧卧位各 10 分钟,以保证四环素溶液与胸膜面进行全面接触。12～24 小时后,开放经注药后被夹住的引流管,观察 6 小时,若引流量超过 60ml,则可重复给药 1 次,最多不超过 6 次。采用④药治疗时,将上述稀释液在胸腔穿刺部位注入。每周注射 1 次,初次可用 1mg,以后均用 2mg,在注入后 30～60 分钟内,可出现轻度疼痛,但无须特殊处理,可自行消失。采用⑤药治疗时,采用新鲜配制好的稀释液分别注入胸腔内。并嘱患者平卧 2 小时,隔 5～10 分钟变换体位 1 次,以使药液分布均匀,充分与胸膜接触。采用⑥药治疗时,在常规抽液或做胸导管引流胸液术后,于胸腔内注入⑥药,然后嘱患者在 4 小时内,每 15 分钟变动体位 1 次,如作俯、仰,左右侧卧位,头向上或向下变换,以使药液在胸膜内均匀分布,达到胸膜脏壁两层发生炎症性粘连的作用。

[临床疗效] 上述 6 种药物中,以③药、⑥药成功率较高,不良反应较少。四环素溶液系酸性液,注入胸腔内,可引起非特异性炎症反应,促使胸膜粘连,胸腔闭合,胸腔积液停止产生。据南京部队总医院传染科采用四环素溶液治疗 2 例癌性胸腔积液患者观察,胸腔积液均于注射后消失,胸闷、呼吸困难等自觉症状得到改

善。据赵氏报道,采用四环素溶液治疗癌性胸水患者5例,1周后,4例患者的胸腔积液完全吸收,1例患者的胸腔积液基本吸收。据柴氏报道,采用四环素溶液治疗恶性胸腔积液7例,其中6例胸腔积液消失,1例无效。广东省中医院采用中成药(吗特灵)胸腔内注入术,行胸膜硬化治疗,可较为明显地减少恶性胸腔积液的渗出,且不良反应较小,不失为一种较好的治疗方法。

**方法 2**

[适应证] 肝性胸腔积液。

[注射部位] 胸部,根据积液的部位而定。

[选用药物] 四环素针剂500mg,用0.9%氯化钠(生理盐水)注射液20ml溶解稀释混合均匀。

[具体操作] 按本文方法1介绍的方法抽取胸腔积液后,将上述四环素稀释液注入胸腔,每周注射1次,从第2次起可将四环素溶液的剂量增至1500mg,一般注射2~4次即可。若同时配合用利多卡因注射液(过敏试验阴性者)可减轻四环素溶液所引起的胸痛反应。

[临床疗效] 据何鲁生报道,临床应用该方法共治疗肝性胸腔积液患者4例,3例完全吸收,1例基本消失。据王登山报道,临床应用该方法共治疗肝性胸腔积液患者39例,也获佳效。

**方法 3**

[适应证] 癌性胸腔积液。

[注射部位] 胸部,根据积液的部位而定。

[选用药物] 四环素针剂500mg,用0.9%氯化钠(生理盐水)注射液30ml溶解稀释混合均匀。

[具体操作] 在胸腔积液的患侧,以腋前线或腋中、腋后线第7~8肋间为穿刺点。局部皮肤常规消毒,局部麻醉后,先做胸腔闭式引流。引流期间观察24小时,若无胸液流出,即采用上述稀释药液从引流管注入胸腔内,再用0.9%氯化钠(生理盐水)注射液50ml冲洗引流管。然后将胸腔引流管夹住,并嘱患者不时翻身,变动体位,以保证胸膜能够充分接触药液。待12小时后开放引流,观察6小时左右,当引流液不超过60ml时,即可拔除引流管。如引流液超过60ml时,再重复用药1次,一般不超过2次。

[临床疗效] 据赵景芳报道,临床应用该方法共治疗癌性胸腔积液患者5例,他(她)们曾用过系统性化疗及反复抽胸腔积液等方法治疗,但均未能控制胸腔积液的增长,疗效并不满意。经采用上述方法治疗后,一般患者都在1周内达到控制胸腔积液的目的。4例患者癌性胸腔积液完全消退,1例胸膜间皮肉瘤患者的胸腔积液基本消退,呼吸窘迫征象及患者一般情况都有明显改善。

**方法 4**

［适应证］　乳糜胸。

［注射部位］　胸部,根据积液的部位而定。

［选用药物］　碘化滑石粉或米帕林针剂或四环素针剂 0.5g,或 40％尿素溶液 6ml。

［具体操作］　按操作常规穿刺、抽液后,向胸腔内注入碘化滑石粉或阿的平针剂,以引起胸膜广泛性炎性粘连,从而有助于胸导管伤口的早期愈合,以避免乳糜液再度溢出。胸内引流后,注入四环素溶液,可明显缩短病程,提高保守疗法的疗效。每次注射剂量 0.5g,一般每日注射 1 次,如有复发,可重复进行注射。在胸腔穿刺抽出乳糜液后,立即注入 40％尿素注射液 6ml,对新生儿乳糜胸有良好疗效。

［临床疗效］　据周海鹏报道,采用四环素溶液注入治疗乳糜胸患者 2 例,可使病程缩短,疗效提高。据鲍聪报道,经胸腔闭式引流并注射四环素 50～80mg,治疗 2 例婴儿(69 天龄与 100 天龄)乳糜胸,均取得了显著疗效。

【辅助治疗与调摄护理】

1. 应调适冷暖,适时加衣,避免外感寒邪,不要冒雨涉水,勿坐湿地以防水湿浸渍。

2. 绝对卧床休息,半卧位或向患侧卧位,酌情给氧。注意饮食调摄。饮食应适时适量、清淡,给予半流饮食,忌肥厚、油腻、辛辣之品;恢复期宜逐步增加营养,进高蛋白饮食如牛奶、鸡蛋、瘦肉及百合、银耳等,以增强体质。

3. 保持病室整洁、卫生、舒适,保持空气流通,开边窗,避免直接吹风。

4. 劳倦所伤亦能致病,故应修身养性,保持情志畅达;劳役不可太过,勿过耗精气。若能如此,则五脏安和,津液顺畅,何来悬饮之患。

5. 恢复期,适当户外活动;以增强体质,多做深呼吸运动,防止胸膜粘连。

【按评】　胸腔积液是由许多疾病引起的一种临床症状。治疗时必须详审病因,对症处理。过去现代医学对本症的治疗,除采用全身性药物对因治疗外,只能抽取其积液,暂时缓解症状而已,不日即可重新发作。现在对该方法进行改进,在胸腔抽液或导流管引流后,根据患者所患疾病的不同,注入相应的药物行局部用药治疗,起到了常规用药所无法起到的作用,大大提高了疗效,缩短了疗程,甚至解决了常规疗法所无法解决的难题,故值得在临床上进一步推广应用。

# 第十节　呼吸衰竭

呼吸功能严重损害,以致不能进行有效的气体交换,导致缺氧,伴有或不伴有二氧化碳潴留,从而引起一系列病理生理改变和临床表现的,称为呼吸衰竭,简称"呼衰"。本病有急、慢性之分。急性呼吸衰竭起病急剧,人体未及代偿,动脉血氧分压($PaO_2$)常低于 60mmHg（8.0kPa），动脉血二氧化碳分压（$PaCO_2$）多高于 50mmHg（6.7kPa），病情发展迅速，需积极进行抢救。慢性呼吸衰竭起病缓慢，经人体的代偿适应，虽有一定的缺氧和二氧化碳潴留，尚可进行轻微的体力活动。当失代偿时，就出现缺氧和二氧化碳潴留所致的严重的临床表现，属于失代偿的呼吸衰竭，必须积极治疗。

呼衰可分为两种类型：Ⅰ型呼吸衰竭，既仅有低氧血症而无二氧化碳潴留；Ⅱ型呼吸衰竭，即有低氧血症，同时兼有二氧化碳潴留所致高碳酸血症。呼吸衰竭的类型及病因，主要是摄入氧气不足或伴有二氧化碳排出障碍，从而表现在血液气体分析测定结果的异常，临床上以血气异常作为呼吸衰竭的根据。当然还要结合病史及原来肺部的情况，如素无呼吸系疾病的患者，动脉血氧分压（$PaO_2$）< 60mmHg（<7.98kPa），动脉二氧化碳分压（$PaCO_2$）>50mmHg（>6.65kPa）即可判定为急性呼吸衰竭。而素有慢性呼吸系疾病的患者，如血气测定虽如上述结果，则不能判定为急性呼吸衰竭，而只有在上述 $PaO_2$ 及 $PaCO_2$ 相同水平基础上兼有 pH<7.35 呈失代偿者，才能判定为急性呼吸衰竭（即慢性呼吸衰竭急性发作期），Ⅰ、Ⅱ型呼吸衰竭也可转化，如Ⅰ型呼吸衰竭患者晚期亦可转为Ⅱ型呼吸衰竭。

引起呼吸衰竭的病因主要有四类，包括支气管-肺疾病、神经及肌肉疾病、胸廓病变及其他病因等。这四类病因中以支气管-肺疾病所引起的呼吸衰竭最为多见。

本病在中医学，属"咳喘""痰饮""哮证""血脉瘀阻""水肿""痰浊闭窍""肝风内动""气阴亏耗""阳微欲绝"等病证范畴。

**【病因病机】**

**(一)中医学病因病机**

中医学认为，肺主气，为宗气出入之所；司呼吸，为气机出入升降之枢纽。《灵枢·邪客篇》中曰："宗气积于胸中出于喉咙，以贯心脉而行呼吸焉。"说明肺主气，司呼吸，与外界大气相通。在体内助心脏以进行气血的输送和交换，为全身脏腑功能活动的生化动力。肺为娇脏，外合皮毛，六淫之外邪袭表，首先犯肺，致使肺失宣降，失于清肃则发气逆咳喘；若久病不愈则肺气虚损，并累及脾肾，此后留有夙根，寒热失调即予发作。

心主营血，肺主卫气辅心而行血脉，肺病严重则气虚气滞，血脉瘀阻而累及于心。心气不足，心悸、汗出（汗为心之液），甚至血瘀（颈静脉怒张、肝大、发绀等）。又如肺主通调，脾主转输，肾司开合，肺、脾、肾虚则三焦决渎失权，水湿泛溢，出现全身水肿。如痰热壅盛，病情不能控制，常发生"坏症"，痰浊闭窍，出现神志呆滞、嗜睡、意识蒙眬甚至昏迷。如热毒炽盛而致气阴两伤，阴损及阳，常致气阴衰败，阳气欲脱，大汗淋漓，四肢厥冷，脉微欲绝等危重证候。

**(二)西医学病因**

1. **Ⅰ型呼吸衰竭** 多发生于肺炎、肺水肿、肺不张、慢性肺间质纤维化、肺癌、急性呼吸窘迫综合征,放射性肺纤维化及特发性肺含铁血黄素沉着症等。

2. Ⅱ型呼吸衰竭　多发生于慢性支气管炎、肺气肿、支气管哮喘、肺源性心脏病、药物性呼吸抑制神经肌肉性疾病等降低通气所造成的呼吸衰竭。

**(三)西医学发病机制**

1. 高碳酸血症及低氧血症　高碳酸血症和低氧血症多是由于通气/血流(V/Q)比值匹配不佳而形成的。V/Q 不匹配造成低氧血症及高碳酸血症,是由于肺内气体交换单位有效气体交换减低所致。一些通气低下的单位增加,氧摄取不足,故造成低氧血症,全肺增加了通气,正常气体交换单位过度通气造成 $PaCO_2$ 正常或偏低,如此过度通气单位促使无效腔通气,当一些单位不正常的 V/Q 比值增加到极限水平,全面通气再不会增加时,$CO_2$ 排出不足而造成高碳酸血症。

2. 缺氧及二氧化碳潴留的生理效应

(1)缺氧对呼吸系统的生理效应:缺氧可使通气量增加。缺氧时通气量的增加主要是通过动脉体和主动脉弓化学感受器的刺激作用来实现的。因此在临床上给予高浓度的氧,则可因为缺氧的暂时纠正,缺氧的刺激被解除,而导致呼吸受抑制甚至引起呼吸骤停。

(2)二氧化碳潴留时呼吸系统的生理效应:$CO_2$ 是呼吸中枢的兴奋剂,吸入空气中 $CO_2$ 的量很低,约为 0.04%,若健康人吸入空气中 $CO_2$ 浓度为 9% 时,通气量可为静息量的 10 倍,超过这个浓度就开始下降,至 30% 时通气量又回到了原来水平,至 40% 时,通气量进一步受到抑制,患者很快窒息死亡。慢性呼吸衰竭由于 $PaCO_2$ 增高缓慢,其所引起的通气量增加不如急性呼吸衰竭明显,但当 $PaCO_2 > 80\sim100mmHg (>10.64\sim13.3kPa)$ 时,$CO_2$ 便失去兴奋呼吸中枢的作用而变为呼吸抑制,此时呼吸的维持靠低氧血症对化学感受器的刺激来维持。

(3)缺氧对循环的生理效应:缺氧对循环的影响取决于缺氧的程度。轻度缺氧时交感神经兴奋,心率加速,静脉回流增加,心排血量增加。严重缺氧时心率缓慢,这是由于缺氧对呼吸中枢抑制的结果,由于缺氧发生代谢性酸中毒,心肌收缩力减弱,心肌无力故使心率减慢致使心排血量下降。此外,缺氧可引起肺小动脉收缩,肺血流阻力增大,从而导致肺动脉压增高期得不到缓解,肺动脉高压必然促使右心室肥厚,甚至右心衰竭。

(4)二氧化碳对循环的生理效应:轻度 $CO_2$ 潴留时,可引起心血管运动中枢和交感神经兴奋,儿茶酚胺增加,心率加快,心排血量增加及血压上升,但当严重 $CO_2$ 潴留时,血管普遍扩张而引起低血压症,甚至呈休克状态。

(5)缺氧对神经系统产生的生理效应:大脑皮质对缺氧甚为敏感,因此缺氧易引起精神、神经症状,大脑对缺氧的反应是脑血管扩张,血流量增加以便减少脑损伤而起到保护的作用。严重缺氧必然引起脑水肿,脑血管扩张和脑血容量的增加,可导致脑压急剧升高而致昏迷状态。

（6）二氧化碳对神经系统产生的生理效应：$CO_2$ 潴留初期，皮质层兴奋性降低；其中期，皮质层呈兴奋状态；后期，当 $CO_2$ 潴留严重时，皮质层受到了高度地抑制，使人或动物处于 $CO_2$ 麻醉状态。

（7）缺氧、二氧化碳潴留对肾功能产生的生理效应：呼吸衰竭可使肾功能发生障碍，呈功能性肾衰竭，肾衰竭的原因是缺氧及 $CO_2$ 潴留，使肾血管收缩，肾血流量减少，肾小球滤过率下降，从而在临床上可见尿蛋白及血 BUN 增高，一旦呼吸衰竭得到有效控制，肾功能便可恢复正常。

（8）缺氧对酸碱失衡及电解质平衡的影响：机体内氧供应不足时进行无氧代谢，形成乳酸，则使酸中毒更加严重，临床上常见呼吸性酸中毒合并代谢性酸中毒。

二氧化碳潴留在血液及组织中的变化可显著影响酸碱平衡，急性 $CO_2$ 潴留几分钟可导致呼吸性酸中毒，此种状态直接影响血流动力学和代谢过程，$PaCO_2$ 增高引起 pH 改变，经过几日肾的代谢过程，使 pH 恢复正常，则称之为呼吸性酸中毒代偿状态，主要是通过肾小管排出氢离子（$H^+$），重吸收钠离子（$Na^+$）和碳酸氢盐（$HCO_3^-$）的作用加强，当酸中毒时，可使肾小管呈兴奋状态，并使肾小管酸化加强，肾小管的酸化系通过细胞内碳酸酐酶的作用而产生 $H^+$，并且主要与来自谷氨酸盐的氨基相结合，铵与氯离子随尿而排出，而碳酸盐则重新被吸收。

【诊断要点】

1. **呼吸困难**　慢性呼吸道疾患加重呼吸道感染，可使呼吸困难更加明显。呼吸中枢疾患所致的呼吸衰竭多有呼吸节律和频率的改变。

2. **发绀**　发绀常受贫血、红细胞增多等因素的影响，因此与缺氧不一定完全平行。

3. **精神、神经症状**　早期有头痛、烦躁、恶心、呕吐、视力、记忆力和判断力减退；后期可见神志恍惚、谵语、无意识动作和抽搐。高碳酸血症的患者有时白天嗜睡，夜间不眠。严重者可有扑翼样震颤，眼底视盘水肿，有时可并发脑疝，并可有脑疝的一系列表现和体征。

4. **心血管系统症状**　早期有心动过速和血压升高；晚期周围循环衰竭，心率及血压下降。慢性阻塞性肺疾病常伴有肺源性心脏病，并可有一系列肺源性心脏病的症状和体征。

5. **消化道出血**　因消化道黏膜水肿、糜烂，胃液中游离酸增加，应激性溃疡形成及因使用肾上腺糖皮质激素，口服氨茶碱等药物，刺激损伤了胃肠道黏膜，而引起出血。

6. **休克、弥散性血管内凝血（DIC）等表现**　本病可伴感染性、心源性、失血性休克。DIC 引起脏器微循环障碍或出血时，可导致该脏器功能紊乱，如脑出血可使肺性脑病加重等。

7. **实验室检查**　做二氧化碳结合力及血气分析，对诊断及指导治疗均有重要

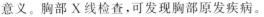

意义。胸部 X 线检查,可发现胸部原发疾病。

**【中医证型】**

**(一)急性期**

1. 肾气虚弱、感受外感

(1)风寒型:咳喘不止,气短乏力,咳痰白色,恶寒发热,鼻塞流涕,头重身痛,腰酸腿软,小便清长,舌质淡、苔薄白,脉浮紧。

(2)风热型:咳嗽日久,痰黄黏稠,气短喘促,无法平卧,发热但不恶寒,大便干结,小便短赤,舌质红、苔薄黄或黄腻。

2. 脾肾阳虚、水气凌心　咳嗽气短,先见下肢水肿,甚则全身水肿,少尿或无,心悸心烦,口唇及四肢末端发绀,舌质暗红、淡紫或绛紫,苔白腻或见黄腻,脉沉弦或结代。

3. 痰壅闭窍　咳喘气短,有气无力,时或语无伦次,答非所问,意识蒙眬,嗜睡不醒,昏迷或半昏迷状态,口唇发绀,舌质暗紫绛紫、苔白腻或黄腻,脉滑数。

4. 肝风内动　咳喘不停,心烦躁动,语无伦次,满口谵语,指趾抽搐,全身抽动,或见筋惕肉跳,舌质紫暗,苔白腻或黄腻。

5. 热瘀伤络　咳喘身热,面无表情,精神呆滞,面及四肢发绀,皮下紫斑瘀血,或呕血便血,舌质紫、苔白腻,脉细数。

6. 阳微欲绝　呼吸浅表,呼多吸少,面色晦暗,自汗冷汗,表情淡漠或烦躁不安,四肢厥冷,舌质紫暗、苔少或薄白少津,脉沉细无力或脉微欲绝。

**(二)缓解期**

1. 肺肾两虚

(1)偏气虚型:咳嗽较前减轻,但气短如前,动则更甚,神疲体倦,语声怯弱,易受外感侵袭,舌质淡、苔薄白,脉沉弦无力,或沉细。

(2)偏阴虚型:咳嗽较前减轻,但气短如前,动则尤甚,口干咽燥,五心烦热,头晕目眩,耳鸣、耳聋,潮热盗汗,舌质红或紫绛、苔少或薄白少津,脉细数。

2. 心脾肾俱虚、水湿泛滥　咳喘经治疗虽已有所控制,但时见下肢、颜面或全身水肿,心悸不安,气喘气短,动则更甚,食少、纳差,腹脉充盈,颈脉怒张,肝脾大,舌质淡胖、苔白腻,脉沉弦,或见结代。

**【治疗方法】**

**(一)穴位注射疗法**

1. 临床采菁

**方法 1**

[临证取穴]　太溪(双)。

[选用药物]　维生素 $B_6$ 注射液 50mg(1ml)、维生素 $B_{12}$ 注射液各 0.5mg(1ml)混合均匀。

[具体操作]　每次均取双侧穴位。按穴位注射操作常规进行,穴位皮肤常规消毒,采用 2ml 一次性使用无菌注射器连接 6 号或 6.5 号注射针头,抽取上述混合药液,快速进针刺入皮下后,针尖向内踝(不透太仓穴)方向再进针,深约 1 寸(同身寸)左右,稍做提插,当有明显胀痛等针感得气时,经回抽无血后,将上述混合药液缓慢推入,每次每穴注射 1ml。每日注射 1 次,5 次为 1 个疗程。

[主治与疗效]　主治呼吸困难。据孙国范报道,临床应用该方法共治疗呼吸困难患者 20 例,注射后喘平 10 例,呼吸困难改善 4 例,无效 6 例,总有效率达 70%。

**方法 2**

[临证取穴]　百会。

[选用药物]　洛贝林(山梗菜碱)注射液 3mg(1ml)。

[具体操作]　独取百会穴。按穴位注射操作常规进行,穴位皮肤常规消毒,采用 1ml 一次性使用无菌注射器连接 5.5 号或 6 号注射针头,抽取上述药液,于百会穴处直刺,刺入矢状窦后,经回抽有静脉回血时,将上述药液缓慢推入。每日注射 1 次或 2 次,中病即止。

[主治与疗效]　主治急性呼吸骤停。据赵天敏报道,治疗 1 例因服过量哌嗪(驱蛔灵)而发生急性呼吸骤停的患者,经穴注片刻后,患者即苏醒。

2. 验方荟萃

**方法 1**

[临证取穴]　曲池、中府、肺俞、膻中、足三里。

[选用药物]　醒脑静注射液 1～3ml。

[具体操作]　每次取 2～3 穴,有两侧穴位的取一侧,左右两侧穴位轮换交替使用。按穴位注射操作常规进行,穴位皮肤常规消毒,采用 1～5ml 一次性使用无菌注射器连接 6 号或 6.5 号注射针头,抽取上述药液,快速进针刺入皮下,稍做提插,待有酸、麻、胀、痛或触电样等明显针感得气时,经回抽无血后,将上述药液缓慢注入。每次每穴注射 0.5～1.0ml,可隔 20～30 分钟交替注射 1 次,中病即止。

[主治与疗效]　主治呼吸衰竭。

**方法 2**

[临证取穴]　气舍[位于颈部、锁骨内侧端上缘、胸锁乳突肌的胸骨头与锁骨头及锁骨所构成之凹陷处(即锁骨上小窝处);在人迎穴直下、天突穴旁开 1.5 寸(同身寸)处]、尺泽(位于肘横纹中肱二头肌腱桡侧处,与尺侧的曲泽穴平行)。

[选用药物]　尼可刹米(可拉明)注射液 0.25g(1ml)。

[具体操作]　每次取一侧,左右两侧穴位轮换交替使用。按穴位注射操作常规进行,穴位皮肤常规消毒,采用 1ml 或 2ml 一次性使用无菌注射器连接 6 号或 6.5 号注射针头,抽取上述药液,快速进针刺入皮下,稍做提插,待有酸、麻、胀等针

感得气时,经回抽无血后,将上述药液缓慢注入。每次每穴注射 0.5ml,每日注射 1 次或 2 次,5 次为 1 个疗程。

[主治与疗效] 主治呼吸衰竭。

**方法 3**

[临证取穴] 曲池(双)。

[选用药物] 洛贝林(山梗菜碱)注射液 3mg(1ml)。

[具体操作] 每次均取双侧穴位。按穴位注射操作常规进行,穴位皮肤常规消毒,采用 1ml 一次性使用无菌注射器连接 6 号或 6.5 号注射针头,抽取上述药液,快速进针刺入皮下,稍做提插,待有酸、麻、胀或放射样等明显针感得气时,经回抽无血后,将上述药液徐缓注入。每次每穴注射 1.5mg(0.5ml),每日注射 1 次。

[主治与疗效] 主治呼吸衰竭。

**方法 4**

[临证取穴] 膈俞。

[选用药物] 75%复方当归注射液 0.5～1.0ml。

[具体操作] 每次取一侧,左右两侧穴位轮换交替使用。按穴位注射操作常规进行,穴位皮肤常规消毒,采用 1ml 一次性使用无菌注射器连接 6 号或 6.5 号注射针头,抽取上述药液,将针尖快速刺向横膈面,进针深约 1.5cm,稍做捻转,寻找针感,待有酸、麻、胀等针感得气时,经回抽无血及气体后,即将上述药液缓慢注入。每日注射 1 或 2 次,中病即止。

[主治与疗效] 主治呼吸衰竭。

**方法 5**

[临证取穴] 膻中、中府(双)、肺俞(双)。

[选用药物] 人参注射液 2.5～5.0ml。

[具体操作] 膻中穴每次必取,中府、肺俞穴均取双侧。按穴位注射操作常规进行,穴位皮肤常规消毒,采用 5ml 一次性使用无菌注射器连接 6 号或 6.5 号注射针头,抽取上述药液,快速进针刺入皮下,稍做提插,待有酸、麻、胀或痛等针感得气时,经回抽无血后,将上述药液徐缓注入。每次每穴注射 0.5～1.0ml,每日注射 1 次或 2 次,5 次为 1 个疗程。

[主治与疗效] 主治呼吸衰竭。

**方法 6**

[临证取穴] 足三里、三阴交。

[选用药物] 盐酸二甲弗林(回苏灵)注射液 8mg(2ml)。

[具体操作] 每次均取一侧,左右两侧穴位轮换交替使用。按穴位注射操作常规进行,穴位皮肤常规消毒,采用 5ml 一次性使用无菌注射器连接 6 号或 6.5 号注射针头,抽取上述药液,快速进针刺入皮下,稍做提插,待有酸、麻、胀痛或放射样

等针感得气时,经回抽无血后,将上述药液徐缓注入,每次每穴注射 4mg(1ml),若未取效,可隔 20～30 分钟于另一侧 2 穴注射同样药量。

[主治与疗效] 主治呼吸衰竭。

**【预防与调理】**

**(一)预防**

本病多由慢性呼吸道疾病长期发作,缠绵起伏,逐渐加重,渐渐演变而来。患者初期为久病体弱,易感外邪,常以表证为急,当先治其表证,常用清热解毒,止咳化痰的药物投之,解表驱邪,防止表邪入里入脏。若病情进一步发展,病邪已经入里,邪气实而脏气已虚,则脏腑功能失调,痰浊蕴结成瘀化热,应当积极治疗,防止疾病进一步发展,当在扶正的基础上加以驱邪,以防疾病发展成为痰、热、瘀内结,脏腑功能严重失常的"喘脱"之证。积极治疗疾病初起,尤其是表证初起是预防呼吸衰竭的关键。

**(二)调理**

**1. 生活调理**

(1)导致呼吸衰竭的因素有肺部感染、吸烟、气候异常、有害气体、致敏物质、呼吸肌疲劳、脱水、休克、酸中毒、麻醉药、镇静药等,因而要注意致病因素对人体的侵袭,重视饮食调理,增强身体抗病能力,避免发病。

(2)急性发作期间,应取半卧位,嘱患者头偏向一侧;痰多难咳者,应予以翻身拍背以利痰涎排出;冬天要注意保暖,防止患者伤风感冒,加重病情;对于昏迷的重患者,要注意口腔和皮肤护理。对于治疗后病情稳定的患者,可嘱患者进行适当的体育锻炼、提高机体抵御外邪的能力,避免接触过敏原、积极戒烟等。

(3)康复期间,可行呼吸功能锻炼,呼吸衰竭患者胸廓呼吸受限,应以锻炼腹式呼吸为主,协调膈肌与腹肌的呼吸运动,增加横膈活动幅度,从而增加潮气量,减少功能残气量,降低呼吸功能。可进行缩唇呼吸,增加呼气出口阻力,保持较高气道压力免于肺泡陷闭。

**2. 饮食调理** 忌食生冷、油腻、黏滞食物。挟痰者忌食甘甜,以免助湿生痰。饮食以清淡滋补为宜,柔软易消化食物为好。戒除烟酒嗜好。呼吸衰竭患者还可选用下列食疗方服用。

(1)当归生姜羊肉汤:精羊肉 100g～200g,生姜 60g,葱白 10g,当归 15g。先将羊肉切片,素油炒过,兑汤 2 碗(约 100ml),加入其他味料,连煮 30 分钟,加食盐适量调匀,食肉饮汤。

(2)杏仁粥:杏仁 15g(去皮尖),水研滤汁,与白米 50g,同煮成粥,服食。

(3)竹沥粥:取鲜竹适量,截段(长约 65cm),劈开,两端去节,以火烤中间部分,流出汁液,即为竹沥。取粳米 100g,入竹沥 100～150ml,煮粥,每日服食 2～3 次。

(4)人参粥:人参 6g(党参末 30g),生姜 5 片,粳米 100g,煮稀粥,每日服 2～

3 次。

(5)雪梨膏:鸭梨 20 枚(去核),榨汁兑入炼蜜,收膏,每次口服 2ml,日服 2 次。

(6)猪肺汤:猪肺 1 具,洗净,加水适量,煮七成熟时,放入适量生姜、葱、食盐,用文火煨熬至熟。可经常服食。

3. 精神调理　暴喘患者病程较长,且易反复发作,患者思想负担较重,因此精神调理十分重要。要耐心劝说患者树立信心,克服发作时的紧张情绪,平素应保持精神舒畅,尽量避免精神刺激,及时解决患者的疑虑,认真倾听患者的诉说,从而使患者能够很好地配合医护人员进行治疗,早日康复。

【按评】　呼吸衰竭是临床内科常见病症,常有急、慢性之分。急性呼吸衰竭属危重急症。急性呼吸衰竭发生后,常以现代西医学的治疗手段抢救为主,切不可麻痹大意,等闲视之;对于慢性呼吸衰竭的治疗,如单用常规药物,其疗效并不理想。临床实践证明,采用小剂量的呼吸兴奋剂做穴位注射,既可减少药物剂量,又可发挥最大效应,已成为治疗慢性呼吸衰竭有效的治疗手段之一。上述方法可供临床应用时采用或参考。

# 第十一节　急性呼吸窘迫综合征

急性呼吸窘迫综合征(ARDS),是急性呼吸衰竭的一种常见类型。本病过去对其命名较为复杂,有根据发病原因而称为"创伤肺""休克肺""呼吸器肺""体外循环肺"等的;有按病理特征称为"湿肺""充血性肺不张""进行性肺实变""透明膜肺"的。是由多种原发疾病,如休克、创伤、严重感染、误吸等疾病或原因的发生过程中,发生的急性、进行性、缺氧性的呼吸衰竭。其是各科急重患者的一种严重并发症,起病急、进展快,病死率高达 40%～80%。其病理生理主要改变为弥漫性肺损伤,肺微血管壁通透性增加和肺泡群萎陷,导致肺内血液分流增加和通气与血流比率失衡,临床表现为严重的不易缓解的低氧血症和呼吸频数,呼吸窘迫。

引发本病的因素很多,其发病机制也未充分了解。其主要原因有休克、补液过量、肺循环栓塞、氧中毒、严重创伤、严重感染、败血症等肺外感染,以及毒性刺激性气体吸入、吸入性肺炎、放射性肺炎等所引起。

本病在中医学属"喘促""心悸""血瘀"等急症范畴。

【病因病机】

**(一)中医学病因病机**

中医学认为,本病虽由宿疾恶化或医治失当所引起,但多因新感外邪(如外伤、诸毒、六淫、疠气等)所致。盖肺主气司呼吸,主宣发和肃降,若肺气被邪毒所遏,失其宣肃,则逆而为喘促息数,呼吸窘迫。大肠主传导,邪热传入阳明,与肠道糟粕搏结,肺气不通,浊气又不能从下而出,则腹满痞胀。肺与大肠相表里,肺气不能肃降,势必影响肠道传导功能,腑气不通,浊气又不能从下而出,则腹满痞胀益甚;胃肠气机窒塞,浊气上迫于肺,愈使肺气塞窒郁闭,喘促更甚,如此恶性循环,愈喘愈满,愈满愈喘,病情恶化,日渐危笃,最后因喘满造成正气脱竭而死亡。

**(二)西医学病因病理**

1. **病因与发病机制** 现代西医学认为,许多疾病或临床危急状态均可引起ARDS,如各种原因引起的休克、外伤、窒息、代谢性疾病、药物、DIC、大量输血或输液、急性胰腺炎、颅内高压等引起者较为多见。本病的发病机制迄今尚未阐明。一般认为,致病因子直接损害肺泡毛细血管内皮细胞,使血管通透性增加,产生肺间质及肺泡水肿;致病因子也可引起肺泡上皮细胞损伤,致表面活性物质活性降低,肺泡萎陷而形成肺不张,肺泡内透明膜形成,肺内分流增加,导致低氧血症和极度呼吸困难,肺内广泛纤维素沉着造成肺功能障碍。现也有人认为,凝血系统的变化、补体、嗜中性粒细胞、蛋白分解酶、体液因素等,在本病的发病中起着重要的作用。

2. **病理** 肺重量增加,质地韧或硬,呈暗红或紫红色,含气少或不含气,呈肝样变。镜下见肺微血管瘀血,血流停滞,微血栓形成及小灶性出血;肺间质或肺泡内水肿,透明膜形成;灶性或大片肺泡萎陷,后期可有炎症细胞浸润和不同程度上皮增生甚至纤维化,其中肺间质、肺泡水肿及肺泡萎陷是 ARDS 病变中的主要方面,而透明膜形成具有一定的诊断意义,但若临床表现典型,肺部病理改变具备前述的基本病变时,即使未见透明膜形成,亦可对其做出诊断。

病理改变随病程进展而逐渐加重,一般可分为轻度、中度、重度 3 级,其主要改变简述如下。

(1)轻度:以间质水肿、出血为主,肺重量增加达正常(成人右肺 375～550g,左肺 325～450g)之 50％以上,一般无透明膜形成。

(2)中度:肺泡水肿、出血,纤维素渗出;肺重量增加达正常 2 倍以上,有少量透明膜形成。

(3)重度:肺水肿明显、广泛,肺重量接近正常的 3 倍或 3 倍以上;肺间质血管广泛扩张,微血管或较大血管血栓形成;肺泡萎陷;肺泡腔内纤维素沉着,透明膜形成,肺泡上皮增生,渗出物纤维化,常有继发性细支气管或肺泡炎症。

**【诊断要点】**

1. **病史** 患者无心肺疾病史,新近有外伤、休克、脓毒症、病毒性肺炎、异物吸入、骨折、氧中毒、输液过量等病史。

2. **症状和体征** 逐渐加重的呼吸困难,以及相应的呼吸道病理变化的体征。早期多于原发疾病的 24～48 小时后出现,自觉胸闷、气促、呼吸浅速,频率每分钟常达 30 次以上。呼吸带鼾音,吸气时肋间隙与锁骨上窝下陷,发绀也逐渐加重。早期多无异常体征,随后可听到支气管呼吸音或细湿啰音。病情发展迅速,呼吸困难加重,极度窘迫、劳累等,肺部啰音增多,可出现间质性肺水肿。呼吸衰竭引起严重缺氧和高碳酸血症,最后导致心力衰竭和周围循环衰竭。胸部体征有管状呼吸音和大量干湿啰音。

3. X 线征象　早期肺边缘出现散在的小片状浸润阴影,以后逐渐扩展、融合,形成大片实变阴影。

4. 实验室检查　肺功能改变包括肺活量、残气、功能残气减低、呼吸无效腔增加、气道阻力增加、肺顺应性减低等都很典型。但在急性发作阶段,不可能进行上述测定。动脉血气分析具有实际意义。动脉血氧分压($PaO_2$)显著降低,虽吸纯氧也未能恢复至正常水平。动脉血二氧化碳分压($PaCO_2$)在早期稍降低或正常,临终前可升高。

5. 其他　排除慢性肺部疾病和左心衰竭。

【中医证型】

1. 热毒内陷、肺气壅闭　咳嗽气喘,喘促气急,面唇发绀,身生内热,烦躁不安,舌质绛、苔薄白或微黄,脉弦数。

2. 痰湿阻肺、肺气失宣　咳嗽喘促,胸肺满闷,痰声辘辘,舌胖淡、苔薄白,脉弦滑。

3. 肾气虚损、血脉瘀阻　咳嗽喘促,口干咽燥,神疲体倦,皮肤青紫瘀斑,唇面、四肢末端乌黑发绀,舌质胖红绛、苔薄白或少苔,脉细弱。

4. 阴阳双虚、阳微欲绝　面色晦暗,两目无神,呼吸浅促,喘促急剧,自汗盗汗,声音低怯,皮肤湿冷,四肢厥逆,唇面、四肢末端发绀加重,舌绛红、无苔少津,脉细弱无力,或脉微欲绝。

【治疗方法】

**穴位注射疗法**

1. 临床采菁

[临证取穴]　膻中、曲池、中府、肺俞、足三里。

[选用药物]　醒脑静注射液 2～3ml。

[具体操作]　每次选 2～3 穴,有两侧穴位的取一侧,左右两侧穴位轮换交替使用。按穴位注射操作常规进行,穴位皮肤常规消毒,采用 2ml 或 5ml 一次性使用无菌注射器连接 6 号或 6.5 号注射针头,抽取上述药液,快速进针刺入皮下,稍做提插,待有酸、麻、胀或触电样等明显针感得气时,经回抽无血后,将上述药液徐缓注入。每次每穴注射 1ml,每日注射 1 次或 2 次,5 次为 1 个疗程。

[主治与疗效]　主治急性呼吸窘迫综合征。据柯新桥报道,临床应用该方法治疗急性呼吸窘迫综合征患者,所治患者每取良效。

2. 验方荟萃

[临证取穴]　列缺、中府[位于胸壁外上部,平第 1 肋间隙,距胸骨正中线 6 寸

(同身寸)处;当云门穴下 1 寸,稍外方处]、合谷。

[选用药物]　氨茶碱注射液 0.125～0.25g(2～4ml)。

[具体操作]　每次取一侧,左右两侧穴位轮换交替使用。按穴位注射操作常规进行,穴位皮肤常规消毒,采用 2ml 或 5ml 一次性使用无菌注射器连接 6 号或 6.5 号注射针头,抽取上述药液,快速进针刺入皮下,稍做提插,待有酸、麻、胀、痛或触电样等强烈针感得气时,经回抽无血后,将上述药液缓慢注入。每次每穴注射 0.5～1.0ml。每日注射 1 次,5 次为 1 个疗程。

[主治与疗效]　主治急性呼吸窘迫综合征。

【辅助治疗与调摄护理】

(一)辅助治疗

1. 在严重创伤、感染性休克等疾病的患者,应警惕本病的发生。如发现输液超过负荷,出现肺间质水肿先兆症状,可应用强力利尿药纠正。

2. 重症患者要加强护理,防止食物或药物误入呼吸道,引起吸入性肺炎。

3. 密切观察重危者的病情变化,及时发现呼吸循环功能的异常变化,以便早期诊治。

(二)调摄护理

1. 调摄

(1)积极锻炼身体,增强体质;积极治疗原发性疾病,以预防感染。

(2)对高危患者应严密观察,加强监护,一旦发现呼吸频数,氧分压降低等肺损伤表现,在治疗原发性疾病的同时,应早期给予呼吸支持及其他有效的预防和干预措施,防止急性呼吸窘迫综合征的进一步发展和重要脏器的损伤。

(3)室内空气要新鲜,避免烟尘刺激。

(4)注意保暖,避免寒冷。

(5)结合体质选择适当的活动方式。

(6)饮食宜清淡而富有营养,忌油腻、辛燥食物。

2. 护理

(1)保持呼吸道通畅,及时清除呼吸道分泌物。

(2)密切监测生命体征,记录出入量。

(3)对于外伤或手术后患者,严格无菌操作技术,减少感染机会。

(4)预防压疮,勤翻身。

(5)口腔护理:用 0.9%氯化钠(生理盐水)进行口腔清理,每日 2 次,口唇涂液状石蜡少许。

(6)精神护理:多与患者沟通,使其增强战胜疾病的信心。

【按评】　急性呼吸窘迫综合征是呼吸科临床危重急症,一旦发生应立即抢救。早期治疗以改善患者呼吸通气功能为主。穴位注射疗法治疗本病,取穴以肺经要穴为主,选用药物大多为具有兴奋呼吸中枢神经功能的醒脑静等注射液,以及具有解痉平喘的氨茶碱等注射液为主。药物经穴位注射后,在穴位缓慢释放,发生奇特的效用而产生治疗作用,是目前临床治疗本病较为理想的治疗方法之一。可惜临床报道不多,其选用药物也仅见此两种。相信随着临床的不断深入应用,其所用方法及药物将会越来越多,穴位注射疗法治疗本病也将日臻完美。

# 第十二节　原发性支气管肺癌

原发性支气管肺癌,简称"肺癌"。绝大多数发生于支气管黏膜,是肺部最常见的恶性肿瘤。多发生于40岁以上的男性。在工业发达的国家中,肺癌已占男性常见恶性肿瘤死亡的首位。目前,我国主要大城市肺癌的发病率和死亡率均有不同程度的上升趋势,值得引起临床重视。

肺癌具有起病隐匿、早期常因无明显症状而漏诊,并有易转移、易复发、预后差等特点。

肺癌按生长的部位可分两型。生长在气管、主支气管及段支气管以上的肺癌,称中央型肺癌;生长在段支气管以下及其分支的肺癌,称周围型肺癌。按组织学分类可分为鳞状上皮细胞癌、腺癌、小细胞癌、大细胞癌、腺鳞癌、类癌、支气管腺癌等。临床上以咳嗽、咯血、胸痛、发热等为主要表现。吸烟是肺癌的主要原因之一。近几十年来肺癌的发病率在很多国家都有明显上升趋势,特别是在发达国家,肺癌已成为恶性肿瘤中最常见的死亡原因。

引起肺癌的病因较为复杂,至今尚未完全阐明。一般认为主要与下列因素有关。①理化致癌因素:工作中长期接触石棉、砷、铬、煤焦油,以及放射性物质如镭、铀等可诱发肺癌产生。②大气污染:工业燃煤和石油的废气和致癌物质污染了大气,是肺癌发病的重要因素。城市中肺癌的发病率比农村中高,就证明了这一点。③吸烟:约3/4的肺癌患者与长期吸烟有关,纸烟中含有二乙基亚硝胺、二甲基亚硝胺、砷、苯并芘等多种致癌物质.④慢性肺部疾病:有慢性肺部疾患的患者易罹患肺癌,慢性肺部疾病如肺结核、慢性支气管炎常与肺癌并存。

本病在中医学类似于"肺积"的描述;亦散见于"咳嗽""哮喘""劳瘵""咯血""胸痛""痰饮"等病证之中。

**【病因病机】**

**(一)中医学病因病机**

中医学认为:肺为娇脏,主一身之气,有卫外功能。不论六淫邪毒等外侵,或先天禀赋不足,素体虚弱,卫外无力,外邪乘虚而入;或情志不畅、暴饮暴食、不良嗜好、过劳等损伤脏腑气血功能,均可致肺病。肺病则气机升降失调,宣肃失司,水道不通,脉络瘀阻,痰血互结而成积块。正如《杂病源流犀烛》所曰:"邪积胸中,阻塞气道,气不得通,为痰……为血,邪正相搏,邪既胜,正不得制之,遂结成形而有块。"

1. 邪毒内侵、肺络受损　六淫之邪、四时不正之气、烟毒秽气及外来毒热等,侵袭肺,羁留不去,均可损伤肺络,致瘀血阻络而成积块;再者烟毒、秽气及毒热等,均为毒热之邪,灼伤津液,致肺阴亏虚,阴伤气耗,络脉失养,使毒热之邪,羁留肺络,瘀毒热聚而成积。

2. 气血虚弱、痰瘀阻肺　饮食不节、七情内伤、劳倦过度、久病体弱及年老体衰等,均损伤脏腑功能,尤以肺、脾、肾三脏为主;脏腑功能虚弱,致气血生化无源,气虚血弱,无力抗邪;又致水湿内停,聚而生痰,痰阻肺络;还可致气虚血阻,瘀塞肺络;以上诸多因素,均可致痰瘀阻塞肺络而成积块。

综上所述,肺癌是由脏腑虚弱、气血亏虚,邪毒外侵或内生,致痰、瘀、毒、热等,留滞于肺,久羁不祛,凝聚而成。由此可见,肺癌是因虚所致,虚实夹杂,本虚标实之病;肺癌病位在肺,与脾、肾两脏关系密切。肺癌失治,则病情进一步发展,脏腑气血功能虚衰,则痰、毒之邪可乘虚流窜并羁留于骨、脏腑、脑髓、缺盆等处;若至此时,则"病入膏肓"属不治也。

**(二)西医学病因病理**

1. 病因　原发性支气管肺癌的病因至今尚不十分明确,多数学者认为可能与机体内在环境和周围环境因素有关,特别由于肺部是一个开放性的器官,因此外界环境因素更是一个不可忽视的问题。已知在所有的致癌因素中大多可致肺癌,目前认为关系密切的有吸烟、电离辐射、大气污染、职业性因子、生物学因子等;此外,机体免疫功能低下,代谢失常,内分泌功能紊乱,遗传因素等也有一定的关系。

2. 病理

(1)大体分型:一般以肿瘤发生的部位及肉眼形态分型。

以肿瘤发生部位分型:①中央型。肿瘤发生在段以上的支气管,亦即发生在叶支气管段支气管。②周围型。肿瘤发生在段以下的支气管。③弥漫型。肿瘤发生在细支气管或肺泡,弥漫分布于两肺。

以肿瘤肉眼形态分型:①管内型。肿瘤局限于较大的支气管腔内,呈肉芽状或菜花状向管腔内突起,少数有蒂。②管壁浸润型。肿瘤侵犯较大的支气管管壁,管壁黏膜皱襞消失,表面呈颗粒状或肉芽样。管壁增厚,管腔狭窄并常向管壁外肺组织内浸润。肿块的切面可见支气管壁结构仍存在。③结节型。肿块呈圆形或类圆形,直径<5cm,与周围组织分界清楚,肿块边缘常呈小分叶状。④块状型。肿块形状不规则,直径>5cm,边缘呈大分叶状,与周围肺组织分界不清。⑤弥漫浸润型。肿瘤不形成局限的肿块,而呈弥漫性浸润,累及肺叶或肺段的大部分。

(2)组织学分型:世界卫生组织(WHO)的"肺肿瘤的组织学分型"如下。①鳞

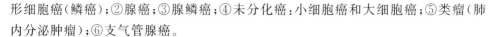

形细胞癌(鳞癌);②腺癌;③腺鳞癌;④未分化癌:小细胞癌和大细胞癌;⑤类瘤(肺内分泌肿瘤);⑥支气管腺癌。

**【诊断要点】**

1. **早期症状** 咳嗽、血痰、胸痛、发热是最早期症状。其中最主要的是咳嗽,常呈干咳或阵发性刺激性咳嗽,也有部分患者以咯血为首见症状。凡年龄在40岁以上男性,尤其是长期吸烟者,如出现刺激性干咳,持续2周以上,经抗生素及抗病毒等药物治疗无效;或原有慢性呼吸系统疾病,咳嗽性质突然改变者;以及痰中带血或有胸痛,未能查明其发生原因者,均应疑及肺癌,而应做进一步的检查。

2. **早期体征** 早期最重要的体征是局限性呼吸音减低或哮鸣音,也有少数患者可先于呼吸道症状前,出现骨、关节病变体征,如杵状指(趾)、肥大性骨关节病变、肩臂痛,或内分泌紊乱征象,如库欣综合征等肺外表现。

3. **晚期症状** 主要是癌肿在肺内蔓延时出现的症状,如压迫喉返神经时,可出现声音嘶哑;压迫上腔静脉所引起的上腔静脉综合征(面、颈部有前胸淤血,水肿和静脉曲张);压迫食管引起吞咽困难;压迫颈交感神经引起霍纳综合征(同侧瞳孔缩小、上眼睑下垂、眼球内陷、额部少汗);侵犯胸膜引起胸腔积液等,并可出现癌肿远处转移的表现,如转移到脑,可发生头痛、呕吐、眩晕等症状,且进行性加重;肝有转移时,可出现畏食、疲乏、肝区胀痛、肝大、黄疸、腹水等症状。

4. **特殊检查** 胸部X线检查是最重要的诊断方法,可发现肺部肿块或结节状阴影,如无法诊断可进一步做电子CT检查。痰脱落细胞检查是一种简单而有效的早期诊断方法之一。另外,还可做纤维支气镜检查、胸水癌细胞检查、淋巴结活检、肺组织活检及放射性核素肺扫描等检查。

5. **鉴别诊断** 本病应与肺炎、肺结核、肺脓肿、肺门淋巴结结核、结核性胸膜炎等相鉴别。

**【中医证型】**

1. **肺气虚弱,痰湿互结** 咳嗽多痰,胸闷气短,腹胀纳呆,神疲体倦,浑身乏力,面白无华或萎黄,或肢体浮肿,大便稀溏,颈核结块,舌质淡胖、边有齿痕、苔白腻,脉濡缓或濡滑。

2. **阴虚毒热** 咳嗽无痰,或痰少而黄,或痰中带血,胸闷气促,心烦不寐,发热,或有胸痛,声嘶,口干舌燥,大便秘结、小便短赤,舌质红、苔花剥,或舌红绛、苔薄白或无苔,脉细而数。

3. **热毒炽盛** 高热不退,咳嗽气促,痰黄稠或带血痰,胸痛,口干、口苦,口渴喜饮,大便秘结、小便短赤,舌质红、苔少或无,脉弦。

4. **气滞血瘀,毒结筋脉** 咳嗽不畅,气促,痰中带血,胸胁胀满或刺痛,痛有定处,固定不移,大便秘结不畅,舌质紫暗或有瘀点、瘀斑,苔黄腻,脉弦或涩。

5. 气阴两虚　咳嗽痰少或无痰,咳声低微无力,或痰中带血,胸痛,胸闷,气急,神疲乏力,面色㿠白,恶风自汗,口干而不喜饮,舌质淡红或偏红,体胖边有齿印、齿痕,苔薄白,脉细弱无力。

【治疗方法】

**(一)穴位注射疗法**

1. 笔者经验

[临证取穴]　天突。

[选用药物]　鱼腥草注射液 1～2ml。

[具体操作]　按穴位注射操作常规进行,穴位皮肤常规消毒后,采用 1ml 或 2ml 一次性使用无菌注射器连接 6 号或 6.5 号注射针头,吸取上述药液,快速进针先直刺 0.2 寸(同身寸),再向下沿胸骨后缘成 30°迅速斜刺 1～2 寸(同身寸),稍做提插后,嘱患者做吞咽动作,如觉喉部似有鱼刺梗塞感时,经回抽无血后,即可缓慢推注上述药液 1～2ml,每日注射 2 次,7 日为 1 个疗程。

[主治与疗效]　主治原发性支气管肺癌。对治疗继发感染,其疗效尤好。

2. 临床采菁

[临证取穴]　孔最。

[选用药物]　鱼腥草注射液 4ml。

[具体操作]　共治疗肺癌咯血患者 40 例,其中大量出血 3 例,中量出血患者 17 例,小量出血患者 20 例。随机分为治疗与对照两组。治疗组 20 例患者,每次取一侧,左右两侧穴位轮换交替使用。按穴位注射操作常规进行,穴位皮肤常规消毒,采用 5ml 一次性使用无菌注射器连接 6 号或 6.5 号注射针头,抽取上述药液,快速进针刺入皮下,稍做提插,待有酸、麻、胀等针感得气时,经回抽无血后,将上述药液缓慢注入。对照组患者采用常规止血药物治疗[即卡巴克络(肾上腺色腙、安络血)、酚磺乙胺(止血定)、氨甲苯酸(止血芳酸)及神经垂体素等]。

[主治与疗效]　主治肺癌咯血。据罗和古等介绍,临床应用该方法共治疗肺癌咯血患者 40 例(治疗组与对照组各 20 例),其中治疗组痊愈 5 例,显效 8 例,有效 6 例,无效 1 例,总有效率达 95%;对照组显效 4 例,有效 7 例,无效 9 例,总有效率为 55%,两组疗效差异显著($P<0.01$)。

【预防与调理】

**(一)预防**

1. 本病虽尚无确切的方法可以预防,但加强身体医疗体育锻炼,增强机体抗病能力,避免致癌因素的长期刺激,是可以降低其发病率的。

2. 平素宜心情开朗,起居有常,保持室内空气新鲜,注意防寒保暖,防止外邪袭肺造成肺部感染。

3. 肺癌主要是环境性因素所引起的疾病,其中吸烟是重要的致癌因素,因此

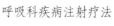 

劝阻吸烟对肺癌的预防有积极意义。

4. 控制大气污染,做好环境保护工作,从而达到预防肺癌的目的。必须采取各种切实有效的劳动防护措施,避免或减少与致癌因子的接触。积极防治慢性支气管炎,慢性支气管炎患者更不宜吸烟,因为患慢性支气管炎吸烟人群的肺癌发病率高。

5. 早期发现、早期诊断与早期治疗,对降低肺癌死亡率有重要意义。

**(二)调理**

1. **生活调理** 治疗期间应注意休息,不可过多运动,应注意调理生活起居,改善生活环境,保持室内空气新鲜,居住在平房或楼房底层的更应该注意经常开窗通气,防止被细菌、病毒等感染。适当的性生活对身心健康有益,但在刚接受手术或放化疗治疗期间应避免性生活。

2. **饮食调理** 饮食调理或饮食中加入中草药来治疗疾病,增加营养,增强体质,使机体产生御病的能力,起到辅助抗癌的作用。尤其对于手术后或放化疗的患者,脏腑气血功能损伤严重,就更应注重饮食疗法。

(1)胡桃人参汤:胡桃肉 20g(不去皮),西洋参 6g,生姜 3 片,加水适量,同煎取汁 200ml,去姜片,加冰糖少许调服,每日服用 1 次,临睡前温服。每日 1 剂。

(2)杏仁莲藕汤:杏仁、莲藕各 30g,用冰糖炖熟顿服。每日睡前服 1 次,每日1 剂。

(3)白梨汤:白梨 50g,冬虫夏草 5g,水煎分服,每日 1 剂。

(4)果仁膏:枇杷果、枸杞果、黑芝麻、核桃仁各 50g,熬熟成膏,每晚服用 1 勺。

(5)银杏橄榄冰糖水:银杏 20 枚,去壳,浸泡 1 日,去膜心;鲜橄榄 10g,去核,略加捣烂;冰糖适量。用清水 3 碗,慢火煎至 1 碗,慢慢饮服,并食药渣。每日 1 剂。适用于肺癌咳嗽痰血或肺癌放疗过程中,见咽干咳嗽者。

(6)荸藕甘露饮:生荸荠(大者)20 枚,洗净去皮,鲜莲藕去节 150g,梨子(大者)2 枚。上味捣烂绞汁生饮。每日 1 剂。适用于肺癌咯血、咳血或放疗后干咳者。

(7)燕窝银耳瘦肉粥:燕窝 5g,洗净去毛;银耳 15g,浸泡松软;猪瘦肉 60g,切成碎片,大米 50g。上料以慢火煎成稀粥,调味后服食。每日 1 剂。适用于晚期肺癌及各种晚期癌症体虚者。

(8)冬虫夏草炖水鸭:水鸭 1 只,去皮毛及内脏后得净肉约 500g,冬虫夏草 10g,洗净后,纳于鸭腹当中,用丝线缝合牢固。加清水适量,用慢火炖熟,加食盐调味后服食。每 3 日 1 剂。适用于肺癌咳血及晚期癌症形体虚衰者。

(9)鲍鱼莲子瘦肉汤:鲍鱼(又称鳆鱼、九孔螺)20g,浸泡洗净后,切成薄片;莲子 30g,去莲皮、去莲心;猪瘦肉 100g,切成薄片。加清水适量,用慢火炖熟,加食盐调味后温服,食肉饮汤。每日 1 剂。适用于肺癌,证属阴虚烦热型者。

(10)水鱼龙眼薏苡仁汤:水鱼(又称为团鱼、甲鱼)1 只,宰杀后洗净约 500g,切成碎片;龙眼肉 5g,洗净;薏苡仁 30g,洗净备用。加清水适量,用慢火炖熟,和食盐调味后服食,食肉饮汤。每日 1 剂。适用于肺癌,证属痰多咳喘虚衰者。

(11)公鸡姜萝杉木汤:麻油 150g,生姜 150g,菠萝心 150g,杉木 225g,米酒 1 碗,白公鸡 1 只(约 500g)。上料与公鸡一起加水 1500ml,用文火将鸡肉煮熟,食肉饮汤,每 3 日 1 剂。适用于各期肺癌。

(12)参归山药煮猪腰:猪腰(猪肾)500g,人参 3g,当归 10g,怀山药 10g。先将猪腰切开,剔去盘膜臊腺,洗净,置于铝锅内,加入人参、当归、山药、清水适量,清炖至猪腰熟透,捞出猪腰,将冷时,切成小块状,放于平盘上浇酱油、食醋,撒上生姜、大蒜末、香油等调料后,即可食用。每 2 日 1 剂。适用于肺癌放疗、化疗前后。

(13)新鲜(人)胎盘 1 具,冬虫夏草 10g。先将胎盘洗净,切成小块,与冬虫夏草共入瓷盘内,隔水炖熟,调味后服食。每日 1 剂。适用于肺癌术后、化疗后调养。

(14)百合大米粥:百合 40g,大米 100g。煮粥食用。每日 1 剂。适用于肺癌,症见干咳,痰血,心中烦热者。

(15)枸杞猪肉甲鱼汤:枸杞子 40g,猪瘦肉 150g,甲鱼 560g。先将枸杞子洗净;猪瘦肉切细;甲鱼去除内脏,切成小块。将上料同置于锅内,加清水适量烧熟,撒上食盐少许调味,即可服食。每 2 日 1 剂。适用于肺癌术后,症见少气乏力者。

(16)胡萝卜红枣汤:胡萝卜 120g,大红枣 10 枚。上料加水 1000ml,用慢火煎熬成浓汁 300ml,分 3 次饮服。每日 1 剂。适用于肺癌化疗后,症见体虚贫血者。

(17)鸡蛋三七莲藕陈酒汤:鸡蛋 1 枚,三七末 3g,莲藕汁 2 小杯,陈酒半小杯。上料加清水适量,炖煮后做 1 次服食。每日 1 剂。适用肺癌,症见咳血者。

(18)百合田七煮兔肉:百合 40g,田七(三七)15g,净兔肉 250g。先将百合洗净,田七切片,兔肉切丝,上料一起放入锅内,加冷水适量,炖熟后加食盐少许调味后,饮汤或佐餐。每日 1 剂。适用于肺癌,放化疗期间。

(19)瓜蒌苡仁草河车粥:全瓜蒌 15g,鱼腥草 30g,冬瓜子 15g,草河车 30g,薏苡仁 30g,白糖适量。先将全瓜蒌、冬瓜子、草河车煎汤,去渣后,加入鱼腥草、薏苡仁共煮粥,粥成后,加白糖适量调味后服食。每日 1 剂,常食。适用于肺癌患者平常服食。

3. 精神调理　对肺癌患者进行精神调理也非常重要,对肺癌的远期疗效有其直接的影响。医护人员和患者家属帮助患者调整好心理状态,正确对待所罹患的疾病,鼓励患者树立未来良好的生活目标,克服精神和情绪上的紧张状态,做好为实现未来良好的生活目标而承受治疗所带来的不适与痛苦的心理准备。临床实践表明,有心理准备,有承受力,性格开朗,有战胜癌症信心的患者,其机体免疫状况均能得到提高,其对治疗的承受能力、对治疗的反应均较为佳,相应的远期疗效也较为好。

【按评】　癌症为世界性难治疾病。目前对癌症的治疗原则是尽早发现,综合性治疗。注射疗法治疗癌症是综合性治疗方法中的一种方法。从目前的情况来看，临床应用者不多。本文介绍病案 1 例，因缺乏大样本的案例观察，其疗效无法得到充分肯定。但却可从中窥见，人们已开始了这方面的临床实践。为今后应用灭菌注射疗法治疗癌症有了一个良好的开端，为人类最终攻克癌症开辟了一条新的治疗途径。上述方法可供临床应用时参考。

# 参 考 文 献

[1] 广州军区后勤部卫生部.常用新医疗法手册[M].北京:人民卫生出版社,1970.

[2] 郭同经.穴位注射疗法[M].济南:山东人民出版社,1973.

[3] 李文瑞.实用针灸学[M].北京:人民卫生出版社,1982.

[4] 枝川直義著,黄菊花译.枝川注射疗法[M].北京:北京科学技术出版社,1989.

[5] 刘建洪.穴位药物注射疗法[M].南昌:江西科学技术出版社,1989.

[6] 府强.实用针灸疗法临床大全[M].北京:中国中医药出版社,1991.

[7] 张云祥.实用针灸处方解[M].北京:中国科学技术出版社,1995.

[8] 李镁.穴位注射疗法临床大全[M].北京:中国中医药出版社,1996.

[9] 梁华梓.常见病证中医传统独特疗法[M].北京:金盾出版社,1996.

[10] 杨光.针到病除·独特针灸治病绝招[M].北京:中国医药科技出版社,1998.

[11] 胡国臣,张年顺.现代中西医诊疗丛书·中西医临床呼吸病学[M].北京:中国中医药出版社,1998.

[12] 杜建,叶锦先,郭绍伟.现代中西医诊疗丛书·中西医临床老年病学[M].北京:中国中医药出版社,1998.

[13] 王永炎,鲁兆麟.中医药学高级丛书·中医内科学[M].2版.北京:人民卫生出版社,1999.

[14] 王守东.中国针灸穴位辞典[M].北京:中国医药科技出版社,1999.

[15] 冯维斌,刘伟胜,林琳,等.专科专病中医临床诊治丛书·呼吸科专病中医临床诊治[M].北京:人民卫生出版社,2000.

[16] 刘伟胜,徐凯,范忠泽,等.专科专病中医临床诊治丛书·肿瘤科专病中医临床诊治[M].北京:人民卫生出版社,2000.

[17] 周幸来,周举.中西医临床注射疗法[M].北京:人民卫生出版社,2001.

[18] 韩明向,田金洲.现代中医临床辨病治疗学[M].北京:人民卫生出版社,2001.

[19] 温木生.穴位注射疗法治百病[M].北京:人民军医出版社,2003.

[20] 李镁.临床穴位注射治疗法[M].北京:军事医学科学出版社,2003.

[21] 查炜,孙亦农,王茵萍,等.实用穴位疗法全书[M].南京:江苏科学技术出版社,2004.

[22] 宫晓燕,郑四平,王檀,等.现代中医必备丛书·呼吸病临床诊治[M].北京:科学技术文献出版社,2006.

[23] 莫新民,何清湖.实用中医辨病论治大全[M].太原:山西科学技术出版社,2006.

[24] 罗和古,王国辰,朱秋俊,等.穴位注射巧治病[M].北京:中国医药科技出版社,2007.

[25] 王永炎,严世芸.实用中医内科学[M].2版.上海:上海科学技术出版社,2009.

[26] 李乾构,沈绍功,栗德林.中医临床丛书·今日中医内科[M].2版.北京:人民卫生出版社,2011.

[27] 陈新谦,金有豫,汤光.新编药物学[M].17版.北京:人民卫生出版社,2011.

[28] 王民集,朱江,杨永清.中国针灸全书[M].郑州:河南科学技术出版社,2012.

[29] 冷方南.中医内科临床治疗学[M].北京:人民军医出版社,2013.

[30] 李红,刘延祯.中西医结合呼吸病学[M].2版.兰州:甘肃科学技术出版社,2014.

[31] 赵瑞成.常见病特色穴位注射治疗[M].北京:人民军医出版社,2015.

# 附录 头针反射区及人体经络图

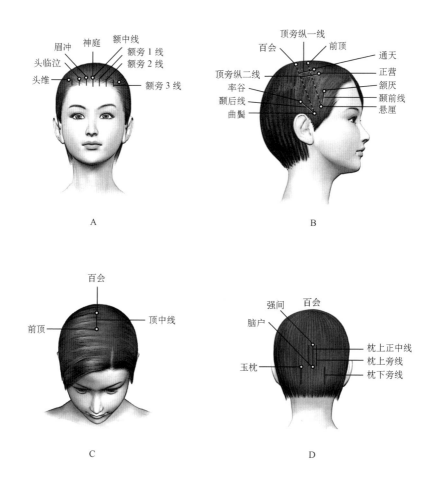

**头针穴位分区**

A. 前面图；B. 侧面图；C. 头顶图；D. 后面图

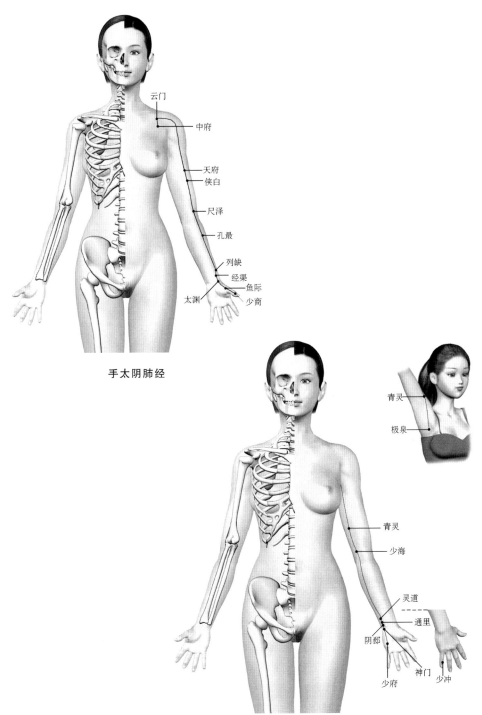

手太阴肺经

手少阴心经

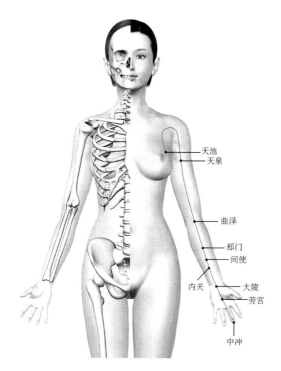

手厥阴心包经

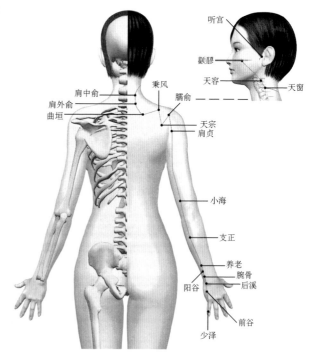

手太阳小肠经

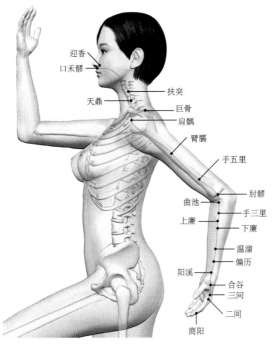

迎香
口禾髎
扶突
天鼎
巨骨
肩髃
臂臑
手五里
肘髎
曲池
手三里
上廉
下廉
温溜
偏历
阳溪
合谷
三间
二间
商阳

**手阳明大肠经**

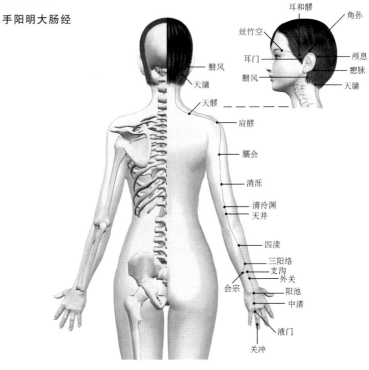

耳和髎
角孙
丝竹空
耳门
颅息
翳风
瘛脉
天牖
翳风
天牖
天髎
肩髎
臑会
消泺
清冷渊
天井
四渎
三阳络
支沟
外关
会宗
阳池
中渚
液门
关冲

**手少阳三焦经**

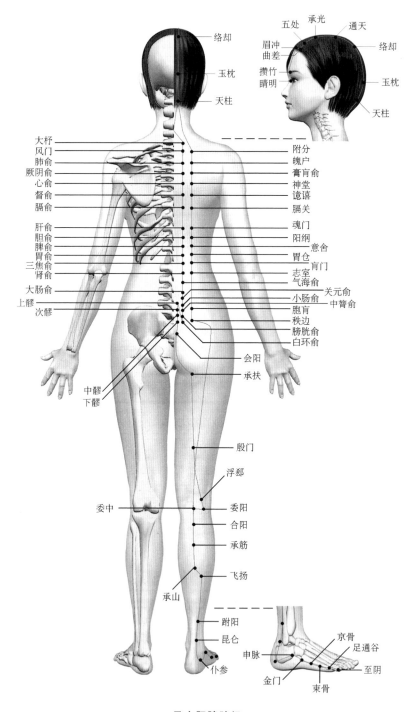

足太阳膀胱经

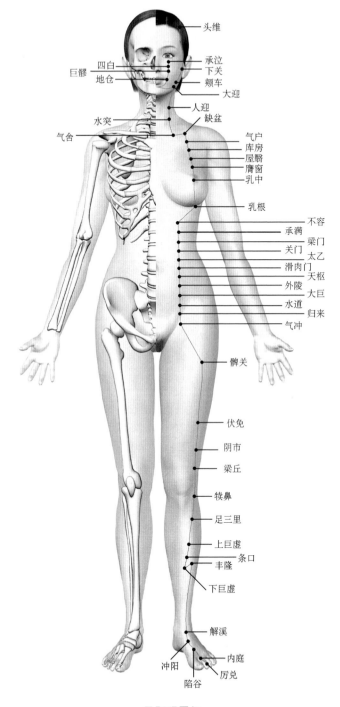

头维
承泣
四白
巨髎　　下关
地仓　　颊车
　　　　大迎
　　　人迎
水突　　缺盆
气舍
　　　气户
　　　库房
　　　屋翳
　　　膺窗
　　　乳中

乳根
　　　不容
承满　梁门
　　关门　太乙
　　滑肉门　天枢
　　外陵　大巨
　　水道　归来
　　气冲

髀关

伏兔

阴市

梁丘

犊鼻

足三里

上巨虚
　　　条口
丰隆
下巨虚

解溪
冲阳　内庭
陷谷　厉兑

**足阳明胃经**

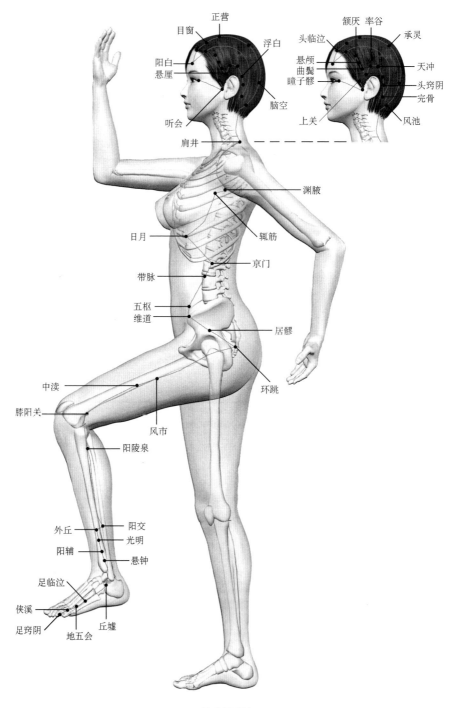

足少阳胆经

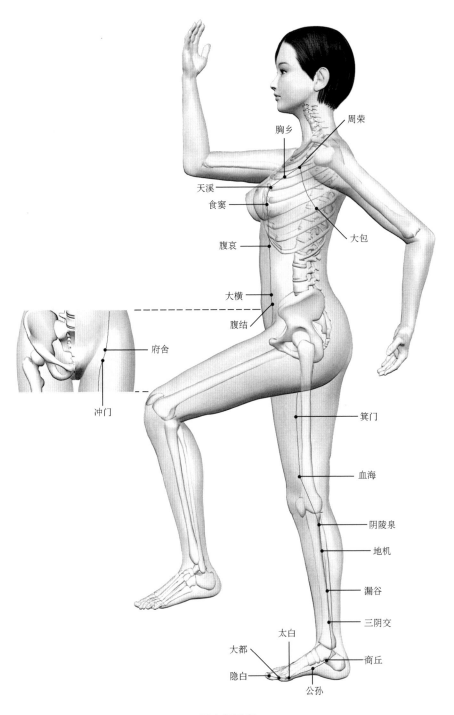

胸乡

周荣

天溪

食窦

大包

腹哀

大横

腹结

府舍

冲门

箕门

血海

阴陵泉

地机

漏谷

三阴交

太白

大都

商丘

隐白

公孙

足太阴脾经

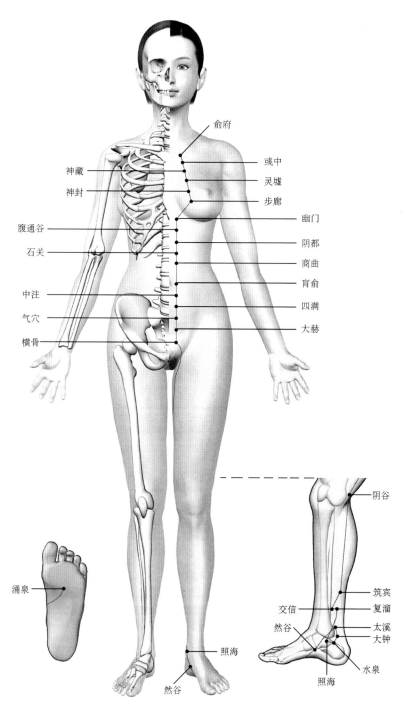

俞府

彧中
灵墟
步廊

神藏
神封

幽门
阴都
商曲
肓俞
四满
大赫

腹通谷
石关

中注
气穴
横骨

阴谷

涌泉

筑宾
交信
复溜
然谷
太溪
大钟
照海
水泉
照海

照海

然谷

足少阴肾经

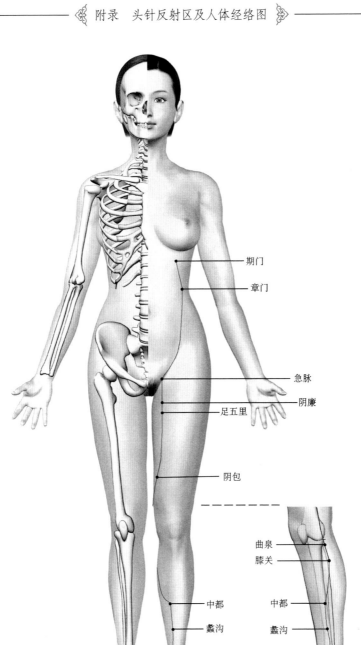

期门
章门
急脉
阴廉
足五里
阴包
曲泉
膝关
中都
蠡沟
中都
蠡沟
中封
中封
行间
行间
太冲
大敦
太冲

足厥阴肝经

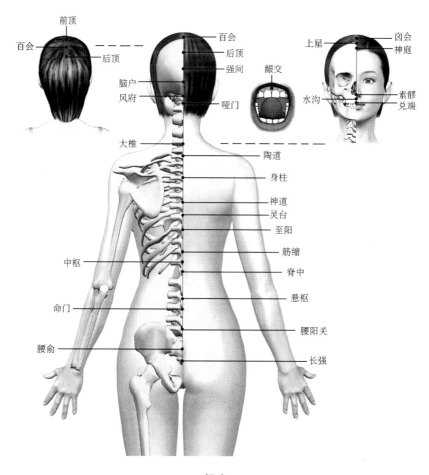

前顶
百会
后顶
百会
后顶
强间
脑户
风府
哑门
龈交
上星
囟会
神庭
水沟
素髎
兑端
大椎
陶道
身柱
神道
灵台
至阳
筋缩
中枢
脊中
悬枢
命门
腰阳关
腰俞
长强

**督脉**

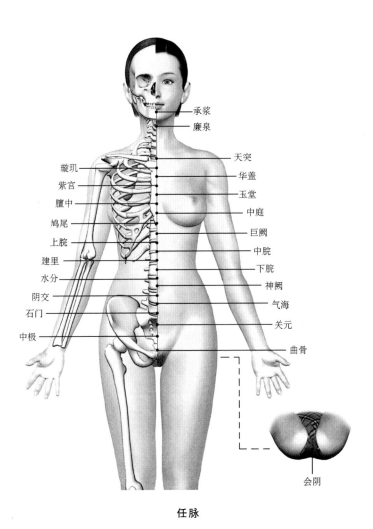

任脉